疾患 | 状況 | 看護場面別

フィジカル
アセスメント
ディシジョン

Gakken

監修・執筆者一覧

監 修

佐藤　憲明　　日本医科大学付属病院 看護師長 急性・重症患者看護専門看護師

執　筆（執筆順）

志村　知子	日本医科大学付属病院 高度救命救急センター 急性・重症患者看護専門看護師
白川　睦美	日本医科大学付属病院 高度救命救急センター 急性・重症患者看護専門看護師
市村　健二	獨協医科大学病院
後藤　順一	河北総合病院 急性・重症患者看護専門看護師
榊　　由里	日本医科大学付属病院 高度救命救急センター 急性・重症患者看護専門看護師
二藤真理子	地方独立行政法人りんくう総合医療センター 大阪府泉州救命救急センター 急性・重症患者看護専門看護師
代々城千代子	東京歯科大学市川総合病院 救急看護認定看護師
五十嵐佳奈	京都第一赤十字病院 看護師長 救急看護認定看護師
河合　正成	敦賀市立看護大学 看護学部 看護学科 講師
丹羽由美子	愛知医科大学病院 高度救命救急センター救急外来 救急看護認定看護師
増山　純二	長崎みなとメディカルセンター市民病院 救急部 救急看護認定看護師
伊藤　尋美	旭川医科大学病院 救命救急センター 救急看護認定看護師
石本　真治	公益財団法人 天理よろづ相談所病院 救急看護認定看護師
坂田　洋子	長野市民病院 救急センター 救急看護認定看護師
伊藤　美穂	伊那中央病院 循環器内科・消化器内科病棟 救急看護認定看護師
千葉　武揚	青森県立中央病院 救命救急センター 救急看護認定看護師
古地　敬利	香川大学医学部附属病院 看護部 救急看護認定看護師
森山　美香	島根大学医学部 臨床看護学講座
小澤美津子	聖マリアンナ医科大学横浜市西部病院 救急看護認定看護師
伊藤　敬介	高知医療センター 救命救急センター 看護科長 救急看護認定看護師
佐藤　憲明	前掲
笠原　真弓	浜松医療センター 救命救急センター 救急看護認定看護師
小池　伸享	日本赤十字九州国際看護大学 救急看護認定看護師
杉本　尚子	東京都立広尾病院 救命救急センター 救急看護認定看護師
髙橋亜由美	三井記念病院 CICU 集中ケア認定看護師
山中　雄一	日本赤十字社大阪赤十字病院 国際医療救援部国内救援課係長兼救命救急センター看護係長

編集担当●向井直人，本間明子，早川恵里奈
カバー・表紙デザイン●川上範子
カバー・表紙写真●©ICHIRO KATAKAI/a.collectionRF/amanaimages
本文デザイン・DTP●サンビジネス
本文イラスト●青木隆，日本グラフィックス

序　文

　フィジカルアセスメントは，人の健康問題を全人的な角度から総合的に情報収集し，病態推論とともに健康問題を診断していきます．一方，臨床推論では，患者の症状からその原因となる疾患を想定し，さまざまな仮説のもと診断のための検査を進めていきます．

　看護師は，基礎教育課程において基礎となるフィジカルアセントを学び，臨床で応用していますが，患者が示す症状をアセスメントして1つの診断に結びつけることは容易ではありません．なぜなら，先に述べたように私たちが学んできたフィジカルアセスメントは，健康状態の異常を察知するための診断技法であって，臨床で遭遇する疾患や症状をアセスメントして診断に結びつけるための訓練は受けていないからです．

　しかし，日々の臨床実践では，受け持つ患者の疾患を理解して，起こりうる症状に基づいたアセスメントを繰り返し行っていきます．幸い，経験豊富な看護師は，フィジカルアセスメントの書を参考に，自身の経験値をもとに応用して病態予測をアセスメントしていきますが，そのアセスメントを時に裏切るように，患者の症状は変化していきます．こうしたことは，日常よく経験しがちですが，望ましい過程とはいえません．

　このため本書では，臨床でよく経験する疾患を理解できるよう病態の解説を加え，看護師がフィジカルアセスメントをどのように進めていくべきかという手順をわかりやすく表現しています．その手順は，見てすぐに理解ができるよう，写真やイラスト化して，臨床の手元で活用できるものに仕上げています．必ずしも疾患を系統的にまとめたものではありませんが，昨今の急性期医療の現場で対応することが多い疾患を項目立てしていますので，臨床実践者の皆様には活用しやすいと思います．本書を活用する皆様のフィジカルアセスメントの理解が深まり，看護実践のスキルが向上されますことを期待しています．

　本書の執筆陣は，看護のエキスパートである多くの勇士に恵まれ，書の厚みを増すことができました．ここに，協力をいただきました執筆者の皆様と，編集と校正に尽力をいただきました学研メディカル秀潤社編集部の皆様に御礼申し上げます．

2015年7月

佐藤　憲明

疾患・状況・看護場面別 フィジカルアセスメント ディシジョン

CONTENTS

Part 1 疾患別 フィジカルアセスメント

2	①	心不全	志村知子
10	②	COPD（慢性閉塞性肺疾患）	白川睦美
18	③	くも膜下出血	市村健二
27	④	頭部外傷・頭蓋骨骨折	後藤順一
35	⑤	心筋梗塞	榊 由里
43	⑥	腎不全	二藤真理子
51	⑦	虫垂炎	代々城千代子
60	⑧	急性膵炎	五十嵐佳奈
68	⑨	脊髄損傷	後藤順一
76	⑩	尿路結石症	河合正成

84	⑪	**深部静脈血栓症（DVT）・肺血栓塞栓症（PTE）**	丹羽由美子
92	⑫	**気胸**	増山純二
99	⑬	**狭心症**	伊藤尋美
106	⑭	**肺炎**	石本真治
112	⑮	**四肢の骨折**	後藤順一
119	⑯	**脳梗塞**	坂田洋子
127	⑰	**胃・十二指腸潰瘍**	伊藤美穂
135	⑱	**肺水腫**	千葉武揚
143	⑲	**白血病**	五十嵐佳奈
152	⑳	**肝炎・肝硬変**	古地敬利
159	㉑	**敗血症（SIRS）**	森山美香
168	㉒	**大動脈瘤**	小澤美津子
177	㉓	**熱傷**	伊藤敬介
185	Special	**全身観察のための視診のスキル**	佐藤憲明

Part 2 状況別・場面別フィジカルアセスメント

198	①	**人工呼吸器装着患者** 〜ベーシックおよび異常を見抜くアセスメントポイント〜	笠原真弓
206	②	**気管挿管患者** 〜挿管前，挿管中，挿管後のアセスメント〜	小池伸享
215	③	**術後患者** 〜循環・呼吸・消化管・代謝・創部とドレーンのアセスメント〜	杉本尚子
223	④	**胃カテーテル挿入患者** 〜挿入前・挿入後のアセスメント〜	髙橋亜由美
228	⑤	**不整脈のある患者** 〜Af，PVC，VT，徐脈を見抜くアセスメントポイント〜	丹羽由美子
236	⑥	**意識レベルが落ちている患者の経時的フィジカルアセスメント**	山中雄一

＊本書の掲載写真は，臨床現場のできごとを実際にイメージしやすいよう，異常なサインを示す場面において，一部加工を施しております．そのため，実際に手技を行う際は，本書の各手法やシーンを参考にしていただきながら，自施設のマニュアルなどに則り実施いただくようお願いいたします．また，本書に記載しております薬剤・機器等の使用にあたっては，常に最新の各々の添付文書や取扱い説明書を参照のうえ，適応や使用方法をご確認ください．

Part 1

疾患別
フィジカルアセスメント

1　心不全 p.2
2　COPD（慢性閉塞性肺疾患） p.10
3　くも膜下出血 p.18
4　頭部外傷・頭蓋骨骨折 p.27
5　心筋梗塞 p.35
6　腎不全 p.43
7　虫垂炎 p.51
8　急性膵炎 p.60
9　脊髄損傷 p.68
10　尿路結石症 p.76
11　深部静脈血栓症（DVT）・肺血栓塞栓症（PTE） p.84
12　気胸 p.92
13　狭心症 p.99
14　肺炎 p.106
15　四肢の骨折 p.112
16　脳梗塞 p.119
17　胃・十二指腸潰瘍 p.127
18　肺水腫 p.135
19　白血病 p.143
20　肝炎・肝硬変 p.152
21　敗血症（SIRS） p.159
22　大動脈瘤 p.168
23　熱傷 p.177
Special　全身観察のための視診のスキル p.185

Part1 疾患別フィジカルアセスメント

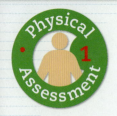

心不全

志村知子（日本医科大学付属病院 高度救命救急センター 急性・重症患者看護専門看護師）

　心不全は「心機能の低下により全身組織の代謝に必要な血液量を心臓から駆出できない状態，あるいは心室充満圧の上昇という代償機序を介してのみ拍出を維持している状態」と定義され，病態の発現速度によって急性心不全と慢性心不全に大別されます．

　急性心不全の基本病態は，心拍出量の減少による末梢循環不全と肺うっ血であり，臨床的に「急性心原性肺水腫」「心原性ショック」「慢性心不全の急性増悪」の3つに分類されます．一方，慢性心不全は，虚血性心疾患，心筋症，弁膜症，先天性心疾患などの基礎疾患が長期にわたって経過し，徐々に心不全になったものをいいます．

　心不全における初期の病態アセスメントは，その後の治療に影響を与え，患者の予後を左右します．そのため，迅速かつ適切なフィジカルアセスメントにより心機能情報を早期にとらえることが重要です．

心不全の患者に接することになったら

　心臓は胸郭の中央から左寄りに位置し，両側を左右の肺に囲まれ，下方を横隔膜で支えられています．左房と左室がやや後方側に傾いた先細りの楕円形で，先端は心尖部とよばれます（図1）．

まずはおさえておきたい基礎知識

　心不全の病態には，左房圧上昇による肺うっ血と，心拍出量の低下に基づく左心不全症状および右房圧上昇による右心不全症状があります（図2）．

図1 心臓の位置

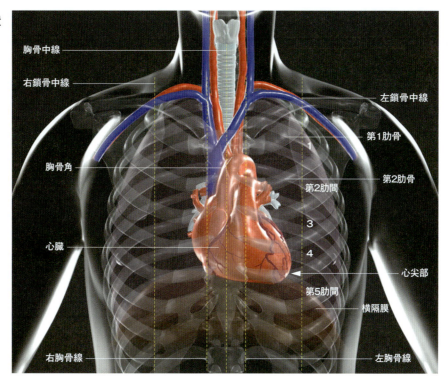

図2 左心不全と右心不全

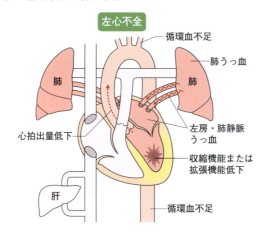

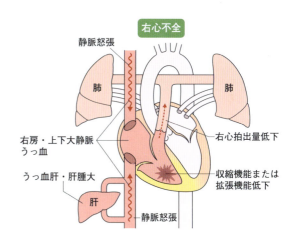

- 左心系は左室から大動脈，大静脈を経て右房に戻るまでの血液循環経路で，全身に血液を送り出す働きをもつ（体循環）．
- 左心不全になると左心系出口からの血液駆出が減少するため，左心の内腔容積が増大し，左心が拡大する．心拍出量の低下によって頻脈となり，臓器の血流を維持するために末梢血管抵抗が高まる．一方で左心系入口では，血液がうっ滞（うっ血）して肺静脈内にとどまり，肺毛細管圧が上昇して肺水腫を呈する．
- 左心不全の症状には，頻脈，安静時あるいは労作時の呼吸困難，発作性夜間呼吸困難，末梢冷感（チアノーゼ），肺水腫に伴う血性泡沫状痰などがある．

- 右心系は右室から肺動脈，肺，肺静脈から左房に入るまでの血液循環経路で，臓器で酸素が消費された血液を酸素化する働きをもつ（肺循環）．
- 右心系出口からの血液駆出の減少により右心の内腔容積が増大し，右心が拡大するため右心系入口に血液が流入しにくくなり，右心室につながる頸静脈，下大静脈，門脈などの大血管にうっ血が起こる．
- これにより全身倦怠感，浮腫，体重増加，頸静脈怒張，肝腫大，乏尿，食欲不振，労作時呼吸困難などの症状が引き起こされる．右心不全は通常，慢性心不全に引き続いて起こる．

第一印象からわかること

　心不全の主病態は，心拍出量の低下による全身への血液供給障害と血液のうっ滞です．問診は，これらの病態を反映する患者の自覚症状に焦点を当てて行います．

　心拍出量が低下すると，代償機能の働きにより心拍数が増加します．末梢血管が収縮し，血管抵抗圧が高まることにより冷感やチアノーゼが現れます．骨格筋への血流の低下は全身倦怠感を，腎血流の低下は乏尿や夜間多尿などの症状を引き起こします．

　左心系の血流がうっ滞すると，肺毛細管圧が上昇し，ガス交換障害による低酸素血症をきたすため呼吸困難を生じます．右心系の血液がうっ滞すると，体静脈圧の上昇に伴う静脈うっ滞をきたすため，むくみ（浮腫）や食欲不振などの症状が現れます．

　そのため，心不全患者は「息苦しい」「胸がドキドキする」「体がだるい」「咳が出る」「体がむくむ」といった自覚症状を訴えます．肺水腫を呈する重症患者では「血の混じった痰が出る」といった症状を訴えることもあります．

　問診では，このような自覚症状の発症時期や経過，症状の質や量，その程度と部位，悪化因子と緩和因子（表），随伴症状などについて聴取します（写真1）．

　心不全患者には基礎心疾患がある場合が少なくなく，心不全治療薬の中止や飲水・食塩の過剰摂取，呼吸器感染症，過度の疲労といった生活背景や，高血圧，不整脈などの既往歴についても聴取する必要があります．

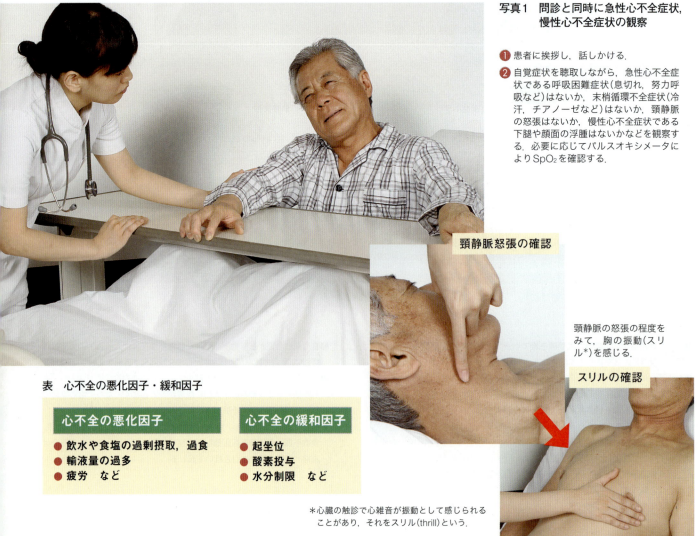

写真1　問診と同時に急性心不全症状，慢性心不全症状の観察

❶ 患者に挨拶し，話しかける．
❷ 自覚症状を聴取しながら，急性心不全症状である呼吸困難症状（息切れ，努力呼吸など）はないか，末梢循環不全症状（冷汗，チアノーゼなど）はないか，頸静脈の怒張はないか，慢性心不全症状である下腿や顔面の浮腫はないかなどを観察する．必要に応じてパルスオキシメータによりSpO_2を確認する．

頸静脈怒張の確認

頸静脈の怒張の程度をみて，胸の振動（スリル*）を感じる．

スリルの確認

＊心臓の触診で心雑音が振動として感じられることがあり，それをスリル（thrill）という．

表　心不全の悪化因子・緩和因子

心不全の悪化因子	心不全の緩和因子
● 飲水や食塩の過剰摂取，過食 ● 輸液量の過多 ● 疲労　など	● 起坐位 ● 酸素投与 ● 水分制限　など

経過でみる悪化のサイン

視診 …………
チアノーゼの有無の確認
（四肢末梢，口唇，爪床，結膜），
足先の色調変化の確認，
ホーマンズ徴候の確認

触診 …………
スリルの確認，脈拍の確認
（左右差の有無，速さ，
規則性，強さ），
皮膚の冷感や湿潤の確認

打診 …………
打診音の確認
（前胸部の
打診音の変化，
鼓音・濁音の確認）

聴診 …………
正常呼吸音の確認，
左右差の有無の確認，
副雑音の有無・聴取部位・
連続性か断続性かの確認

検査所見 ………… 心電図（モニター心電図：異常の早期発見，12誘導心電図：不整脈や心筋障害の精査），
胸部X線（CTRの拡大，肺うっ血，胸水の貯留など）

1. 視診・触診・聴診のポイント

視診・触診により，末梢循環不全の徴候について推測することができます．

心不全やショックなどによる心拍出量低下の際には，末梢性のチアノーゼが生じます．四肢末梢や口唇，爪床，結膜にチアノーゼを呈していないかについて視診を進めます．

次に脈拍を左右同時に触れ，左右差の有無を確認します．同時に脈の速さや規則性，強さや触った感触（冷感や皮膚湿潤）を確認します（**写真2**）．心不全の際にみられるのは，頻脈や小脈（脈拍の振幅が小さく触れる），交互脈（1拍ごとに脈の強さが変化する）です．

また，うっ血性心不全（左心不全）は，息切れや咳，喀痰，喘鳴といった気管支喘息発作と類似する症状を呈することから心臓喘息とよばれ，その鑑別が求められますが，心不全患者の場合，急性左心不全に伴う心原性ショックの出現を第一に考える必要があります．

心原性ショックは，一般的に急性心筋梗塞とその合併症によるもの，あるいは劇症型心筋炎や肺血栓塞栓症によるものが多く，急性心不全のなかでも最も重篤な状態です．高度な循環障害により組織や臓器が広範に障害され，適切な初期治療が行われなければ急速に多臓器不全に陥ります．

心原性ショックに陥った患者は呼吸困難症状を改善するために起坐呼吸をしていることが多く，会話が困難となり，自覚症状を十分に伝えることができなくなります．そのため，「うなずき」などにより症状が聴取できるような質問を心がける必要があります．また，このような患者を安易に臥位にすると，心停止や呼吸停止をきたすことがあるため注意を要します（**写真3**）．フィジカルアセスメントを継続しながら，医師，看護師などの人手と救急用器材を準備し，急変に備えます．

写真2 触診：脈拍の触知

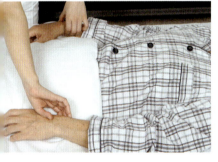

① 最も脈拍が触れやすい橈骨動脈で行う．
② 橈骨動脈の走行を確認し，示指，中指，薬指の3本を軽く当てて脈を触知する．
③ 両腕を同時に測定し，左右差がないかを確認する．左右差がある場合は，身体の左右どちらかに血行障害がある可能性が考えられる．

写真3 聴診①：起坐呼吸患者の聴診

① 心原性ショックに陥った患者は呼吸困難症状を改善するために起坐呼吸をしていることが多く，会話が困難となり，自覚症状を十分に伝えることができなくなる．
② そのため，「うなずき」などにより症状が聴取できるような質問を心がける．
③ 安易に臥位にすると，心停止や呼吸停止をきたすことがあるため注意を要する．坐位のままで聴診を行う．

頸部の聴診
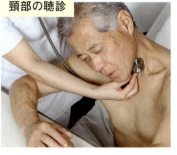

胸部の聴診
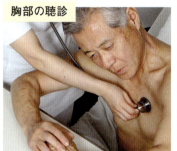

背部の聴診
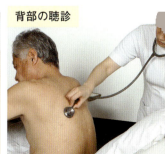

急性心不全は，前述のように「急性心原性肺水腫」「心原性ショック」「慢性心不全の急性増悪」の3つの病態を含みます．

激しい咳嗽や喘鳴，血痰を認め，患者が起坐呼吸をしている場合には，急性心原性肺水腫を推測し，呼吸補助の準備が必要となります．

冷汗や顔面蒼白，末梢四肢の冷感を認め，低血圧が持続し，乏尿などの末梢循環不全の徴候に加えて肺うっ血の所見を認めた場合には心原性ショックを推測し，血行動態の改善に向けた救急処置の準備が必要となります．

頸静脈怒張，下腿や顔面の浮腫，肝腫大などの慢性うっ血の所見に加えて，上記の急性心不全症状が加わると，慢性心不全の急性増悪と推測されます．

これらの徴候を早期にとらえるためには，循環機能評価に併せて呼吸機能評価を行う必要があります．そのためには呼吸音や心音の聴診が有用です（**写真4，5**）．

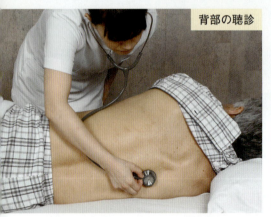
背部の聴診

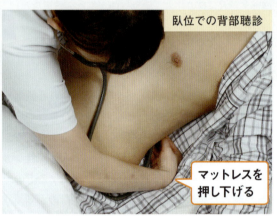
臥位での背部聴診
マットレスを押し下げる

写真4
聴診②：呼吸音の聴取

❶ 呼吸音聴診時の体位の基本は坐位であるが，起き上がれない患者は臥位のままで聴診する．病変は背部に生じやすいため，側臥位にして背部も聴診する．仰臥位のまま背部の聴診をするには，マットレスを押し下げて，隙間に膜型聴診器を入れて聴取する．

❷ 呼吸音の聴診部位は，左右前胸部の上・中・下肺野，左右背部の上・中・下肺野，左右側胸部である．呼吸音の左右差を比較するために，左右対称の部位を1組にして聴診する．一呼吸（吸気と呼気）聴き，わかりにくいときは深呼吸してもらうとよい．

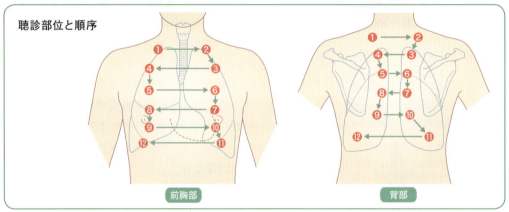
聴診部位と順序
前胸部　背部

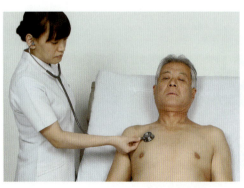

写真5　聴診③：心音の聴取

❶ 聴診は仰臥位を基本とするが，患者が楽な姿勢で行う（仰臥位，坐位，側臥位など）．心不全患者は上半身を30〜45°に挙上した体位で行うとよい．

❷ 心音の聴診を行う際は，まず心音を聴き，次いで過剰心音，心雑音というように体系的に一定の順序に従って聴診する．

❸ Ⅰ音，Ⅱ音は膜型聴診器で聴取する．

❹ 異常心音（Ⅲ音，Ⅳ音）は左側臥位でベル型聴診器を心尖部に当てると聴取しやすい．

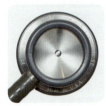
ベル型

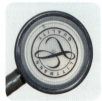
膜型

2. 心不全患者の心音の聴診：基本とポイント (写真6)

正常な心音では，Ⅰ音とⅡ音が2拍子の強弱リズムでlup-tap，lup-tapと聴かれます．

異常心音には，過剰心音(Ⅲ音・Ⅳ音)や心雑音があります．Ⅲ音はⅡ音よりほんのわずかに遅れて聴こえ，Ⅳ音はⅠ音の直前に聴こえる過剰心音で，いずれも心不全や虚血性心疾患，心筋症，弁膜症などの際に聴取されます．

心音と心音の間に聴こえる音を心雑音といい，Ⅰ音とⅡ音の間で聴こえる収縮期雑音とⅡ音からⅠ音の間で聴こえる拡張期雑音に分かれ，弁の異常やシャントおよび流出路狭窄がある場合に聴取されます．

心不全患者は肺うっ血に伴うガス交換障害を呈するため，肺水腫に付随する異常呼吸音を確認します．聴診の際には，1)正常呼吸音が本来の部位で聴こえるか，2)左右差，3)副雑音の有無と聴取部位，4)副雑音は連続性か断続性かについて確認します．肺水腫の場合は粗い断続性副雑音(水泡音：ブクブクッと大きな泡が立つような音)が聴取されます．

心不全患者では，フィジカルアセスメントによる情報を統合し，12誘導心電図，動脈血ガス分析，血液データ，胸部X線撮影，心エコーなどの諸検査と併せて最終的な病態アセスメントを行います．

写真6　心音の5点聴診

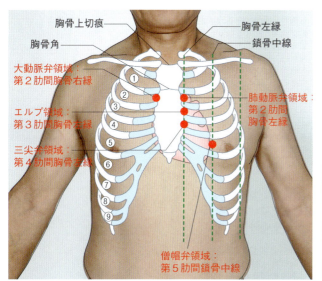

聴診部位		心音の強さ
①大動脈弁領域	第2肋間胸骨右縁	Ⅰ音＜Ⅱ音（ラップ **タップ**）
②肺動脈弁領域	第2肋間胸骨左縁	Ⅰ音＜Ⅱ音（ラップ **タップ**）
③エルプ領域	第3肋間胸骨左縁	Ⅰ音＝Ⅱ音（**ラップ　タップ**）
④三尖弁領域	第4肋間胸骨左縁下部	Ⅰ音＞Ⅱ音（**ラップ**　タップ）
⑤僧帽弁領域	左第5肋間鎖骨中線上付近	Ⅰ音＞Ⅱ音（**ラップ**　タップ）

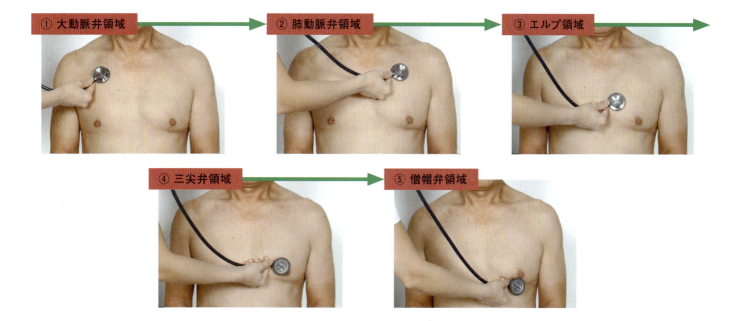

フィジカルアセスメント＋α：心不全の増悪

心不全が進行すると，左心不全あるいは右心不全症状がより顕在化します．触診や聴診により，随伴症状である左心拡大や中心静脈圧の上昇，右心不全の徴候について推測することができます．

頸静脈怒張とは，仰臥位で上体を45°に起こしたときに頸静脈の輪郭が浮き出た状態をいい（写真7），右心系の静脈環流が障害されることにより生じます．このような場合は右心不全により中心静脈圧が上昇していると予測できます．また，仰臥位の状態からベッドを少しずつ起こしていくと，正常では胸骨角（図1参照）を通る水平線よりも低い位置で頸静脈の上端が確認できます．しかし頸静脈の上端がそれよりも高い位置にある場合，胸骨角までの垂直距離に5cmを足した値が10cm以上であれば，右心不全であると判断されます（単位：cmH_2O）．肺動脈カテーテルや中心静脈栄養ラインが身体に留置されている場合は，これらを用いて中心静脈圧を測定します（写真8）．

さらに，触診により浮腫や肝腫大の有無を確認します．

浮腫は皮膚表面の膨張や緊満などにより確認でき，皮膚を圧迫すると陥凹状態が認められます．心性浮腫は重力の影響を受けやすく，立位や坐位であれば下肢に，仰臥位であれば背側仙骨部にみられます（写真9）．

肝腫大は，肝臓から下大静脈への還流障害により肝臓に血液がうっ滞して腫大する病態で，膨満した肝臓が触知されます（写真10）．

写真7　頸静脈怒張

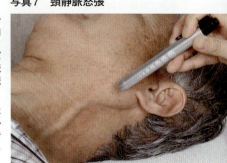

1. 患者を仰臥位にし，首を少し側方へ向けてもらう．拍動が見え，そこを触知して脈を触れることができれば頸動脈，拍動が見えても脈を触知できなければ頸静脈である．
2. 頸静脈が見えにくい場合はペンライトを斜め上方向から当てると膨らみに影ができるので，その輪郭を見ることができる．

写真8　中心静脈圧測定

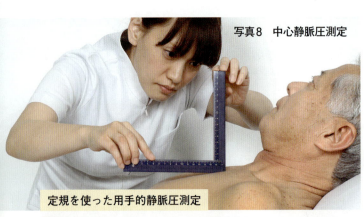

定規を使った用手的静脈圧測定

1. 患者を仰臥位にし，ベッドを30～45°挙上する．
2. 内頸静脈の拍動を見つける．
3. 胸骨角に定規を当て，見つけた内頸静脈拍動の最高点との垂直距離を求める．胸骨角までの垂直距離に5cmを足した値が10cm以上であれば，右心不全であると判断される．

中心静脈栄養ラインが留置されている患者の用手的中心静脈圧測定

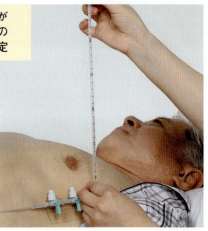

1. 患者を仰臥位にし，計測位置は第4肋間と胸壁の高さの1/2との交点の位置（右房の位置）とする．
2. 三方活栓を輸液側に開き，ルートを輸液で満たす．その後，三方活栓を患者側へ開き，呼気時に輸液が満ちた高さを計測する．

写真9　浮腫の確認

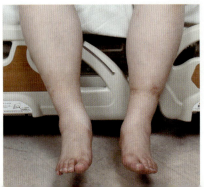

心性浮腫は重力の影響を受けやすく，立位や坐位であれば下肢に，仰臥位であれば背側仙骨部にみられる．

写真10　肝腫大の確認

肝腫大があれば，膨満した肝臓が触知される（➡）．このとき，同時に頸静脈を観察し（➡），肝臓の触知と同時に頸静脈が盛り上がれば，下大静脈への静脈還流が進んでいることを示す．

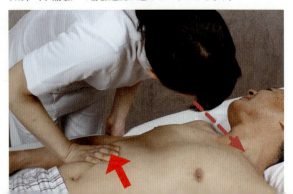

また，足先の色調の変化を確認することで動脈の循環状態が評価できます（写真11）．ホーマンズ徴候を確認することにより静脈の循環状態が評価できます（写真12）．最後に血圧を測定し，循環が保たれているかについて確認します．代償機能によっても循環量を維持できない場合には，当然血圧は低下します．

写真11 足先の色調の変化をみる

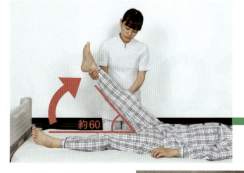

1. 仰臥位をとった患者の両脚を約60°の位置で支え，1分間挙上する．
2. 脚を下げて坐位をとってもらい，足先全体が元のピンク色に戻るまでの時間を計測する．
3. 正常では10秒以内に戻るが，10秒以上経っても戻らない場合は動脈循環不全を疑う．

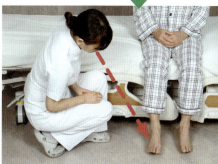

写真12 ホーマンズ徴候

1. 患者に仰臥位をとらせ，両脚を伸ばしてもらう．
2. 片方の手でつま先部分を，もう一方の手で膝部分を支え，膝を少し曲げる．
3. 足関節を膝側に向かって一気にしっかりと背屈させ，ふくらはぎ裏の下腿三頭筋を突っぱらせる．
4. 下腿三頭筋に痛みがあればホーマンズ徴候陽性と判断され，静脈で血液がうっ滞している可能性がある．

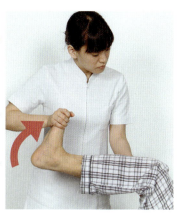

心不全患者でおさえておきたい検査所見

心電図は最も簡便に心臓機能を知ることができる検査です．モニター心電図は主に異常の早期発見のために用いられますが（図3），不整脈や心筋障害の精査には12誘導心電図検査が有用です．また，胸部X線検査により心不全症状である心胸郭比（CTR）の拡大や肺うっ血，胸水の貯留なども評価できます（図4）．

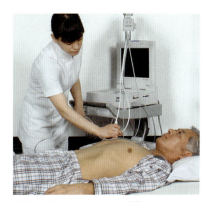

CTR：cardiothoracic ratio，心胸郭比

図3 心不全患者で注意したい危険な不整脈

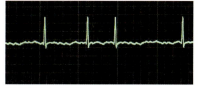
特発性心房細動

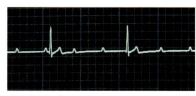
完全房室ブロック

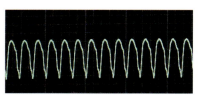
心室頻拍

図4 心胸郭比（CTR）の評価

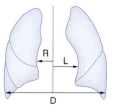
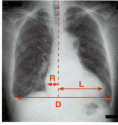

嵐 弘之：心不全，循環器疾患ビジュアルブック，落合慈之監，大西哲ほか編，p.152，学研メディカル秀潤社，2010．より転載

正常値は成人で50％以下

$$心胸郭比（CTR）= \frac{右側の最大水平径（R）+左側の最大水平径（L）}{胸郭の最大内径（D）} \times 100$$

COPD（慢性閉塞性肺疾患）

白川睦美（日本医科大学付属病院 高度救命救急センター 急性・重症患者看護専門看護師）

　COPDとは，慢性気管支炎，肺気腫，または両者の併発により引き起こされる不可逆性の閉塞性換気障害です．閉塞性換気障害は，慢性気管支炎による気道病変と肺気腫に起因する肺胞病変とが組み合わさって生じます（図1）．

　COPDは根治療法がないため，治療目的は，呼吸器症状を緩和させ，肺機能の経年的低下を最小とし，急性増悪を避け，QOLを改善することにあります．看護ケアも同様で，急性増悪を避けるためにも早期の異常発見が重要です．このような状態にある患者の日々のアセスメントの実際をみていきましょう．

図1　COPDのメカニズム

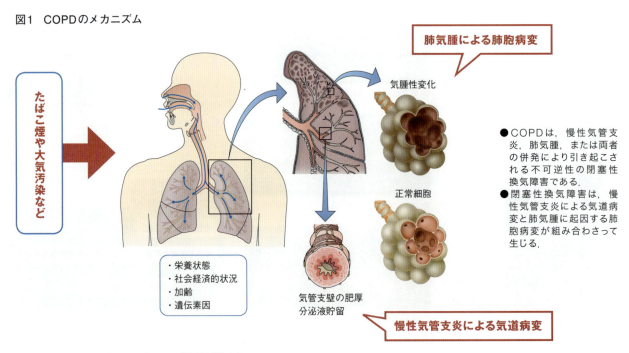

COPD：chronic obstructive pulmonary disease，慢性閉塞性肺疾患

COPDの患者に接することになったら まずはおさえておきたい基礎知識

1. 症状

患者の多くは喫煙者(表1)であり，労作性の呼吸困難と慢性の咳嗽，喀痰が主症状です．

COPDの身体所見は重症になるまで出現しないことが多く，重症になると視診上，口すぼめ呼吸(p.13)，樽状の胸郭(barrel chest)と称される胸郭前後径の増大(p.14)，ときに胸郭の奇異性運動(Hoover's sign)を認めます．打診では肺の過膨脹のため鼓音を示し，触診では胸郭の拡張運動域が全体に減少し(p.14)，聴診では，しばしば呼吸音が減弱し，呼気延長を認め，強制呼出時の喘鳴を認めることもあります．

進行すると体重減少や食欲不振も問題となり予後不良の因子となります．高二酸化炭素血症を伴う場合，朝方の頭痛を訴えます．また，右心不全の悪化により呼吸困難がさらに増悪し，全身のむくみや夜間の頻尿などがみられますが，肺性心を伴う患者で急激に体重が増加する場合は，右心不全の悪化が考えられます．心理的抑うつ状態や不安などの精神的な症状も多くみられます．また，喘息発作や呼吸器感染により，急性増悪をきたすことがあります．

2. 診断と治療

スパイロメトリーによる肺機能検査を行い(図2)，気管支拡張薬投与後で，一秒率(FEV_1/FVC)が70％以下であれば気流制限が存在すると判定されます．確定診断の際は，胸部X線撮影やCT検査によって，ほかの疾患との鑑別を行います．胸部X線撮影では，肺の過膨脹による横隔膜の平坦化や滴状心(心胸郭比の減少)が特徴的です．

治療には，COPDの病期に応じて薬物療法や酸素療法などが行われます(表2)．

表1　COPDの危険因子

	最重要因子	重要因子	可能性が指摘されている因子
外因性因子	喫煙	大気汚染，受動喫煙 職業上の粉塵や化学物質への曝露	感染
内因性因子	α1-AT欠損症		宿主側遺伝子多型性 気道過敏性

文献1)より引用

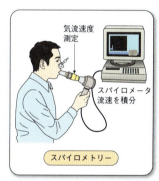

図2 スパイロメトリーによる肺機能検査

気管支拡張薬投与後で，一秒率(FEV_1/FVC)が70％以下であれば気流制限が存在する．

表2　COPD(慢性安定期)病期別管理

管理法					
					●長期酸素療法(呼吸不全時) ●外科的治療の考慮
				●吸入ステロイドの考慮 (増悪を繰り返す場合)	
			●呼吸リハビリテーション ●長時間作用型気管支拡張薬の定期的使用(単〜多剤)		
		●必要時に応じ短時間作用型の気管支拡張薬を使用			
	●禁煙 ●インフルエンザワクチンの接種				
病期	0期：リスク群	Ⅰ期：軽症	Ⅱ期：中等症	Ⅲ期：重症	Ⅳ期：最重症
%FEV_1	スパイロメトリーは正常で，慢性症状(咳嗽・喀痰)	80％≦%FEV_1	50％≦%FEV_1<80％	30％≦%FEV_1<50％	%FEV_1<30％または%FEV_1<50％かつ慢性呼吸不全あるいは右心不全合併

文献1)より引用

FEV_1：　最大の吸気からできるだけ速く息を吐き出したとき(努力呼出)の，最初の1秒間に吐き出すことのできた息の量
FVC：　最大の吸気から努力呼出して最後まで吐ききったときに吐き出すことのできた息の量

第一印象からわかること

まず、患者の第一印象をとらえます。表情や姿勢、言動を観察し、患者が安楽に呼吸をしているかを見きわめます。苦しそうな表情や蒼白した顔、肩を上下させた起坐呼吸は、呼吸状態の悪化を示す代表的なサインです（写真1）。また問診から、患者の呼吸に対する主観的体験を把握します。

第一印象から見きわめること

■ 意識状態：挨拶をするなかで、患者の反応を確認する
- 瞬時に反応が返ってくるか？
- 話しかたは苦しそうではないか？
  → 低酸素血症やCO_2ナルコーシスなどにより意識障害が起きる

■ 呼吸状態の把握
- 表情は穏やかであるか？
- 姿勢はいつもと同じか？
- 顔色は悪くないか？
  → 呼吸困難感により顔面は蒼白となり、口唇にはチアノーゼが出現する。前傾し、ときに何かをつかむような姿勢は、呼吸困難感が切迫しているサインの一例である

問診による呼吸状態の把握

■ COPDに関連した問題により療養中に支障が生じているか質問する
- 呼吸困難感を感じることはあるか？
- どんなときに呼吸困難感を感じるか？
  → 呼吸困難感はCOPDの特徴的な症状であり、その程度や頻度はCOPDの進行や急性増悪に関連する

■ 労作時の呼吸困難感は修正Borg(ボルグ)スケールを用いて評価する

修正Borgスケール

0	感じない (nothing at all)
0.5	非常に弱い (very very weak)
1	やや弱い (very weak)
2	弱い (weak)
3	
4	多少強い (some what strong)
5	強い (strong)
6	
7	とても強い (very strong)
8	
9	
10	非常に強い (very very strong)

写真1　第一印象でわかる異常な呼吸のサイン

苦しそうな姿勢

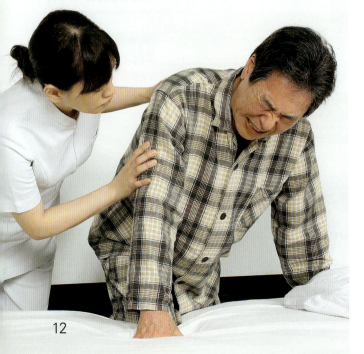

写真2　努力呼吸

吸気時に胸鎖乳突筋、斜角筋群、僧帽筋などの呼吸補助筋を使用した上部胸式呼吸であり、呼吸回数が上昇する。首に力が入ったような呼吸の仕方をする。上気道閉塞の徴候を示す。

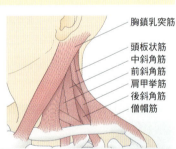

胸鎖乳突筋
頭板状筋
中斜角筋
前斜角筋
肩甲挙筋
後斜角筋
僧帽筋

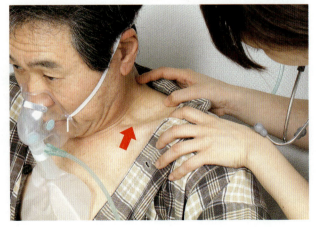

経過でみる悪化のサイン

視診 ………… 異常な呼吸パターン(努力呼吸, 陥没呼吸, 奇異呼吸), 特徴的な身体所見(樽状胸郭, ばち状指, 口すぼめ呼吸), 頸静脈の怒張, 痰の性状

触診 ………… 頸部の触診(気管偏位, 気管短縮, 皮下気腫), 胸部の触診(胸郭の拡張運動域の減少, 樽状胸郭)

打診 ………… 肺の過膨張による鼓音の聴取, 胸郭の拡張運動域の減少

聴診 ………… 強制呼出時の喘鳴, 呼気延長, 笛音の聴取, 呼吸音の消失, 呼吸音の減弱

検査所見 ………… 胸部X線, 胸部CT, 呼吸機能検査, 12誘導心電図, 喀痰・呼気・血液検査, ほか

　第一印象で患者が安楽に呼吸をしているかを判断したあと, 全身を系統立てて細かく観察します.

　アセスメントの際は患者の体を直接観察するため, 必要性やこれから行うことなどを患者に十分説明し, プライバシーに配慮しながら進めます. また, COPD患者は, 臥位や坐位などの姿勢が呼吸困難感に大きく影響するため, 安楽な体位に調整してからアセスメントを行います.

1. 視診

1) 呼吸パターンの観察

　胸部・腹部の視診を行い, 異常な呼吸パターンがないか観察します. 異常な呼吸パターンとして, 努力呼吸(写真2), 陥没呼吸(Hoover's sign), 奇異呼吸があります.

2) COPD患者の特徴的な身体所見の観察

　樽状胸郭(p.14), ばち状指(写真3), 空気のとらえこみ現象(air trapping, 写真4), 呼気の延長がみられます. また, 胸部X線撮影では, 横隔膜の平坦化がみられます.

3) 頸部の視診

　頸部の視診を行い, 呼吸状態の悪化がないか判断します. 頸静脈の怒張が特徴的なサインで, 肺性心により中心静脈圧が上昇することで怒張がみられます. COPD急性増悪時のほか, 気管支喘息重責発作, 上気道閉塞, 緊張性気胸, 心タンポナーデなどでみられます.

4) 痰の性状の観察

　痰の喀出があった場合は, その性状から炎症徴候の有無を確認します. Miller & Jonesの分類(表3)を使用し, 膿性痰の量を把握します. COPDの急性増悪では肺炎を併発している場合が多く, 痰の性状は肺炎の指標の1つとなります.

写真3　ばち状指

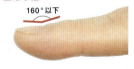
正常な指
160°以下

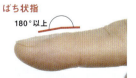
ばち状指
180°以上

末梢組織の低酸素状態や血液のうっ血などが要因として考えられる.

写真4　空気のとらえこみ現象：口すぼめ呼吸

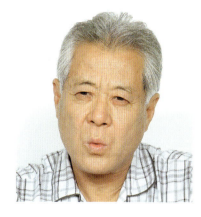

肺気腫では, 肺胞が破壊されているため呼気時には容易に肺胞がつぶれ, 空気が出にくい状態となる. そのため口すぼめ呼吸によって気道内圧を上昇させ, 肺胞の虚脱を防止し, 呼吸回数を減らして呼吸効率を上げ, 呼吸を円滑にする適応現象と考えられている

表3　Miller & Jonesの分類

M1	唾液, 完全な粘液性痰
M2	粘液性痰の中に膿性痰が少量含まれる
P1	膿性部分が1/3以下の痰
P2	膿性部分が1/3〜2/3の痰
P3	膿性部分が2/3以上の痰

陥没呼吸：COPDによって肺が過膨張となることから横隔膜が平坦化し, 弾性が失われるため, 吸気時の横隔膜の収縮によって下部胸郭が内側へ引き込まれること.
奇異呼吸：吸気時に胸郭が上がり, 腹部が下がる. 上気道の閉塞や肺コンプライアンスの低下(COPDが進行すると肺胞の弾性が低下する), 横隔膜の疲労により呼気で呼吸補助筋が弱った横隔膜を上方へ引き込むことで起こる.
肺性心：呼吸器疾患によって肺動脈の血圧が上昇し, 右心室に負担がかかり, 右心室の肥大や右心不全の状態.

2. 触診

触診では、視診でとらえた所見を確認し、異常サインの緊急度を判断します。COPD患者は気胸を併発することがあり、触診はその異常の発見につながります。

頸部の触診では、COPDに特徴的な所見として、気管偏位や気管短縮、皮下気腫が挙げられます（写真5）。

胸部の触診では、液体貯留の有無や胸郭の動きを確認します。COPDでは肺気腫など肺胞の破壊により気腔が増大し、全体として肺が過膨張となり、樽状胸郭として触れることもあります（写真6-2, 3）。

写真5　頸部の触診

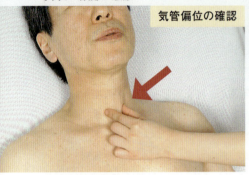
気管偏位の確認

① 気管の偏位の有無を親指と示指で上下に垂直に触診する。
→重度の気胸により気管が患側の反対側へ、重度の無気肺により患側へシフトする。
② 呼吸補助筋の緊張、肥厚の程度を確認する。
→気管偏位をきたしている場合、その疾患的特徴から努力呼吸を伴うことが多い。

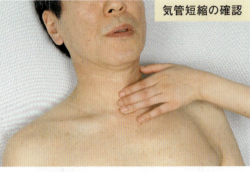
気管短縮の確認

甲状腺軟骨下端から胸骨柄に指を当て、気管短縮の有無を確認する。
→肺の過膨張により横隔膜は低位平坦化するため、気管が下方に牽引されて気管短縮がみられる。甲状腺軟骨下端から胸骨柄までの距離（気管の長さ）は、健常者では3〜4横指に対し、COPD患者では1〜2横指程度に短縮する。

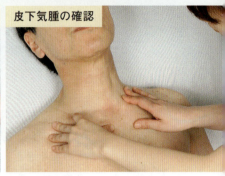
皮下気腫の確認

両手を使い、指の腹で同時に皮下気腫の有無を確認する。
→気管偏位を認める場合、その疾患的特徴（気胸）から皮下気腫を伴うことがある。皮下気腫は握雪感（プチプチ感）として感じられる。

写真6　胸部の触診

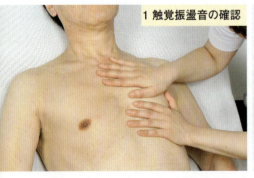
1 触覚振盪音の確認

胸部に手を置き、患者に声を出してもらい、触覚振盪音（患者が声を発するときに触知される胸壁の振動）を確認する。
→胸水および気胸で減弱し、肺の硬化で増強する。COPDの急性増悪では、肺炎を併発している場合が多く、振動を感じやすい。また触診をすることで体熱感を感じとることができるため、発熱の有無と併せて肺炎の予測を立てる。
※このとき、カルテには呼気もしくは吸気のいずれに振動を感じるのか、また肺のどのあたりで感じるのかを記載する。

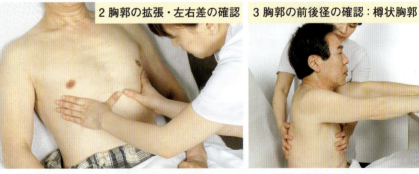

2 胸郭の拡張・左右差の確認

前胸部、側胸部に対し肋骨を包み込むように触診する。患者に深呼吸をしてもらい、観察者の手の動きから胸郭の拡張の程度や拡張の左右差の有無を観察する。
→正常の場合、深呼吸により吸気時の胸郭は4cm程度拡張するが（p.15）、肺気腫がある場合は拡張性が悪くなる。また、片肺に肺炎や胸水、気胸がある場合は、胸郭の動きに左右差が生じる。

3 胸郭の前後径の確認：樽状胸郭

前胸部と背部に手を置き、胸郭の前後径を観察し、肺の過膨張による樽状胸郭の程度を判断する。

前後径：横比＝1:2（正常）、1:1（COPD）を示す

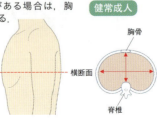
健常成人

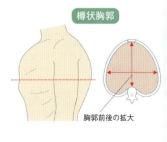
樽状胸郭

3．打診

打診では，空気の含有量が増える気胸や肺の過膨脹が確認できます．COPD患者では，肺の過膨脹により第10～11肋間あたりまで特徴的な音質が聴かれることがあります．また，胸郭の動きを打診でもとらえることができるため，触診所見と統合し，呼吸状態を判断します．

1)胸部，背部の打診

打診は肋間部で行います．肺尖部から肺底部まで左右対象に行い，その音質をとらえます(図3，写真7)．

長期的に臥床している患者では，肺側の無気肺を合併することがあります．そのため背部では，濁音が聴かれることが予想されます．打診を行う際は，前胸部，側胸部，背部それぞれでの音質をとらえ，無気肺の有無を判断していきます．

2)胸郭の動きの確認

背部の打診により，吸気時と呼気時の横隔膜の位置の差を評価します．横隔膜の可動域に制限がある場合は，肺気腫により肺が拡張していることが考えられます．また，胸郭の動きの左右差も確認します．一側性の場合は，胸膜癒着，胸水，横隔膜神経麻痺，肺萎縮，無気肺などが考えられます(図4)．

図3　打診部位と順序

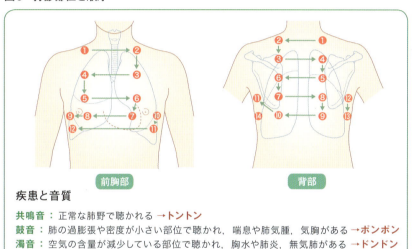

疾患と音質
- **共鳴音**：正常な肺野で聴かれる →トントン
- **鼓音**：肺の過膨脹や密度が小さい部位で聴かれ，喘息や肺気腫，気胸がある →ポンポン
- **濁音**：空気の含量が減少している部位で聴かれ，胸水や肺炎，無気肺がある →ドンドン

※胸水は一般に400mL程度の貯留で濁音として聴かれる

写真7　胸部，背部の打診

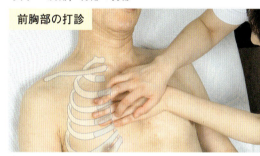
前胸部の打診

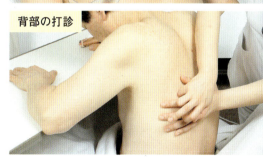
背部の打診

打診は肋間部で行い，肺尖部から肺底部まで左右対象に行う．坐位で行うことが望ましい．患者の状態によっては臥位となることもあるが，可能な範囲でヘッドアップする．

図4　胸郭の動きの確認

①深呼吸の吸気で息を止めてもらい，肩甲骨下端付近から腰のほうへ打診していく
・共鳴音（トントン）から濁音（ドンドン）に変わるところは？
→この境目が吸気時の横隔膜の位置となる

②深呼吸の呼気で息を止めてもらい，吸気時の音が変わった位置から頭のほうへ打診していく
・濁音（ドンドン）から共鳴音（トントン）に変わるところは？
→この境目が呼気時の横隔膜の位置となる

③吸気時と呼気時の横隔膜の位置の差を測る
・差があるか？
→横隔膜の可動域に制限がある場合は，肺気腫により肺が拡張していることが考えられる

④左右で行う
・左右差はないか？
→一側性の場合は，胸膜癒着，胸水，横隔膜神経麻痺，肺萎縮，無気肺などが考えられる

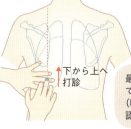

肩甲線
上から下へ打診
下から上へ打診

最大呼気時，肩甲線上で清音と濁音の境界（呼気時横隔膜位）を確認する

最大吸気時，肩甲線上で清音と濁音の境界（吸気時横隔膜位）を確認する

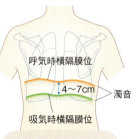

呼気時横隔膜位
4～7cm ─ 濁音
吸気時横隔膜位

通常，深呼吸による横隔膜の移動は4～7cmで，左右差は認められない

4. 聴診

聴診では、呼吸音の異常や異常呼吸音がどのような音なのかを把握します。

前胸部や背部の聴診を行い（写真8, 9, 図5）、呼吸音の性状と視診の所見と統合させながら呼吸状態を判断します。COPD患者では、細気管支の部分的閉塞や気管支攣縮、気道の炎症に伴う粘膜浮腫と痰の貯留や肺の弾性復元力の消失、上気道閉塞といった多くの要因から笛（様）音が聴取されます（図6）。

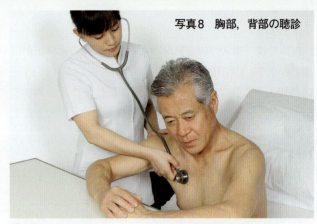

写真8　胸部、背部の聴診

❶ 聴診器は肋間部に当て、肺尖部から肺底部までを左右対称に聴診し、異常呼吸音やその性質を確認する。吸気相、呼気相で異常がないか確認するため、1か所で1呼吸以上聴診を行う。

❷ 副雑音を聴き取りやすくするため、患者の協力が得られれば深呼吸をしてもらう。

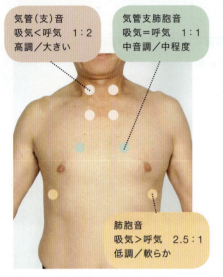

気管（支）音
吸気＜呼気　1：2
高調／大きい

気管支肺胞音
吸気＝呼気　1：1
中音調／中程度

肺胞音
吸気＞呼気　2.5：1
低調／軟らか

写真9　聴取部位における呼吸音の特徴

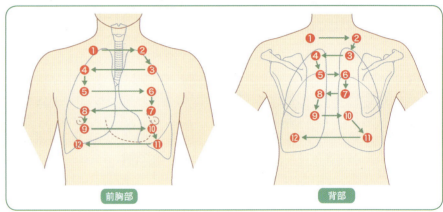

図5　聴診部位と順序

前胸部　　背部

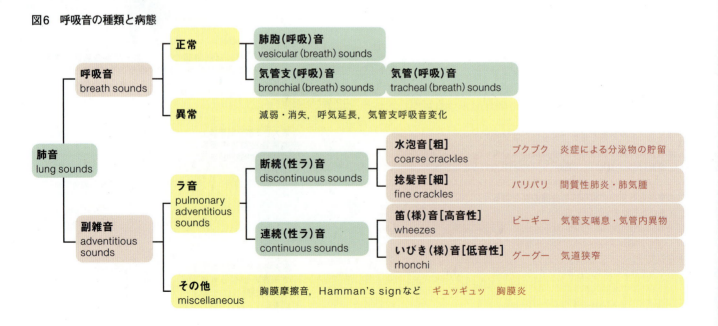

図6　呼吸音の種類と病態

フィジカルアセスメント＋α：COPDの急性増悪

1. COPDの急性増悪とは

進行したCOPD患者では，呼吸困難，咳，喀痰といった症状が急激に悪化し，呼吸不全に陥ることがあります．主な原因は感染で，約80％がウイルスや細菌による呼吸器感染といわれています．主な症状として，呼吸困難感が増強していき，重症化すると低酸素血症やCO_2ナルコーシスにより意識障害を引き起こします．この状態を「COPDの急性増悪」といいます．

激しい呼吸困難感や意識を失っている状況を目の当たりにした場合，どのようにフィジカルアセスメントし，対応をしていけばよいかみていきましょう（**写真10**）．

2. COPD増悪時の呼吸管理

動脈血ガス上，PaO_2 60Torr未満あるいはSpO_2 90％未満の場合には酸素投与の適応となります．酸素療法の目標は，PaO_2 60Torr以上あるいはSpO_2 90％以上です．

$PaCO_2$が45Torrを超えるようなII型呼吸不全の場合には，高濃度酸素投与によってCO_2ナルコーシスのリスクが高まるため，厳密な酸素流量調節が必要となります．しかし，CO_2ナルコーシスをおそれて低酸素状態を放置しないようにしなければなりません．酸素療法で呼吸状態の改善が得られない場合には，NPPVや気管挿管，人工呼吸管理を検討します．

写真10　COPDの急性増悪を疑う場合のフィジカルアセスメント

1. 第一印象から，患者に起こっている事態を推測する

患者に呼びかけ，反応があるか確認する
→低酸素血症やCO_2ナルコーシスによって意識障害が起こる

2. 視診・触診・聴診をすばやく行い，呼吸困難感の原因を推測する

① 顔を患者に近づけ，頸静脈の怒張や呼吸補助筋の使用の有無，胸郭の動きを確認する
　→COPD患者は，普段から口すぼめ呼吸や奇異呼吸を呈している場合があるため，通常の呼吸パターンとの差異を呼吸の姿勢や表情などを統合し，観察する
② 視診をするのと同時に，気管の偏位，皮下気腫の有無を確認する
③ 頸部や胸部の聴診を行い，呼吸音の減弱，異常音の有無を確認する

3. 各種測定機器を用いて緊急度を見きわめる

① パルスオキシメータを装着し，酸素飽和度を測定する
　→90％以下は低酸素血症のサインとなる
② 呼気終末二酸化炭素分圧測定器を装着し，呼気時の二酸化炭素（E_TCO_2）を測定する
　→E_TCO_2とPCO_2には多少の誤差（2～5mmHg）があるが，高炭酸ガス血症の指標の1つになる
③ 患者を呼吸しやすい安楽な体位（起坐位，ファウラー位，側臥位）に調整し，酸素投与を開始する
　→高濃度の酸素投与はCO_2ナルコーシスを引き起こす危険があるため，まず患者の呼吸困難感が落ち着くまで酸素の流量を上げ，ただちに医師へ報告する．最終的な酸素投与量は，動脈血酸素分圧の程度により決定する

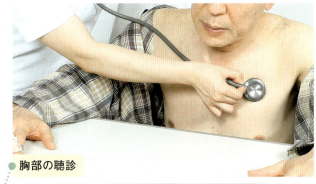
●胸部の聴診

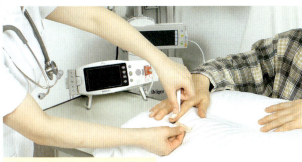
●パルスオキシメータの装着

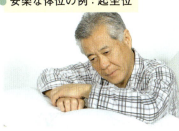
●安楽な体位の例：起坐位

引用・参考文献
1) 日本呼吸器学会COPDガイドライン第2版作成委員会編：COPD（慢性閉塞性肺疾患）診断と治療のためのガイドライン 第2版. p.1-35, メディカルレビュー社, 2004.

CO_2ナルコーシス：急激な高炭酸ガス血症によって中枢神経や呼吸中枢が抑制され，中枢神経障害や意識障害を生じること
NPPV：non-invasive positive pressure ventilation．非侵襲的陽圧換気

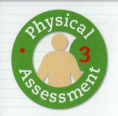

くも膜下出血

Part1 疾患別フィジカルアセスメント

市村健二（獨協医科大学病院）

くも膜下出血は急激に発症し，死亡率も高く，「社会復帰できる患者」「重度の後遺症を残す患者」「死亡する患者」の割合が1/3ずつになるといわれるほど重篤な疾患です．

くも膜下出血の経過中には，再出血，脳血管攣縮，水頭症などの重篤な病態が生じる可能性があります．受け持ち看護師として，どのような点に注意してアセスメントしていけばよいのかを具体的に解説します．

くも膜下出血の患者に接することになったら まずはおさえておきたい基礎知識

脳は，外側から順に硬膜，くも膜，軟膜で覆われています．くも膜と軟膜との間をくも膜下腔といい，脳脊髄液が常に循環しています（図1）．この，くも膜下腔に起こる出血のことを「くも膜下出血」といいます．

くも膜下出血の原因は，脳動脈瘤の破裂や脳動脈奇形，外傷などさまざまで，全体のうち80％以上は脳動脈瘤の破裂によるものです．脳動脈瘤は，ウィリス動脈輪に好発します（図2）．

また，くも膜下出血の三大合併症として，再出血，脳血管攣縮，正常圧水頭症が挙げられます．

1. 合併症① 再出血

発症後24時間以内に最も起こりやすくなります．くも膜下出血の患者において，再出血は予後がきわめて不良となるため，くも膜下出血と診断された患者の多くに対して，再出血の予防および続発する脳血管攣縮を予防するための手術（血腫除去＋クリッピングなど）が緊急で行われます．ただし，発症時期や重症度（表1）によっては，待機的に（脳血管攣縮期を過ぎてから）手術を行うこともあります．再出血の予防としては，十分な鎮痛，鎮静，降圧が行われます．

2. 合併症② 脳血管攣縮

明確な機序はいまだわかっていませんが，出血した血液中の成分などによって脳動脈が一時的に縮んで細くなる病態のことをいいます．くも膜下出血発症後72時間以降に出現し，約2週間続きますが，発症のピークは8〜10日目ごろとされています．

脳血管攣縮は，くも膜下出血患者の約70％に起こり，そのうちの約20〜30％に神経症状が出現するとされています[1)2)]．したがって，くも膜下出血患者において脳血管攣縮期を無事に乗り越えられるか否かが，その後の予後を左右するといっても過言ではありません．

図1 脳の解剖

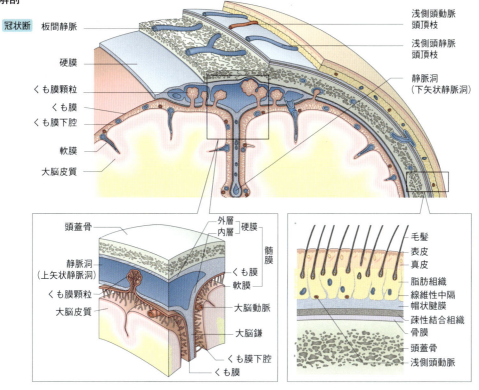

図2 脳動脈瘤の好発部位

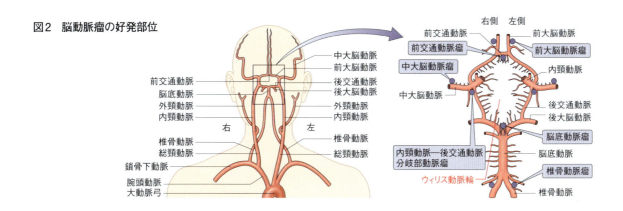

　脳血管攣縮を予防するための決定的な治療法はありませんが，「脳卒中治療ガイドライン2009」において推奨されている治療は，triple H療法です．triple H療法とは，「①循環血液量増加（Hypervolemia）」「②人為的高血圧（Hypertension）」「③血液希釈（Hemodilution）」のことです．人為的に循環血液量や血圧を上げるとともに，血液の粘稠度を下げることにより脳血流を改善し，脳灌流量を維持することを目的としています．

3. 合併症③ 正常圧水頭症

　脳脊髄液は，「脈絡叢→側脳室→第3脳室→第4脳室→くも膜下腔→静脈洞」の順に循環しています．正常圧水頭症は，くも膜下出血によって髄液の循環障害や吸収障害が起こり，数週間〜数か月後に発症します．症状として，歩行障害，認知症，尿失禁などがあります．

第一印象からわかること

患者のもとに行く前に，以下の点に沿って情報収集をしておきます．

- 入院までの経過：手術の有無および手術内容，重症度（表1，写真1）など
- 発症から何日目か
- 出血部位（図2）
- 治療方針および治療内容

くも膜下出血の患者と初めて接する際には，まずは問診をしながら神経所見の把握を行います．

問診（写真2）では，患者への挨拶をするとともに，その反応を確認します．声かけに対して反応を示す場合は，言葉を正確に理解し指示動作に従うか，見当識障害はないかを確認します．これにより，麻痺の有無などの大まかな神経所見を把握することができます（写真3，4）．しかし，言葉による反応が鈍い場合や，反応しない場合には痛覚刺激を加えるなどして，さらに詳しい所見を観察する必要があります．

なお，待機的に手術が行われる患者では，再出血を予防するために，鎮痛・鎮静・降圧などの治療が行われているため，急に話しかけたり，大声での問診，さらに痛覚刺激は，血圧上昇による再出血の危険性があるため控えましょう．

表1 くも膜下出血の重症度分類

Hunt and Hess分類

Grade I	無症状か，最小限の頭痛および軽度の項部硬直をみる
Grade II	中等度から強度の頭痛，項部硬直をみるが，脳神経麻痺以外の神経学的失調はみられない
Grade III	傾眠状態，錯乱状態，または軽度の巣症状を示すもの
Grade IV	昏迷状態で，中等度から重篤な片麻痺があり，早期除脳硬直および自律神経障害を伴うこともある
Grade V	深昏睡状態で除脳硬直を示し，瀕死の様相を示すもの

Hunt and Kosnik分類

Grade 0	未破裂の動脈瘤
Grade I	無症状か，最小限の頭痛および軽度の項部硬直をみる
Grade Ia	急性の髄膜あるいは脳症状をみないが，固定した神経学的失調のあるもの
Grade II	中等度から強度の頭痛，項部硬直をみるが，脳神経麻痺以外の神経学的失調はみられない
Grade III	傾眠状態，錯乱状態，または軽度の巣症状を示すもの
Grade IV	昏迷状態で，中等度から重篤な片麻痺があり，早期除脳硬直および自律神経障害を伴うこともある
Grade V	深昏睡状態で除脳硬直を示し，瀕死の様相を示すもの

写真1 くも膜下出血での頭痛の例
突発的に起こる激しい痛みが特徴的である

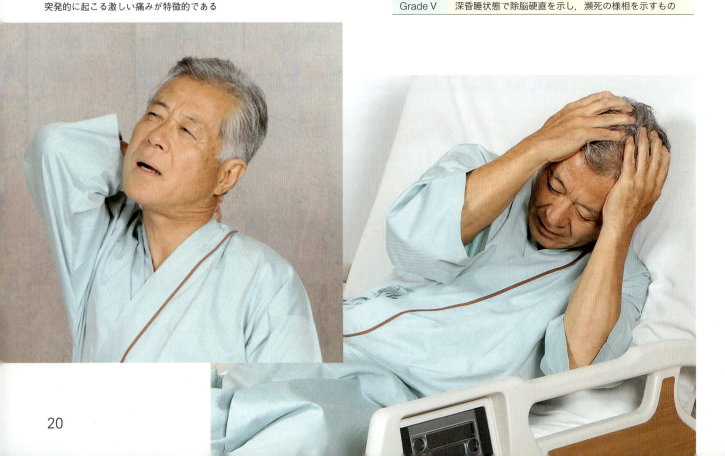

写真2　くも膜下出血の患者への問診
❶患者に挨拶し，話しかける．
❷患者の反応から言語理解の程度と意識レベルを観察する．
❸膝立や上肢の挙上を促し，麻痺の有無を確認する．

※待機的に手術をする患者の場合は，急に話しかけたり，刺激となるようなことは避ける．

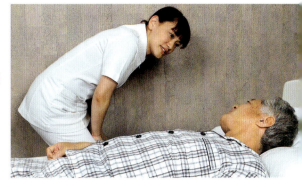

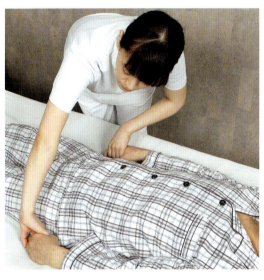
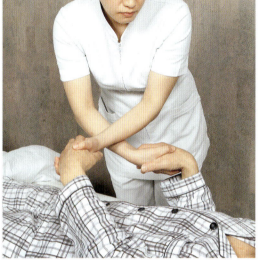

写真3　意識レベルの確認
患者に「手を握ってください」と声かけをし，指示動作に従えるかなどについて評価する．
指示動作に従える場合，言語理解は問題ないことがわかる．また，片側しか指示に従えない場合には，片麻痺があることがわかる．

写真4　麻痺の確認
〈上肢の麻痺の確認〉
手掌を水平挙上する．支えをはずすと，麻痺側の上肢は下垂する．

〈下肢の麻痺の確認〉
下肢を持ち上げる．支えをはずすと，麻痺側の下肢は外側に倒れる．

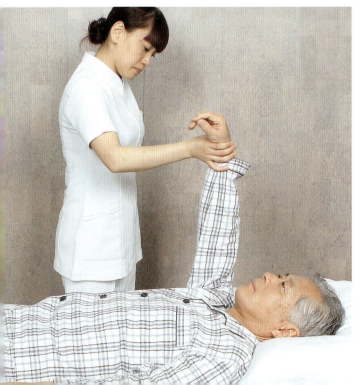
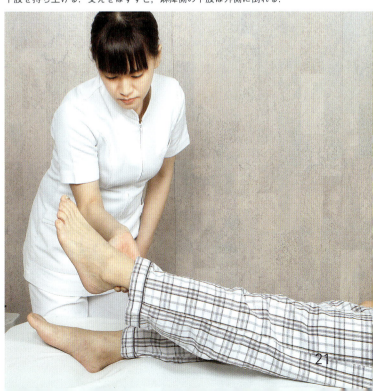

経過でみる悪化のサイン

視診 — 意識レベル，瞳孔所見，麻痺の有無とその程度

触診 — 項部硬直の有無の確認

聴診 — 粗い水泡音の聴取

検査所見 …… CT，MRA，髄液所見，脳血管造影

　日々のフィジカルアセスメントは，発症からの日数や治療方針（手術の有無）によってポイントが異なるため，表2の方法別のフィジカルアセスメントのポイントとともに，状況別に解説します．

　くも膜下出血患者では頭蓋内圧が亢進し，特徴的な症状として，頭痛，嘔吐，うっ血乳頭（**写真5**），脈圧の拡大，意識障害，瞳孔異常（**写真6**），麻痺などがみられます．また，出血部位による特徴的な症状（**表3**）について理解しておくことも重要です．

1．発症～3日目
1）術後の患者

　術後の後出血や脳浮腫に伴う頭蓋内圧亢進症状の有無を観察します．具体的には，意識レベル，瞳孔所見，麻痺の程度とその有無などをみていきます．

　重症例では，脳動脈瘤の破裂時に大量のカテコラミンが放出され，肺内毛細血管透過性亢進などが起こり，肺水腫をきたしていることがあります．そのため，視診や聴診により呼吸状態をアセスメントし，たとえば粗い水泡音

表2　くも膜下出血患者のフィジカルアセスメントのポイント

観察項目		フィジカルアセスメントのポイント
視診	意識レベル	●GCS，JCSを用いて行う． ●ただし，待機的に手術を行う患者の場合には，痛覚刺激は避けるべきである．
	瞳孔	●ペンライトを用いて，対光反射・瞳孔径および左右差，眼球の位置を観察する． ●ただし，待機的に手術を行う患者の場合には，光刺激による観察は避けるべきである（**写真6**）．
	麻痺	●徒手筋力テスト（MMT）によって，麻痺の有無と程度を評価する（**写真3，4**）．
	呼吸のリズム，深さ，数	●中枢神経系に重篤な異常がある場合，特徴的な呼吸パターンを生じる． ●重症例の代表的な呼吸パターンに，チェーンストークス呼吸がある． ●胸郭や腹壁の動きを観察していく．
	胸郭運動の左右差	●障害が起きている側の胸郭運動が制限されることがある． ●視診だけでは判断しにくい場合は，胸郭に手を添えながら観察をするとわかりやすい．
聴診	呼吸音	●聴診は，チェストピースが胸壁に密着する程度の力を加えながら行う． ●左右の前胸部の上・中・下肺野，左右の背部の上・中・下肺野，および左右の側胸部を左右対称に聴診していく（**写真7**，p.24）．
触診	項部硬直	●患者の頭の下に手を入れ，徐々に持ち上げる． ●患者には目を閉じてもらい，頭を持ち上げることで目がまわらないか確認する（**写真8**）．

GCS：Glasgow Coma Scale，グラスゴー・コーマ・スケール　　MMT：manual muscle test，徒手筋力テスト
JCS：Japan Coma Scale，ジャパン・コーマ・スケール

(coarse crackles)が聴取される場合は肺水腫が疑われます（写真7）.

2）待機的に手術を行う患者

再出血に伴う頭蓋内圧亢進症状の有無を観察します.

ただし、刺激が加わるような観察は再出血の危険につながるため、光刺激による瞳孔の観察などは医師の指示がない限り行うべきではありません. なお、鎮静中の患者では、RASS（表4）などを用いて至適鎮静深度を医師に確認しておくことが重要です.

2. 発症から4〜14日目

1）術後の患者

この時期の患者は脳血管攣縮期にあり、前述のように、この時期をいかにして乗り切ることができるかが大変重要になります. そのため、意識レベル、瞳孔所見、麻痺の有無とその程度をより細かく観察していきます. また、この時期は、循環血液量を増加させるために大量輸液が行われるため、肺水腫を合併することがあります. 前述のように、呼吸状態のアセスメントも併せて行います.

写真5　眼底鏡を用いたうっ血乳頭の確認

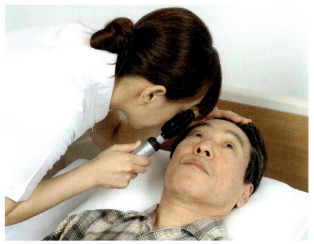

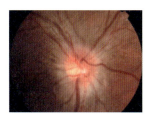

（写真提供：日本赤十字社医療センター リハビリテーション科・森本正氏）

うっ血乳頭は、頭蓋内圧亢進により視神経乳頭が腫れ、突き出た状態. 眼底鏡を用いて観察できる.

- 患者にどのようにしてもらうか（どう声かけをするか）→ 正面を直視しているように説明する
- 眼底鏡はどの程度近づけるか → 患者に当たらない程度の目前に構える
- どう見るか（画像のどこを見るか）→ 眼底の中央には視力が最も鋭敏で、常に視覚が働いている黄斑部がある. その内包（鼻側）に神経線維が集まった視神経乳頭があり、そこから網膜の動静脈が出ているので、この部分を観察していく
- どう評価できるのか → うっ血乳頭が生じると、視神経乳頭部の発赤・腫脹がみられ、乳頭陥凹が消失し、境界が不明瞭化する. また、乳頭周囲の静脈は充血し、網膜出血を認める

写真6　瞳孔異常の例（右外転神経麻痺）

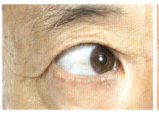 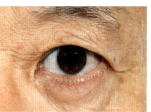

- なぜこのような異常が起こるか → 眼球運動は、動眼神経・滑車神経・外転神経の3つの脳神経によって司られている. その中で外転神経は、外直筋を司っている. 外転神経麻痺によって外直筋が障害されると、外方への眼球運動が障害されるため、患眼は内方へ偏位する.
- 異常の見かた → 患者の前方約50cmのところに指を置き、顔を動かさず眼だけで指先を追うように説明する. そして、上下・左右に指を動かしていき、端でいったん指を止める. このとき、右外転神経麻痺があれば、右目は外方（右側）を向くことができない. ペンライトを用いずに瞳孔を観察する際には、閉眼した状態から手を添えて片眼ずつ開瞼し、瞳孔の大きさを観察する. 部屋の明るさによっては、瞳孔収縮を観察することもできる. 暗室管理をしている際には、瞳孔径にこだわることより、瞳孔不同の有無をしっかりと観察する.

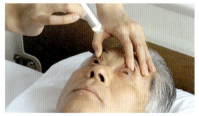

〈光刺激は危険〉

瞳孔異常の確認は必要だが、待機的に手術を行う患者に対し、光による刺激は避ける（脳への刺激から血圧が上昇し再出血のおそれがあるため）. ライトを用いずに瞳孔所見を観察する.

表3　破裂部位と特徴的な神経症状

破裂部位	神経症状
内頸動脈・後交通動脈	一側の動目神経麻痺
眼動脈起始部の内頸動脈	一側の失明や視力障害
海綿静脈洞部の内頸動脈	目の奥の痛み
前交通動脈	一側または両足下肢の一過性麻痺、精神症状、無動性無言、無為
中大脳動脈	片麻痺、失語、下部脳幹神経障害、動眼・外転・滑車・三叉神経障害

さらに、術後の患者は脳室および脳槽ドレナージを行っており、細菌感染による髄膜炎にも注意が必要です。項部硬直の有無（写真8）も観察します。

2）待機的に手術を行う患者

手術をしていない患者においても脳血管攣縮期であることに変わりはありませんが、再出血予防の手術が行われていないため、再出血のリスクも伴っています。術後患者と同様に、神経学的所見の悪化がないか観察していきますが、光刺激や痛覚刺激などの刺激が加わるような観察は再出血の危険につながるため避けましょう。

待機的に手術を行う患者は、神経学的所見に悪化がなければ、脳血管攣縮期が過ぎた後に手術が行われます。

3. 発症から15日目以降

この時期の患者は、正常圧水頭症が起こる時期にあり、歩行障害、認知症、尿失禁が特徴的な症状です。したがって、「歩き方がいつもと違う」「言っていることが何か変だ」「尿失禁がみられるようになった」など、これまでと違った症状の有無を観察します。

表4　RASS (Richmond Agitation-Sedation Scale)

スコア	用語	説明	
+4	好戦的な	明らかに好戦的な、暴力的な、スタッフに対する差し迫った危険	
+3	非常に興奮した	チューブ類またはカテーテル類を自己抜去；攻撃的な	
+2	興奮した	頻繁な非意図的な運動、人工呼吸器ファイティング	
+1	落ち着きのない	不安で絶えずそわそわしている、しかし動きは攻撃的でも活発でもない	
0	意識清明な、落ち着いている		
-1	傾眠状態	完全に清明ではないが、呼びかけに10秒以上の開眼およびアイ・コンタクトで応答	呼びかけ刺激
-2	軽い鎮静状態	呼びかけに10秒未満のアイ・コンタクトで応答	呼びかけ刺激
-3	中等度鎮静	呼びかけに動きまたは開眼で応答するがアイ・コンタクトなし	呼びかけ刺激
-4	深い鎮静状態	呼びかけに無反応、しかし、身体刺激で動きまたは開眼	身体刺激
-5	昏睡	呼びかけにも身体刺激にも無反応	身体刺激

ステップ1：30秒間、患者を観察する。これ（視診のみ）により「スコア0」〜「＋4」を判定する。
ステップ2：1) 大声で名前を呼ぶか、開眼するように言う。2) 10秒以上アイ・コンタクトができなければ繰り返す。以上2項目（呼びかけ刺激）によりスコア「−1」〜「−3」を判定する。3) 動きが見られなければ、肩を揺するか、胸骨を摩擦する。これ（身体刺激）によりスコア「−4」「−5」を判定する。

写真7　水泡音の聴取

- **聴取方法** → チェストピースが胸壁に密着する程度の力を加えながら行う。左右の前胸部の上・中・下肺野、左右の背部の上・中・下肺野、および左右の側胸部を、左右対称に聴診していく。
- **評価方法と根拠** → 水泡音は吸気前半に多い傾向があるが、吸気相・呼気相ともに聴取できる。「ブツブツ」「ブクブク」という、比較的大きく低い音である。これは、肺水腫によって気道内の水分が増加し、そこを空気が流れることで気泡が破裂したような音として聴取される。

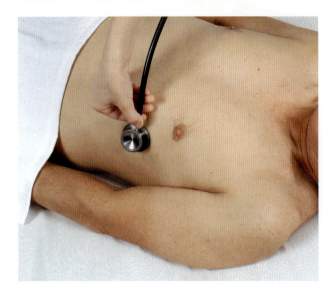

写真8　項部硬直

❶患者の頭の下に手を入れ、徐々に持ち上げていく。
❷患者には目を閉じてもらい、頭を持ち上げることで目がまわらないか確認する。
❸痛みの有無や内容、感覚を確認する。「頭を持ち上げようとすると突っぱるように痛む」「頭重感がある」「肩のあたりが緊張する」「右側と左側で痛みや重い感じに差がある」などがあれば「髄膜刺激症状あり」と判断できる。髄膜炎が起こっている場合は、頭の下に手を入れただけでも痛みを感じる。

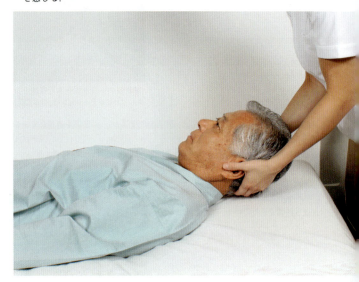

フィジカルアセスメント＋α：くも膜下出血の増悪

くも膜下出血の患者における症状の変化は，再出血や術後の後出血，脳浮腫などによる頭蓋内圧亢進や，脳血管攣縮に伴う脳虚血によるものが多く，対応が遅れると患者は死に陥ります．看護師は，患者が示す症状増悪のサインを見落としてはいけません．

1. 頭蓋内圧亢進症状

頭蓋内圧亢進症状は，頭痛・悪心・嘔吐，さらに急激な頭蓋内圧亢進においては意識障害や瞳孔不同，片麻痺，クッシング現象などが生じます．

また，脳血管攣縮に伴う脳虚血では，意識障害や瞳孔不同，片麻痺など頭蓋内圧亢進症状と同様の症状を生じますが，脳血管攣縮は，動脈瘤の存在する血管のみでなく，くも膜下出血の広がりにより離れた血管にも発生するため，攣縮が起こった血管の支配領域に一致した症状を生じます．

2. 瞳孔所見の観察

瞳孔所見の観察では，対光反射・瞳孔径および左右差・眼球位置を観察していきます．対光反射では，光の求心路（入力）である視神経（第2脳神経）と遠心路（出力）である動眼神経（第3脳神経）の異常がわかります．そして，瞳孔径の左右差が1mm以上の場合には瞳孔不同と判断します．

また，眼球位置では，動眼神経（第3脳神経）と滑車神経（第4脳神経），外転神経（第6脳神経）の異常がわかります（図3）．

なお，内頸-後交通動脈の動脈瘤では一側の動眼神経麻痺が生じ，中大脳動脈の動脈瘤では動眼・外転・滑車神経の異常を認めることがあります．そのため，日々の観察所見との違いや変化をとらえることが重要になります．

3. 意識の観察

意識の観察は，GCS（Glasgow Coma Scale，表5）やJCS（Japan Coma Scale）を用いて行いますが，意識障害の患者には痛覚刺激を加えます．その際に異常肢位を示すことがあります（写真9, p.26）．

上肢を強く屈曲させ，下肢を強く伸展する除皮質硬直（GCSではM3）を認める際には，大脳皮質の広範囲に及ぶ障害が起きていることがわかります．また，上下肢ともに強く伸展する除脳硬直（GCSではM2）を認める際には，中脳〜橋に及ぶ障害が起きており，さらに生命の危機状態にあることがわかります．

患者の状態変化の際には，神経学的所見のアセスメントも重要ですが，重症例ではチェーンストークス呼吸などの異常呼吸を生じることもあるため，呼吸状態の観察も行います．

図3　脳神経の種類

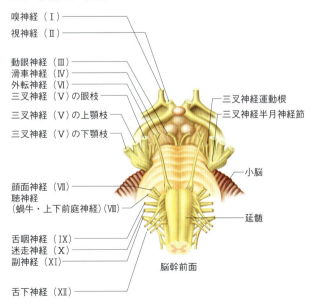

表5　GCS（グラスゴー・コーマ・スケール）

開眼(E) eye opening	点数	言語反応(V) best verbal response	点数	運動反応(M) best motor response	点数
自発的に開眼する	4	見当識の保たれた会話	5	命令に従う	6
呼びかけで開眼する	3	会話に混乱がある	4	合目的な運動をする	5
痛み刺激を与えると開眼する	2	混乱した会話のみ	3	逃避反応としての運動	4
開眼しない	1	理解不能の音声のみ	2	異常な屈曲反応	3
		なし	1	伸展反応	2
		挿管中・気管切開中	T	まったく動かない	1

・「言語機能(V)」の評価において，失語があれば「A」，気管挿管時は「T」と記載し，1点として評価する．
・GCSの合計14〜15点は軽症，合計8点以下は重症と評価する．

Part1 疾患別フィジカルアセスメント

写真9 異常肢位

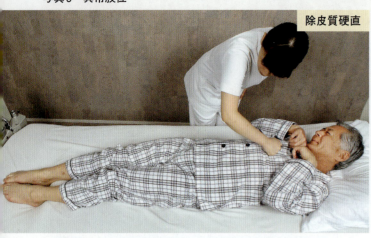

除皮質硬直

- 肢位の特徴 → 痛み刺激を与えると，上肢が強く屈曲し，下肢が強く伸展する（GCSのM3に相当）
- 障害部位 → 大脳皮質の広範囲に及んでいる
- 評価方法 → 痛み刺激を加える部位については明確な決まりはないが，胸骨部を刺激するのが一般的である．胸骨部に痛み刺激を加える場合には，手拳（第2関節）で胸骨部を摩擦するように圧迫する．力いっぱいに刺激を加えるのではなく，愛護的に行う．

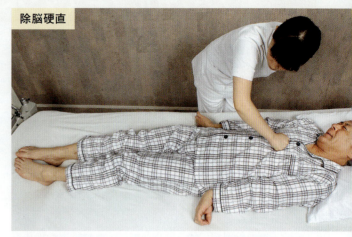

除脳硬直

- 肢位の特徴 → 痛み刺激を与えると，上下肢ともに強く伸展する（GCSのM2に相当）
- 障害部位 → 中脳～橋に及ぶ障害が起きている．より緊急度が高い（生命の危機状態）
- 評価方法 → 除皮質硬直の場合と同様

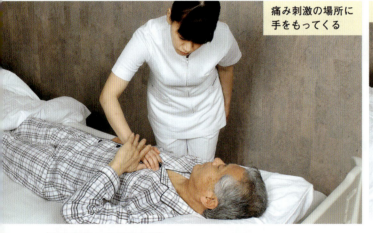

痛み刺激の場所に手をもってくる

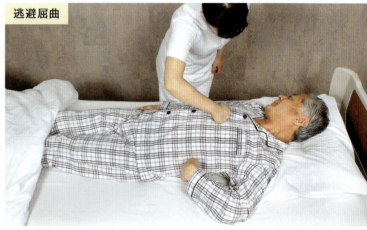

逃避屈曲

〈痛み刺激への反応の例〉

声かけにより指示動作に従えない場合に，痛み刺激を加えて運動反応を評価する．痛み刺激を加える前は，その旨について声かけを行う．

- 痛み刺激を加える部位 → 胸骨部や手指の爪部に行う．胸骨部に痛み刺激を加える場合には，手拳（第2関節）で胸骨部を摩擦するように圧迫する．手指の爪部に痛み刺激を加える場合には，爪部を爪を立てて圧迫する．

- 痛み刺激への評価

<u>痛み刺激の場所に手をもってくる（M5）</u>：胸骨部の場合は，M3（異常屈曲）との区別がむずかしいことがある．その際は，別の場所に痛み刺激を加えて判断する．麻痺のある患者において，四肢への痛み刺激では，M5の判断ができないことがある．

<u>逃避屈曲（M4）</u>：痛み刺激を加えると，痛みから逃げようとする動作がみられる．胸骨部に痛み刺激を加えた場合には，上肢は脇を開けて逃避する．また，爪部に痛み刺激を加えた場合には，手足を引っ込めて痛みから逃げる動作がみられる．

引用・参考文献
1) 畝本恭子：くも膜下出血治療の現状と展望．救急医学，36(8)：944-948，2012．
2) 田尻征治：スパズムの機序と確定診断．BRAIN NURSING，28(1)：68-73，2012．
3) 妙中信之ほか：人工呼吸中の鎮静のためのガイドライン．人工呼吸，24(2)：146-167，2007．
4) 東海大学病院脳神経外科：脳血管の病気 くも膜下出血──くも膜下出血とは？．www.neurosurgery.med.u-tokai.ac.jp/edemiru/kumomakka（2013年3月閲覧）
5) 医療情報科学研究所編：病気がみえる vol.7 脳・神経．p.50，メディックメディア，2010．
6) 道又元裕ほか編：クリティカルケア実践の根拠．p.136，143，照林社，2012．
7) 市村健二："呼吸と脳"を関連付けた病態アセスメント．重症集中ケア，7(4)：75-79，2008．

頭部外傷・頭蓋骨骨折

後藤順一（河北総合病院 急性・重症患者看護専門看護師）

　頭部は，最も多い外傷部位の1つです．頭部外傷は，皮下血腫，いわゆる"たんこぶ"から，脳挫傷や頭蓋内出血など頭蓋内にまで及ぶ外傷までさまざまです．また，頭蓋内に出血があっても，出血量が少なくほかの頭蓋内圧に異常がなければ，手術を早急には行わず経過観察のために入院する場合が多くあります．

　今回は，そうした頭部外傷で入院してきた患者を想定し，受け持ち担当などで初めて患者に接するときからどのような点に注意してアセスメントしていけばよいのか，具体的に見ていきましょう．

頭部外傷の患者に接することになったら まずはおさえておきたい基礎知識

　頭部外傷は，時間とともに状態が変化することがあります．その変化も急激な場合から，非常にゆるやかな場合もあるため，初めて患者に接したときの状態からの変化を把握することがキーポイントとなります．

　頭部外傷では，頭皮，頭蓋骨，頭蓋内への直接的な損傷を1次性脳損傷といい，1次性脳損傷によって生じた頭蓋内の出血や脳虚血，浮腫による損傷を2次性脳損傷といいます（図1）．頭部外傷患者の観察では，まずは1次性脳損傷の観察からどのような力が頭蓋内に加わり（図2-左），その結果，頭蓋内にどのような影響をもたらすのかについてアセスメントすることが重要です．

　たとえば左側へ転倒し，左側頭部に挫創があり出血している場合，左側頭部に強い力がかかったことにより，脳は慣性力により損傷部位と同側に損傷を受けます．さらに，脳が受傷部位の方向に強く引き寄せられたことで対側に陰圧が生じ，受傷側とは反対側の脳や血管を損傷することがあります（図2-右）．

　下から突き上げるような力が加わった場合（たとえば尻もちをつくような転倒）では，脊椎を通して外力が頭蓋底へ伝わり，頭蓋底骨折が起こることもあります（図2-下）．

　そのため，頭部外傷の患者が入院した際には，看護師は受傷部位と加わった外力の大きさを理解し，観察を行わなければなりません．

　入院中に状態が変化した場合は，頭蓋内出血の増強，脳浮腫，頭蓋内圧の亢進によることが多く，看護師はこれらの症状を常に観察し，変化をいち早く察知して対応へとつなげていきます．

図1　頭部外傷時の1次性脳損傷と2次性脳損傷

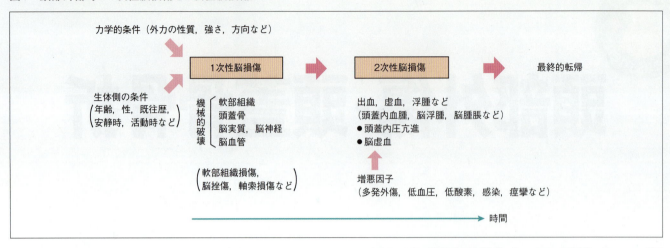

山浦晶ほか編：標準脳神経外科学 第9版．p.259，医学書院，2002．より引用

図2　外傷時の衝撃による頭蓋内への影響

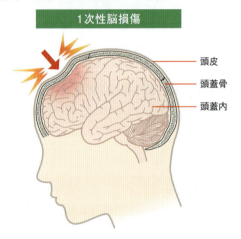

頭皮，頭蓋骨，頭蓋内への直接的な損傷

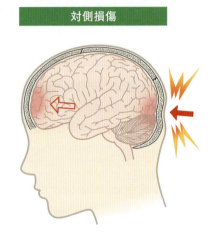

外傷時に加わった衝撃により頭蓋内が受傷部位の方向に移動し，対側も同時に損傷する

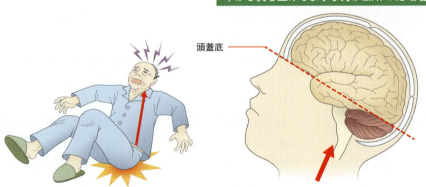

尻もちをついて，脊椎を通して頭蓋底に外力が伝わり，頭蓋底骨折が起こることもある

第一印象からわかること

　頭部外傷の患者と初めて接した際は，問診・視診・触診・神経所見の把握を行います．

　問診では，患者への挨拶と同時に言葉の刺激による反応を確認します（**写真1**）．言葉による反応が鈍い場合や，反応しない場合には，さらに詳しい所見を観察する必要があります．

　次に，言葉を正確に理解し指示動作に従うか，見当識障害はないかを確認します．理解はしているものの言葉が出にくい場合は「ブローカの言語野の障害によるブローカ失語」の可能性があり，言葉も理解できず，会話も成立しない場合には「ウェルニッケの言語野の障害によるウェルニッケ失語」の可能性があります（**図3**）．

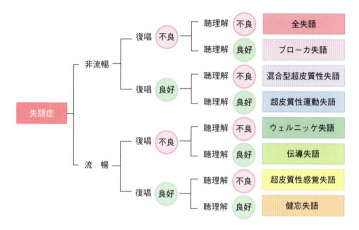

図3　観察に基づく失語症分類

写真1　問診：患者への挨拶と言語反応の確認
❶患者に挨拶し，話しかける
❷挨拶への反応から，言語理解の程度と意識レベルを確認する
❸見当識障害の有無を確認する
❹❶〜❸の間で失語の有無を確認する

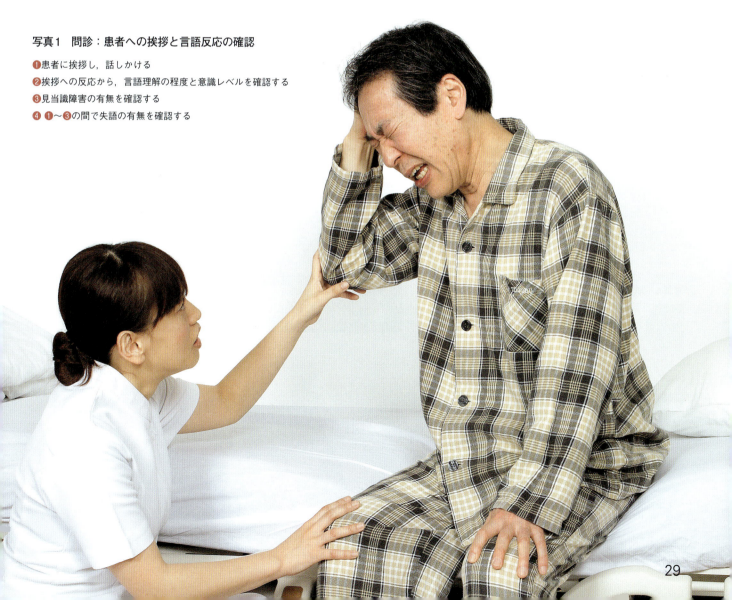

経過でみる悪化のサイン

視診 … 顔面の観察(腫脹，左右差，出血の有無)，創部の観察(創の深さ，大きさ，出血の有無)

触診 … 頭部の触診(痛み，形状の変化，腫脹の有無)

頭蓋底骨折の確認 … 髄液漏(耳，鼻)，ラクーン・アイ，バトルサイン，バレー徴候

　視診では，頭部から顔面を見て，顔の腫脹や左右の極端なバランスの変化，創部出血の有無を確認します(**写真2**)．創部を見るときは，創の深さや大きさを確認し，清潔なガーゼで覆い圧迫止血を行います(**写真3**)．

　次に，頭部を触診し，頭部の痛み，形状，腫脹の有無を確認します(**写真4**)．

　頭蓋骨の骨折では，眼窩上縁から外後頭隆起を結ぶ線上の上を「円蓋部骨折」，下を「頭蓋低骨折」として骨折部位を分けています．触診し，疼痛の位置や形状に変化がある，陥没しているなど骨折が疑われる場合は，その部位を把握し，X線写真との比較を行う必要があります．

写真2　視診①：顔面の観察

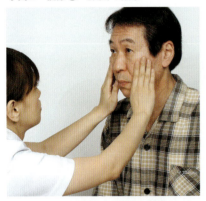

顔面の左右差を確認する．左右を比べ，明らかな変形や腫脹がないか確認する．

写真4　触診：頭部の触診

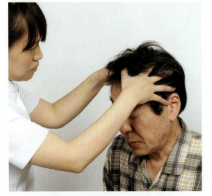

手を頭に当てて触診する．頭部の痛み，形状，腫脹の有無を確認する．

写真3　視診②：創部の観察

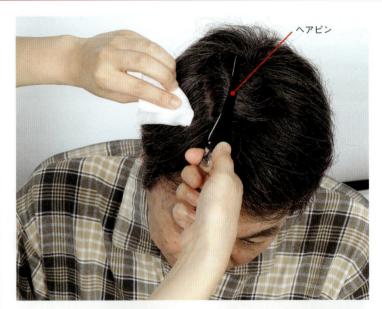

ヘアピン

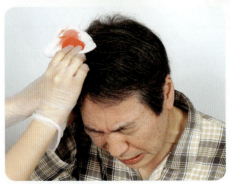

出血がある場合は用手にて圧迫固定する

❶頭部は毛髪があるため，創部の確認が困難である．頭部外傷部位とそのほかの受傷部位の有無を確認するため，髪を少しずつかき分けながら観察する．

❷創部が確認できたら，創部に髪がかからないようにヘアピンなどで髪を押さえる．

❸創部に清潔なガーゼを当て，保護する．

前頭蓋底骨折では鼻，中頭蓋底骨折では耳から髄液が漏出することがあります．そのため，鼻漏・耳漏の確認が必要です．

頭部外傷がある患者で鼻汁が出ている場合には，髄液鼻漏と判断するためのテステープを用いて糖反応を確認します（**写真5**）．糖反応が陽性である場合は，髄液鼻漏と判断します．

髄液鼻漏や耳漏がある場合，タンポンなどで塞ぐと感染の可能性があるため行いません．流れ出た髄液は拭き取ります（**写真6**）．

鼻出血や耳出血があり髄液漏と判断できない場合は，ガーゼや濾紙にその血液を垂らします．血液を取り囲むように二重の輪ができた場合は，髄液漏が疑われます（**写真7**）．

写真5　髄液鼻漏の確認

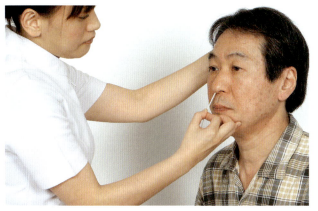

頭部外傷がある患者で鼻汁が出ている場合には，髄液鼻漏と判別するためテステープを用いて糖反応を確認する．糖反応が陽性である場合は髄液鼻漏と判断する．

写真6　髄液の拭き取り

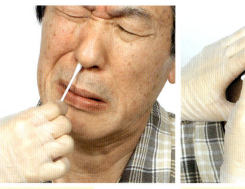

鼻漏がある場合　　　耳漏がある場合

髄液鼻漏や耳漏がある場合，タンポンなどで塞ぐと感染の可能性があるため行わない．流れ出た髄液は綿棒などで拭き取る．

写真7　出血がある場合の髄液漏の確認

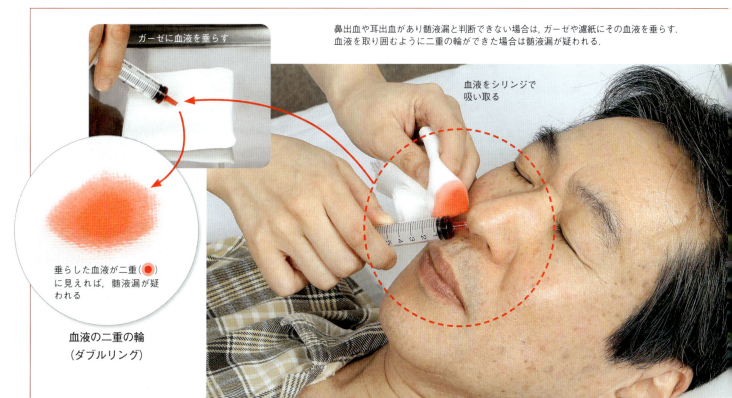

前頭蓋底骨折がある場合，受傷後数時間〜数日のうちに眼の周囲の皮膚が赤紫色に変化します．これをラクーン・アイ（パンダ目）といいます（写真8）．

中頭蓋底骨折がある場合には，受傷後数日で耳の裏が赤紫色になります．これをバトルサインといいます（写真9）．

頭蓋内圧が高まると，それに伴い，脳の実質が偏移を起こします．この偏移により各脳神経や血管が圧迫され，痺れや片麻痺などの神経症状を引き起こします（写真10）．

意識レベル（開眼しているか，発語があるか），歩行の状態や姿勢，会話の受け答えを確認するとともに，頭痛や悪心の有無を確認し，初めに接したときの状況からどのように変化しているのかを観察しておくことが重要です．

写真8　ラクーン・アイ（パンダ目）の確認

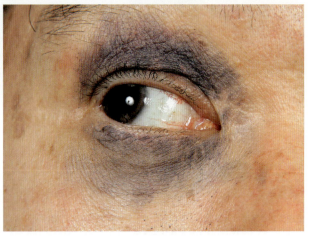

ラクーン・アイが見られれば，前頭蓋底骨折が疑われる．
受傷後数時間〜数日のうちに眼の周囲の皮膚が赤紫色に変化する．

写真9　バトルサインの確認

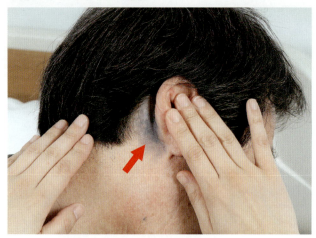

バトルサインが見られれば，中頭蓋底骨折が疑われる．
受傷後数日で耳の裏が赤紫色になる（→）．

写真10　麻痺の確認（バレー徴候）

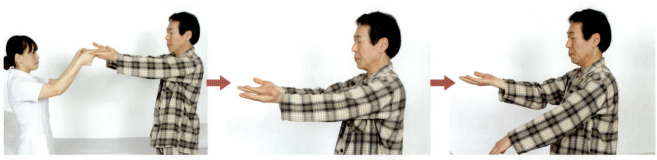

❶患者の手のひらを上にして，前方に水平に挙上する．　　❷患者に眼を閉じてもらい，20〜30秒観察する．　　❸麻痺側は，徐々に回内しながら下降する．

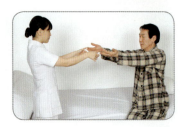

坐位で行う場合

フィジカルアセスメント+α：頭蓋内圧亢進症状

頭部外傷の患者が入院している際の状態変化は，頭蓋内出血の増強などによる頭蓋内圧亢進による場合が多く，看護師はこの危険な症状を見逃してはいけません．

頭蓋内圧亢進症状として，激しい頭痛，悪心・嘔吐，意識障害，クッシング現象が知られています．頭部外傷での意識レベルの評価は，グラスゴー・コーマ・スケール（GCS）が使用されています．

対光反射は，視神経（第2脳神経）と動眼神経（第3脳神経）の異常を確認します（図4）．瞳孔径の左右差が1mm以上の場合を「異常」と判断します．眼に入る光の強さが急に増すと，瞳孔は縮瞳します．この反応を確認するのが「直接対光反射」です．

また，左右の眼の片方だけに入る光でも両眼の瞳孔が縮瞳します．この反応を確認するのが「共感性対光反射」です（写真11）．視神経から光が入力されることにより，瞳孔が動眼神経によって縮瞳します．

そのため，「直接対光反射（－），共感性対光反射（＋）」であれば光刺激を加えた側の動眼神経障害であり，「直接対光反射（－），共感性対光反射（－）」であれば，光刺激を加えた側の視神経障害が考えられます．

眼球運動では，動眼神経（第3脳神経），滑車神経（第4脳神経），外転神経（第6脳神経）の異常を確認できます（写真12）．

また，頭蓋内圧の亢進により視神経乳頭に浮腫を生じ，視神経乳頭周囲の静脈は充血し網膜出血を認めます．うっ血乳頭の有無は，眼底鏡を用いて確認することができます（写真13）．

図4 眼球運動と支配神経

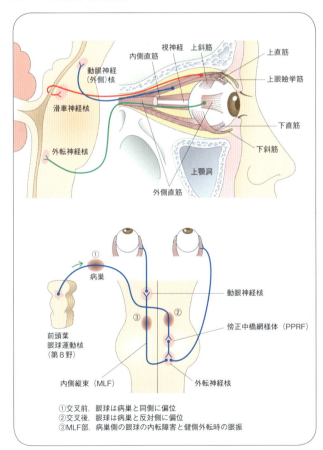

対光反射は，視神経（第2脳神経）と動眼神経（第3脳神経）の異常を確認する．

写真11 対光反射の観察

❶患者に遠くを見ているように説明する．
❷斜めから片眼ずつに光を当て，瞳孔の大きさの変化を確認する．左右ともに同様の操作を行う．
❸片眼に斜めから光を当てたとき，光を当てた眼とは逆の眼の瞳孔を確認する．左右ともに同様の操作を行う．
❹「直接対光反射（－），共感性対光反射（＋）」であれば光刺激を加えた側の動眼神経障害であり，「直接対光反射（－），共感性対光反射（－）」であれば，光刺激を加えた側の視神経障害が考えられる．

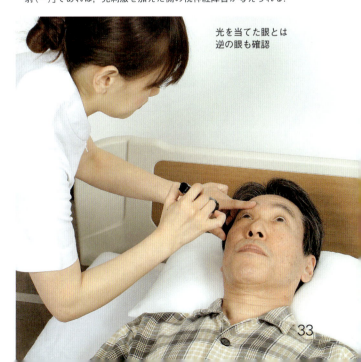

光を当てた眼とは逆の眼も確認

写真12　眼球運動の観察

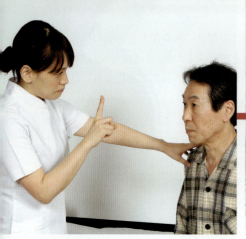
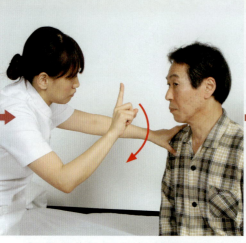
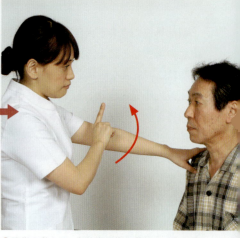

❶患者の正面から約50cm離れた位置で示指を出す．

❷示指の動きを，顔を動かさず目だけで追うように指示を出す．

❸示指を動かし，各終点で指の動きを止め，患者の目に眼振（自分の意思とは無関係に眼球が動くこと）がないか，複視（ものが二重に見えること）の出現はないかを確認する．

写真13　眼底鏡を用いたうっ血乳頭の確認

❶眼底鏡の光源を選択し，手のひらに光を当て，観察者の視力にピントを合わせる．
❷患者の頭を片方の手で固定する．
❸患者に，遠くを見ている感じで視線を動かさず一点を見ていてもらうように指示する．
❹赤色反射で瞳孔に光が入っているかを確認する．
❺近づき血管が見えるように角度を合わせ，眼底を観察する．

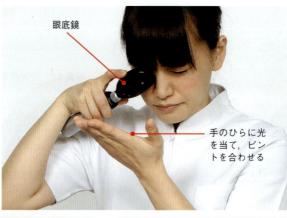

眼底鏡

手のひらに光を当て，ピントを合わせる

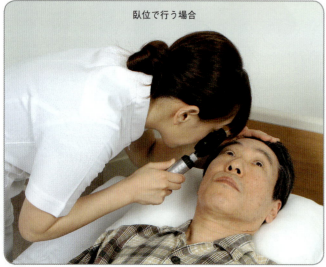

臥位で行う場合

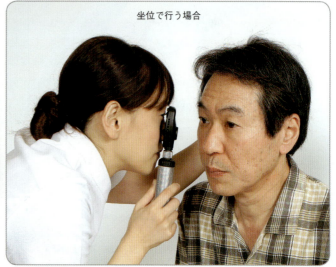

坐位で行う場合

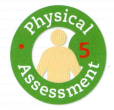

心筋梗塞

榊 由里（日本医科大学付属病院 高度救命救急センター 急性・重症患者看護専門看護師）

　心筋梗塞とは，血栓によって冠動脈（図1）の内側が閉塞し，閉塞部位より先の心筋に血液が流れなくなり，心筋細胞が死んでしまう状態をさします．

　最近では，急性冠症候群（ACS），すなわち冠動脈粥腫破綻，血栓形成を基盤として急性心筋虚血を呈する症候群に包括される概念であるといわれており（図2），発症から治療までの時間短縮が生命予後を左右します．また，多くは心臓のポンプ機能障害や合併症の不整脈により心原性ショックに容易に陥る病態であり，症状を迅速に，かつ的確にアセスメントすることが看護の重要なポイントとなります．

図1　冠動脈の走行

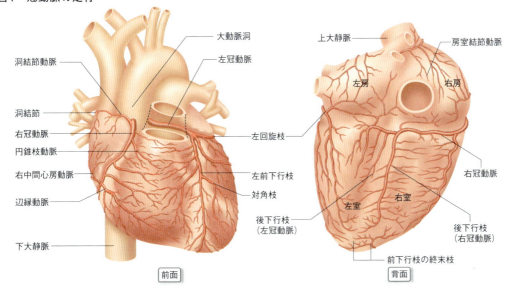

- 冠動脈は，心筋に酸素や栄養分を送る血管である．
- 心筋梗塞とは，血栓によって冠動脈の内側が閉塞し，閉塞部位より先の心筋に血液が流れなくなり，心筋細胞が壊死してしまう状態をさす．
- 心筋梗塞は，主に左室心筋に生じる．下壁梗塞では右室や心房にも起こる．

ACS：acute coronary syndrome，急性冠症候群

心筋梗塞の患者に接することになったら まずはおさえておきたい基礎知識

心筋梗塞の主な症状は胸痛で(無症状のこともある)，心電図変化で梗塞部位を推定することができます．

2000年以降，トロポニン*の活用でわずかな心筋壊死も拾い上げることができるようになり，心電図変化のない心筋梗塞，いわゆる「非ST上昇型心筋梗塞」という概念が登場しました．それにより，これまで不安定狭心症とよばれていた概念を含め，広くACSととらえられるようになりました．しかし依然として，ST上昇型心筋梗塞(STEMI)は重症かつ一刻も早く冠動脈を広げなければならない病態です．今回は，このST上昇型心筋梗塞について解説します．

急性心筋梗塞(ST上昇型)の診療に関するガイドライン(日本循環器学会)に示されている初期評価の流れを，図3に示します．初期評価では，患者到着後10分以内の病歴聴取(問診・身体所見)が推奨されています．この10分をいかに過ごすかが予後に影響を及ぼし，ここで看護師のアセスメント能力が問われることになります．

図2 急性心筋梗塞のメカニズム

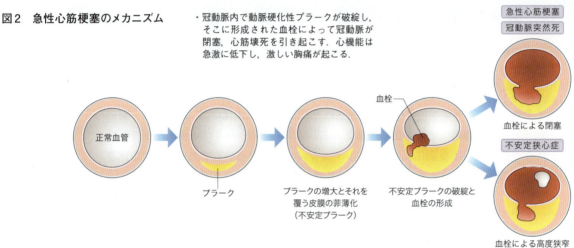

・冠動脈内で動脈硬化性プラークが破綻し，そこに形成された血栓によって冠動脈が閉塞，心筋壊死を引き起こす．心機能は急激に低下し，激しい胸痛が起こる．

図3 STEMIの診断アルゴリズム

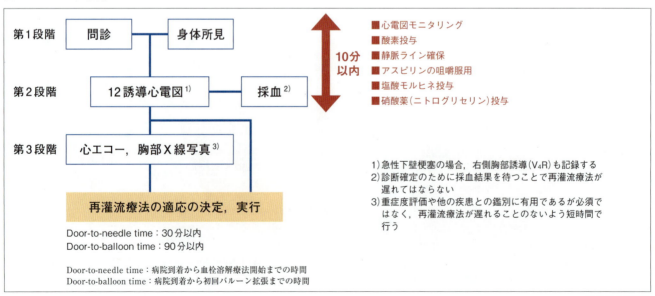

Door-to-needle time：30分以内
Door-to-balloon time：90分以内

Door-to-needle time：病院到着から血栓溶解療法開始までの時間
Door-to-balloon time：病院到着から初回バルーン拡張までの時間

文献1)より引用

*トロポニン：心筋の構造タンパクで，一部が細胞質にも存在し，心筋障害時に有意に上昇する．
STEMI：ST elevation myocardial infarction，ST上昇型心筋梗塞

第一印象からわかること

心筋梗塞の症状として最も特徴的なのが胸痛です（**写真1**）．心筋梗塞の胸痛は，冠動脈の血流の遮断による組織の壊死により，筋肉に乳酸など発痛物質が発生し，侵害受容器から求心性活動電位を生じて痛みを感じます[2]．ST上昇型心筋梗塞の主訴として，84％が疼痛を訴えるとされています[2]．

問診では，胸痛の部位，程度，発症パターン，持続時間，性状，随伴症状などについて聴取します（**表1**）．加えて，胸痛以外にも，リスクファクターとしての糖尿病，高コレステロール血症，喫煙歴，高血圧などの既往の有無を聴取します．患者本人からの聴取がむずかしければ，家族や知人からの聴取も行う必要があります．何より簡潔かつ的確な問診が求められます．

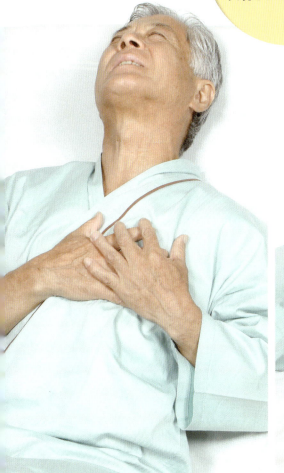
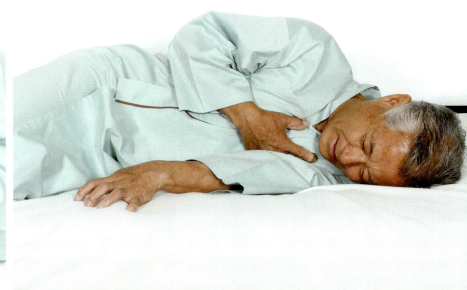

写真1　心筋梗塞でみられる胸痛

- 生命を脅かされるような激しい痛み．「差しこむような」「焼けるような」などさまざまに表現される
- 手のひらで胸部全体を疼痛部位として示したり，肩，背中などの痛みとして表現されることもある
- 突然発症することが多い．20分以上の持続する安静時痛は，とくにハイリスクとされる

表1 心筋梗塞の胸痛の特徴と問診のポイント

部位	・心筋梗塞の胸痛は，皮膚刺激などによる体性痛と異なり内臓痛であるため，部位の特定がむずかしいこともある． ・手のひらで胸部全体を疼痛部位として示したり，関連痛として，肩，背中，上腹部の痛みとして表現されることもある（放散痛，写真2）．
程度	・生命を脅かされるような強い疼痛として自覚されることが多い． ・「いちばん痛いときを10として，今はどのくらいですか」と聞くと，痛みの程度を把握するのに役立つ． ・糖尿病による神経障害，高齢者など疼痛を自覚しない心筋梗塞もあるため，ほかの所見と照らし合わせたアセスメントが必要である．
発症パターン	・多くは突然に発症する． ・前駆症状として，心窩部の違和感などがある場合もある．
持続時間	・20分以上の持続する安静時痛は，とくにハイリスクとして扱う必要がある．
性状	・「差しこむような」「焼けるような」「重苦しい」といったさまざまな表現がある．
随伴症状	・呼吸困難，発汗，嘔吐などを伴うことが多い．

写真2 心筋梗塞でみられる関連痛：放散痛

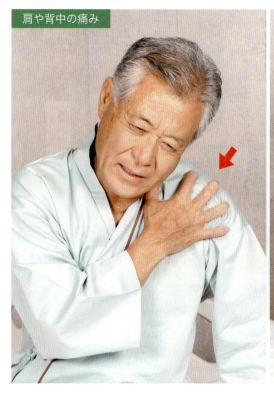
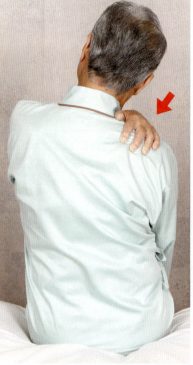
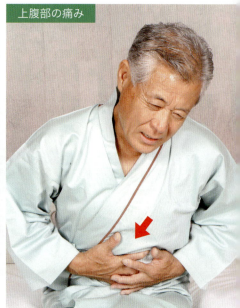

心筋梗塞による痛みは，肩，背中，上腹部の痛みとして表現されることもある（➡）．

経過でみる悪化のサイン

視診 … 姿勢(胸部をつかんでいる, など), 表情(苦痛様表情など), 顔面蒼白・冷汗の有無(心原性ショックのサイン), 頸静脈怒張の有無(右心不全合併のサイン)

触診 … 脈拍の確認, 血圧測定(左右差, 上下肢差も含む)

打診 … 心臓の大きさの把握, 胸水の有無などの確認, 腎結石や尿管結石との鑑別(疼痛が腰背部中心の場合)

検査所見 … 心電図(T波増高, ST上昇・異常Q波), 血液検査(WBC, CK, ST, LDH, 心筋トロポニンTなどの上昇), 冠動脈造影(閉塞部位の特定と末梢血流の評価)

1. 視診

患者の姿勢, 表情, 皮膚色状, 発汗の有無, 頸静脈怒張の有無などを見ていきます(**写真3〜5**). 顔面蒼白や冷汗の出現は, 心原性ショックの重要なサインです. また, 頸静脈の怒張は右心不全の合併を示します.

視診のアセスメントポイント

① 苦痛様症状
② 胸部をつかんでいる
③ 心原性ショックのため, 顔面蒼白・冷汗を呈している
④ 右心不全合併時の頸静脈怒張

写真3 苦痛様表情・胸部をつかんでいる

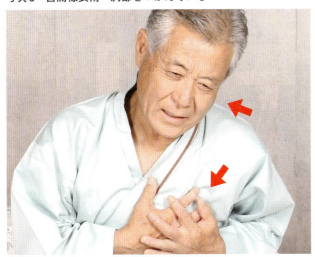

苦悶の表情を浮かべ, 胸部をつかんでいる

写真4 顔面蒼白・冷汗

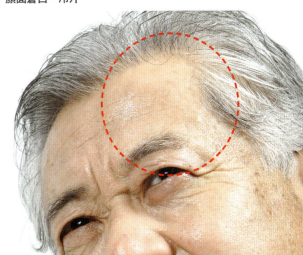

顔面蒼白・冷汗がみられる
→ 心原性ショックのサイン

写真5 頸静脈の怒張

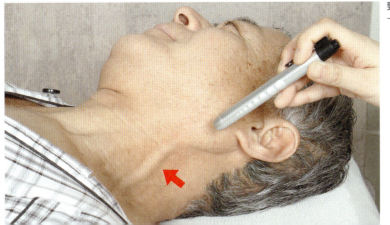

頸静脈の怒張がみられる
→ 右心不全合併症のサイン

WBC：white blood cell, 白血球
CK：creatine kinase, クレアチンキナーゼ
ST：stab cell, 桿状核球
LDH：lactic acid dehydrogenase, 乳酸脱水素酵素

Part1 疾患別フィジカルアセスメント

2. 触診

心筋梗塞が疑われる患者の場合,迅速かつポイントを絞った触診が求められます.

動脈の触診(**写真6**)は,心原性ショックの程度の把握,不整脈の有無,鑑別診断のためのアセスメントポイントとなります.ショックの判定のため,血圧測定は必須です.その際は大動脈解離との鑑別のため,血圧の左右差も測定します.大動脈解離の場合,解離の部位により血圧の上下肢差もありうるので,四肢すべての血圧測定が望ましいでしょう.

写真6　動脈の触診

頸動脈の触診

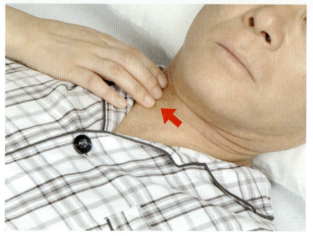

- 指腹で頸動脈に触れる.
- 頸動脈で脈が触知できなければ,血圧は60mmHg以下と想定され,重症ショックが疑われる.

大腿動脈の触診

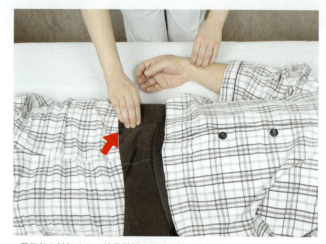

- 鼠径部を触知する.橈骨動脈と同時に触れるとよい.
- 大腿動脈で脈が触知できなければ,血圧は70mmHg以下と想定される.
- たとえば「橈骨動脈では脈が触れないが,大腿動脈では触れる」場合,血圧は70〜80mmHg程度と想定される.

橈骨動脈の触診

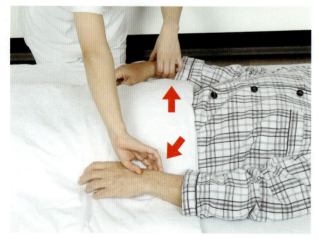

- 示指と中指の指腹で橈骨に触れる.
- 橈骨動脈で脈が触知できなければ,血圧は80mmHg以下と想定される.
- 大動脈解離との鑑別のため,血圧の左右差を測定することも必要.大動脈解離の場合,解離の部位により血圧の上下肢差もありうるので,四肢すべての血圧測定が望ましい.

下肢の血圧測定

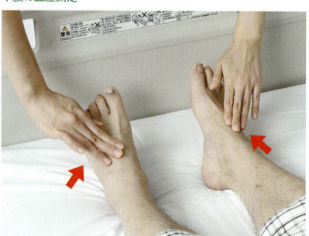

3. 打診

打診は，心臓の大きさの把握や，胸水の有無などを確認する目的で行われます．胸痛を強く訴える心筋梗塞疑いの患者の評価に活用するには，かなり熟練した手技が必要です．

初期評価においては，疼痛が腰背部中心であった場合，腎結石や尿管結石などとの鑑別に有用であることがあります（写真7）．

4. 心電図評価

1）ST上昇

心筋梗塞が疑われる患者の初期評価において，病院到着後10分以内の12誘導心電図も必須となります（写真8）．

ST上昇型心筋梗塞では，文字どおりSTが上昇します（図4）．冠動脈は心外膜側を走っているため，虚血が起きるとまず内膜側の酸素供給が減り，ついには外膜側まで心筋が壊死し心筋梗塞となります．外膜のほうがより障害電流を発するため，外膜から内膜方向への電流が起こる，つまり電極から遠ざかる方向に電流が流れるため，心電図全体は基線ごと下降します．STの部分だけが脱分極状態で取り残されるため，相対的にSTが上昇して見える，これがST上昇のメカニズムです．

冠動脈が閉塞した直後から数時間にわたりST上昇は続きます．わずか数分で死に絶える脳細胞とは異なり，心筋細胞は血流途絶後6〜12時間は生き延びるといわれています．したがって，早期にST上昇を見つければ，それだけ治療の余地が多く残されることになります．

2）不整脈

心筋梗塞発症後24時間は不整脈の発生頻度が高く，心筋梗塞で死亡する一番の理由がこの不整脈です．そのため，心電図のモニタリングは不可欠です．致死的不整脈への対応は今回は割愛しますが，ACLS（二次救命処置）などアルゴリズムに沿った対応が必要です．

写真7　背部打診：腎結石などとの鑑別

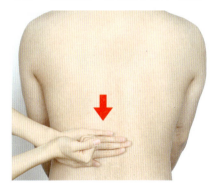

・腎臓の裏をこぶしで打診する．
・腎結石などの場合，打診すると全体に響く痛みが生じる．

写真8　早期の心電図検査の実施

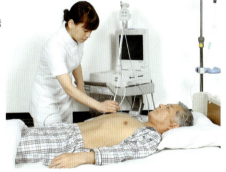

心筋梗塞が疑われる患者では，病院到着後10分以内の12誘導心電図が必須である．

図4　ST上昇の心電図波形とメカニズム

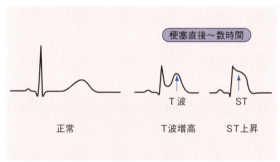

・冠動脈は，心外膜側を走っている．
・そのため，虚血が起きるとまず内膜側の酸素供給が減りはじめ，ついには外膜側まで心筋が壊死し，心筋梗塞となる．
・外膜のほうがより障害電流を発するため，外膜から内膜方向への電流が起こる，つまり電極から遠ざかる方向に電流が流れるため，心電図全体は基線ごと下降する．
・STの部分だけが脱分極（電位が上方向に動くこと）状態で取り残されるため，相対的にSTが上昇して見える．

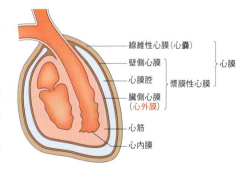

ACLS：advanced cardiac life support，二次救命処置

フィジカルアセスメント+α：胸痛のアセスメントと鑑別診断

胸痛を表出する疾患は実に多種多様です．生命に直結する疾患も少なくなく，心筋梗塞はその1つであるといえます．ここでは，心筋梗塞以外で胸痛がみられる主な疾患を挙げ，鑑別診断のための初期アセスメントのポイントを示します．

1. 痛みの部位が変わっていく：急性大動脈解離

急性大動脈解離では，大動脈壁に血流が入り込み壁が裂けることにより神経が刺激され，胸痛として自覚されます．胸痛または背部痛と知覚されることも多く，解離の広がりとともに，疼痛部位が胸部から腰部へと移動することもあります．また，解離を起こしている部位により血圧に左右差が出現することがあるため，血圧測定の際は左右差，さらに可能であれば四肢すべてで行います．

大動脈解離と心筋梗塞の胸痛の鑑別を，図5に示します．

2. 胸痛に呼吸困難が加わる：急性肺血栓塞栓症

急性肺血栓塞栓症では，胸痛に加え，呼吸困難が合併することが多くあります．血液ガスデータでは低酸素血症が認められます．外来のみならず，術後など長期臥床により深部静脈血栓ができ，最初の離床のときに血栓が移動して発症することも少なくありません．入院患者の離床時で血栓の疑いがある場合は，静脈エコーを行うことが望ましいでしょう．

図5　心筋梗塞と大動脈解離の胸痛の違い

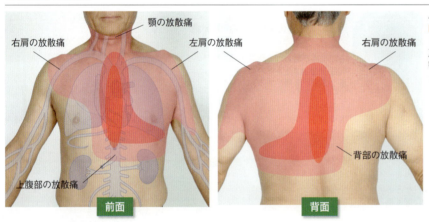

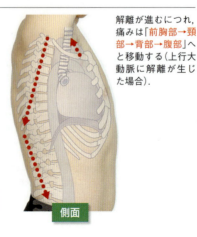

引用・参考文献

1) 日本循環器学会ほか：急性心筋梗塞（ST上昇型）の診療に関するガイドライン．2008．http://www.j-circ.or.jp/guideline/pdf/JCS2008_takano_d.pdf
2) 森脇龍太郎，石川康朗編：胸背部痛を極める あらゆる原因を知り，対処する―ケースで身につく専門医の実践的アドバンストスキル（救急・ERノート レジデントノート別冊）．羊土社，2012．
3) 三浦稚郁子編：フィジカルアセスメント徹底ガイド 循環．中山書店，2011．
4) 香坂俊：STが上昇したACSが特別扱いを受けるのはなぜか？．INTENSIVIST．5(1)：1-4，2013．
5) 小菅雅美：心電図でどこまでACSを読むか？．INTENSIVIST，5(1)：19-31，2013．
6) 青木二郎：ACSの心カテーテル治療（PCI）：テクニカルな話題と手術適応．INTENSIVIST，5(1)：115-124，2013．
7) 西川幸作，田端実：ACSの手術適応：外科医の立場から：PCI，CABG，OPCABの評価とその比較．INTENSIVIST，5(1)：126-128，2013．
8) 安斉俊久：ACSという概念がもたらしたもの．INTENSIVIST，5(1)：167-172，2013．

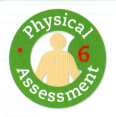

腎不全

二藤真理子（地方独立行政法人りんくう総合医療センター 大阪府泉州救命救急センター 急性・重症患者看護専門看護師）

慢性腎不全は，月・年の単位で腎機能が進行性に低下していく不可逆的な疾患であり，腎臓の排泄機能，内分泌機能が低下することにより生体の内部環境の恒常性維持が不可能になります．

一方，急性腎不全は，老廃物の排泄，水・電解質の調節，酸・塩基平衡の維持といった腎臓の機能が急速に低下し，それに伴う尿毒症症状を呈する状態であり，急激な身体侵襲により，生命の危機状況にあると言い換えることができます．急性腎不全は重症患者に多く発生する合併症ですが，慢性腎不全患者の急性増悪時にも起こります．

ここでは，慢性腎不全患者の急性増悪を例に，腎不全患者のフィジカルアセスメントについて解説します．

腎不全の患者に接することになったら まずはおさえておきたい基礎知識

■腎臓の解剖生理

腎臓は後腹膜臓器であり，上部は肋骨で保護されています．第12胸椎と第1腰椎の間に位置し，右腎は左腎よりやや下方に位置します（図1）．腎臓は平均長径11cm，幅5〜7.5cm，厚さ2.5cmです．第12肋骨下縁と腰椎の横突起で形成される肋骨脊柱角は，腎臓の圧痛を評価できる部位とされています．

腎臓の主な働きは尿を作ることですが，これを行っているのがネフロンとよばれる管状の構造で，1個の腎臓に約100万個あります．ネフロンは糸球体と尿細管から構成されます．濾過は糸球体で行われますが，重要物質の再吸収と分泌は尿細管で行われます（図2）．

腎臓からの尿の流出は，尿管から膀胱へと注がれます．尿管は大腸腰筋に沿って，その前方を骨盤へ下行します．尿管は膀胱の外側後面につながります．尿管では蠕動運動により，尿を下方の膀胱まで運搬します（図3）．

■慢性腎臓病（CKD）の概念

近年では，慢性腎不全に代わり，慢性腎臓病（CKD）という概念が世界的にも流布しています．

CKDは，①何らかの腎臓病の存在を示す症候や検査所

CKD：chronic kidney disease，慢性腎臓病

見の異常（とくにタンパク尿が重要）が3か月以上持続して見られる場合，②原因疾患を問わず，糸球体の濾過機能を示す糸球体濾過量（GFR）が60mL/分/1.73m²未満の状態が3か月以上持続する場合という2つの項目のいずれか，あるいは両方がある場合と定義されています．

CKDの原因疾患については，透析療法が導入された原因疾患の第1位は糖尿病性腎症であり，第2位は慢性腎炎，次に老化や高血圧による腎硬化症で，増加傾向にあります．

図1　背面から見た腎臓の位置

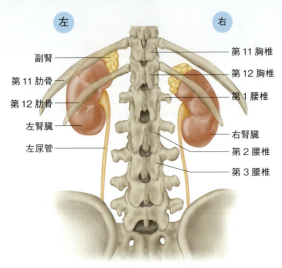

第12胸椎と第1腰椎の間に位置し，右腎は左腎よりやや下方に位置する．

図2　糸球体での血液の濾過

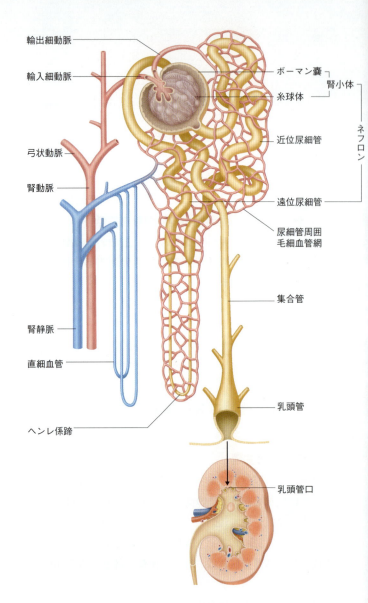

図3　腎臓，尿管，膀胱の位置（正面）

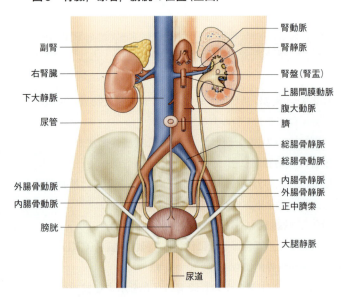

GFR：glomerular filtration rate，糸球体濾過量

第一印象からわかること

CKDの病期分類を表1に示します．ステージ1〜2まではほぼ無症状ですが，ステージ3以降は正常な腎臓の作用が見られなくなり，特有の症状が出現するようになります．

ステージ4以降は，体液の調節機能が障害される結果，体液量が増加し，浮腫，高血圧，心不全，肺水腫を呈するほか，エリスロポエチン産生量が減少することで腎性貧血が起こります．さらには，ビタミンDやカルシウム，リンの代謝異常が二次性副甲状腺機能亢進症や腎性骨症を招き，さまざまな電解質異常，酸塩基平衡異常が見られるようになります．

CKD患者の観察では，第一印象として，CKDステージに応じた主要症状を想起しながら全身を見ます．たとえば，一見して浮腫があれば溢水と判断し，CKDステージは4以上であると予測できます．ほかにも心不全徴候や肺水腫症状がないかなどを確認していきます．

問診では，こうした第一印象をもとに，CKDステージに応じた主要症状を想起することで，次の評価へとつなげていきます(写真1)．CKDの原疾患となる既往(糖尿病，膠原病，血管炎，高血圧，動脈硬化性疾患，心不全，尿路感染など)の経過を加味し評価することで，より詳細な情報が得られます．

表1　腎機能によるCKDの病期分類

CKDステージ	進行度による分類 GFR (mL/分/1.73m^2)	主要症状と合併症
1	90以上	自覚症状なし
2	60〜89	タンパク尿
3	30〜59	夜間多尿，尿濃縮力低下，タンパク尿，高血圧，軽度貧血
4	15〜29	倦怠感，脱力感，貧血，浮腫，タンパク尿，高血圧，高窒素血症，電解質異常，アシドーシス
5	15未満	尿毒症症状(食欲不振，悪心，意識障害など)，心不全(心雑音聴取，尿量減少，労作困難など)，肺水腫(呼吸苦，湿性咳嗽など)，浮腫，タンパク尿，高血圧，高窒素血症，電解質異常，アシドーシス，貧血，倦怠感，脱力感

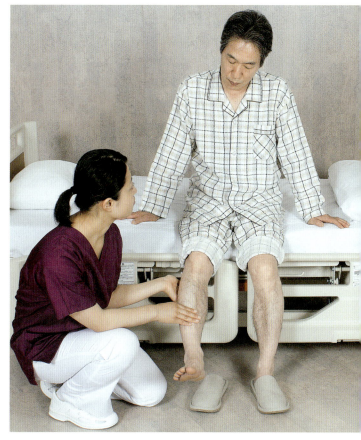

写真1　腎不全患者への問診

- 患者に問診しながら，表情や姿勢を観察したり，浮腫の有無や程度・変化を確認する．
- CKDステージに応じた主要症状を想起することで，次の評価への足がかりができる．

経過でみる悪化のサイン（CKDステージ3の場合）

問診	視診	聴診	触診
尿量・排尿回数，排尿時の尿の泡立ちの有無，体重の変化，浮腫の有無，飲水量，食事摂取状況・内容，倦怠感や脱力感などの自覚症状	表情・姿勢・活動性，結膜・爪床色，呼吸症状，外頸静脈怒張の有無，中心静脈圧	血圧（高血圧となっていないか）	浮腫の有無の確認，腎腫大の確認

検査所見 ……… 血中尿素窒素（BUN）↑，血清クレアチニン（Cr）↑，Ca↓，P↑，Crの逆数（1/Cr）

CKDステージ3の患者は，食事や薬物療法などセルフマネジメントによって残腎機能をできる限り維持し，薬物や食事療法のみでは症状をコントロールできない時期であるステージ4へ移行しないようにする必要があります．

ここでは，ステージ3にある患者のフィジカルアセスメントのポイントを示します．ステージ3では，糸球体濾過量が低下することで生じる内部環境の変化が顕著になってきます．大まかに考えると，排水が追いつかず，溢水症状が見られるため，そのような症状を早期に発見し対応します．

1. 問診

尿量・排尿回数，排尿時の尿の泡立ちの有無，体重の変化，浮腫の有無，飲水量，食事摂取状況・内容，倦怠感や脱力感などの自覚症状について聴取していきます（表2）．

表2 ステージ3の患者への問診

聴取すること	アセスメントの実際
① 尿量・排尿回数：排尿の回数・量・パターン	▶排尿時の尿が泡立つのは尿中にタンパク成分が含まれるためで，タンパク尿の根拠となる．
② 排尿時の尿の泡立ちの有無	▶尿量，摂取水分量，浮腫，体重などから，体液量のアセスメントを行う．夜間の尿回数が多く，尿量が保持されていればステージ3だが，浮腫や頸静脈の怒張など溢水症状が見られれば，尿細管での再吸収が追いつかず，水分，ナトリウムが貯留していると考えられる．
③ 体重の変化，浮腫の有無	
④ 飲水量，食事摂取状況・内容	
⑤ 倦怠感や脱力感などの自覚症状	▶食欲不振，悪心，嘔吐，腹痛などの消化器症状や，全身倦怠感，意識障害，筋痙攣などの神経・筋症状は，血中尿素窒素（BUN）の上昇による尿毒症を疑う．

BUN：blood urea nitrogen，血中尿素窒素

2. 視診

視診では，表情・姿勢・活動性（写真2），眼瞼結膜や爪床の色調（写真3），呼吸症状，外頸静脈怒張の有無，中心静脈圧などを確認していきます（表3）．

写真2 腎不全患者への視診①：表情の確認

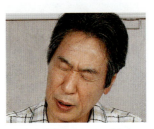

・腎不全患者では，だるそうな表情が多くみられる．

写真3 腎不全患者への視診②：眼瞼結膜の色調の確認

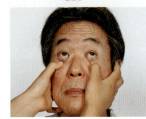

・左右の下眼瞼を母指で押し下げ，眼瞼結膜の色調を観察する．
・眼瞼結膜の蒼白は貧血のサインである．腎不全では，エリスロポエチン産生量が減少することで腎性貧血が起こる．

表3 ステージ3の患者への視診

観察すること	アセスメントの実際
① 表情・姿勢・活動性	▶眼瞼結膜や爪床色の色調不良は貧血の進行が予測される．
② 結膜，爪床色	▶外頸静脈が胸鎖乳突筋との交点を超えて怒張しているときは循環血液量の増加が疑われる．
③ 呼吸症状（湿性咳嗽，喘鳴，労作時の息切れ，起坐呼吸）	▶体重増加や下腿のむくみのほか，肺のうっ血に伴う左心不全徴候（労作時息切れ，起坐呼吸，夜間呼吸困難などの症状）がある場合は，うっ血性心不全を疑う．
④ 外頸静脈怒張の有無	
⑤ 中心静脈圧	

3. 聴診

聴診では血圧に注目します．糸球体濾過量が低下すると，尿細管への原尿量も低下し，輸入細動脈は糸球体へ送り込む血液量を維持しようと働くため，高血圧となります．そのため，高血圧は糸球体濾過量の低下を疑います．

4. 触診

触診では圧痕の有無を確認します(**写真4**)．浮腫があるということはナトリウムや水分の貯留が考えられ，糸球体濾過量の低下が疑われます．

腎臓の触知は，腎臓を前面と背面から挟むようにして行う方法(**写真5**)や，両手で左右の腎臓に触れる方法などがあります．右腎は位置によって触れることもありますが，左腎は通常，触れません．触れる場合は腎腫大が疑われます．

写真4　浮腫による圧痕の確認

脛骨前面での確認

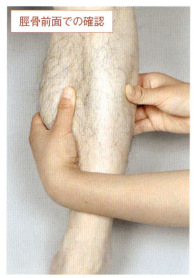

足背での確認

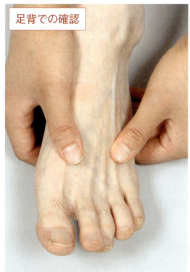

①下肢では，脛骨前面と足背を10秒以上指で圧迫する．
②表面がしばらく窪んでいるようであれば(圧痕)，浮腫があると判断する．

写真5　腎臓の触知

腎臓を前面と背面から挟むように触れる

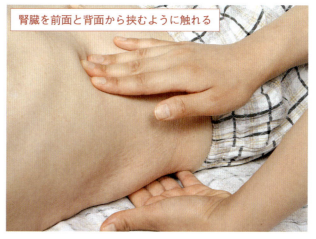

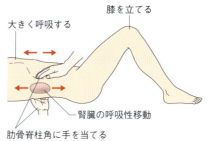

大きく呼吸する　膝を立てる
肋骨脊柱角に手を当てる　腎臓の呼吸性移動

①患者の右側に立つ．
②左手を患者の背側，第12肋骨の下に平行に当て，指先を肋骨脊柱角に届くように置く．
③左手で腎臓を前方に押すように持ち上げる．
④患者に深呼吸するよう伝え，吸気時のピークにちょうど腎臓をとらえられるように，右手で肋骨縁のすぐ下を深く圧迫する．
⑤腎臓が触れるかをみる．
⑥左腎臓も同様に行う．

両手で左右の腎臓に触れる

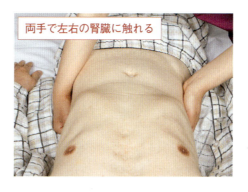

・右腎臓は位置によって触れることもあるが，左腎臓は通常，触れない．触れる場合は腎腫大が疑われる．

フィジカルアセスメント＋α：急性腎障害（AKI）

CKD患者で乏尿を認めたら，急性増悪（急性腎不全）を疑います．急性腎不全は，何らかの原因で腎障害が生じ，24時間以内に乏尿（1日尿量が400mL以下）になることが多いといわれています．

■急性腎障害（AKI）の概念

近年，急性腎不全に代わって，急性腎障害（AKI）の概念が提唱されるようになりました．AKIは，48時間以内に発生した血清クレアチニン値が0.3mg/dL以上，あるいは基礎値からの50％以上の増加，もしくは6時間以上持続する0.5mL/kg/時以下の尿量減少と定義されます．

AKIは，①腎前性（腎血流の減少による），②腎性（腎臓そのものの病変による），③腎後性（腎で産生された尿の排出障害による）の3つに大別され（表4），早期にAKIの原因を除去するためにも知っておくとよいと考えます．

急性増悪の原因は多岐にわたりますが，CKD患者のAKI発生原因の第1位は脱水，第2位は薬剤です．脱水はともかく，薬剤に関しては，どのような薬剤によってAKI発症のリスクが高まるのかおさえておきましょう．そして急性増悪した場合，AKIを引き起こした原因を予測しながらフィジカルアセスメントすることが，早期に原因にたどり着き，急性腎不全の悪化予防につながります（表5～9）．

表4　AKIの分類とチェックすべき病歴（問診）

腎前性	循環血液量減少（出血，体液量減少）	体重減少，経口摂取量低下，嘔吐，下痢，多量発汗，発熱，利尿薬使用などによる体液量減少，熱傷など
	低血圧（有効動脈血流量減少）	心筋梗塞・心不全などの心機能低下，非代償性肝不全，麻酔，敗血症など
	腎血行動態異常（腎動脈狭窄や閉塞）	非ステロイド抗炎症薬（NSAIDs），レニン・アンジオテンシン系（RAS）抑制薬，敗血症など
腎性	虚血性	腎前性と同様の病歴（かつ高度で持続的）
	腎毒性	薬物（アミノグリコシド，アムホテリシンB，シスプラチンなど），重金属，サプリメント・漢方，そのほか（造影剤）など
	腎炎	肉眼的血尿，先行上気道感染，紫斑，膠原病／血管炎症所見（炎症反応，皮膚病変，関節病変）
腎後性（尿路閉塞・尿道閉塞・両側尿管閉塞）		肉眼的血尿，排尿障害，無尿・乏尿・多尿の繰り返し，骨盤腔内手術，骨盤腔内悪性腫瘍，尿路疾患の既往，側腹部・下腹部痛など

表5　AKIを疑う場合の問診

①既往歴：糖尿病・高血圧・腎炎・膠原病，扁桃炎，前立腺肥大，膀胱炎，尿路結石・腫瘍・脳出血・慢性硬膜下血腫・脊髄疾患など ②脱水症状（食欲不振，下痢，嘔吐，発熱などの有無） ③体重の変化 ④内服薬 ⑤アレルギー症状（発熱・関節痛・発疹・腰痛など） ⑥感染症状 ⑦尿量・排尿回数・排尿パターン・尿性状（血尿・濃尿・におい・混濁）・排尿に要する時間 ⑧排尿に伴う症状：排尿時痛・尿意頻回・瘙痒感・違和感・灼熱感・排尿困難・腰背部痛・失禁・尿漏れ・浮腫	▶既往歴を把握することで，おおよそのAKI発生原因（腎前性，腎性，腎後性）を予測することができるため，系統だった問診が重要である． ▶高齢CKD患者のAKI発生原因は脱水だが，利尿薬やレニン-アンジオテンシン系抑制薬を内服している場合もあり，急性増悪のリスクが高くなる． ▶通常GFRが低下してもCKD患者は尿量が保たれることが多いが，AKIは急激に尿量が減少することが多い．AKIで乏尿，無尿になる原因は，広範な腎虚血による腎皮質壊死や急性尿細管壊死が存在するためである． ▶アレルギー症状を伴うAKIであれば，原因として腎性AKIを疑う． ▶排尿回数の増加や減少，血尿，排尿に伴う異常症状は，結石や腫瘍による尿路閉塞・尿道閉塞等，腎後性AKIを疑う．

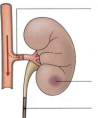

腎前性：腎臓に流れる血流が減る場合
腎性：腎臓が直接障害される場合
腎後性：両側の尿路を閉塞してしまう場合

AKI：acute kidney injury，急性腎障害

表6 AKIを疑う場合の視診

①顔色・表情・姿勢
②腎腫大の有無（写真6, 7）
③脱水所見（眼球陥没, 皮膚乾燥）
④頸静脈（写真8）
⑤尿：尿の性状・色調・量

▶ 外頸静脈の評価は, 深呼気（胸腔内圧が上昇した状態）でも外頸静脈の怒張がまったく見られない場合, 外頸静脈の虚脱（体液不足）が推測される.

写真7 腹囲の測定

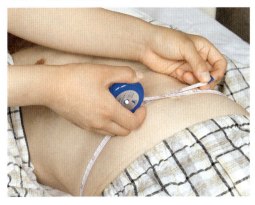

表7 AKIを疑う場合の聴診

①血圧（低血圧）（写真9）
②湿性咳嗽, 呼吸音（水泡音）
③胸腹部大動脈瘤による雑音, 腎血管の雑音の有無（写真10）

▶ 血圧や脈拍といったバイタルサインは, 腎前性AKIや虚血性AKIの最たる原因である循環血液量減少や低血圧を診断する指標となる.
▶ 大動脈や腎血管周囲で血管雑音を聴取する場合は, 大動脈瘤や血栓等による血流障害が疑われる.

写真9 血圧の測定

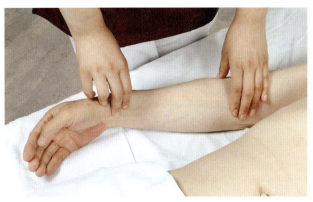

写真6 腹部の観察

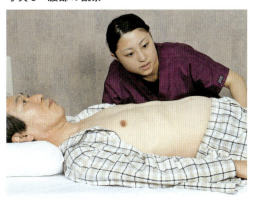

腹部の頂上（臍部のあたり）を見る.

写真8 外頸静脈の評価

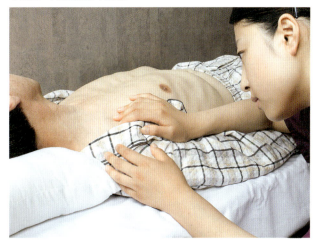

深呼気でも外頸静脈の怒張がまったく見られない場合, 外頸静脈の虚脱（体液不足）が推測される.

写真10 腹部大動脈, 腎血管の血流音の確認

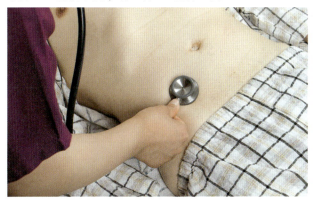

①腎動脈は大動脈から臍のやや上の部分で分岐する.
②腎動脈の狭窄部位は大動脈からの分岐直後が多いため, 雑音が最もよく聴かれる部位は臍直上の心窩部である.

Part1　疾患別フィジカルアセスメント

表8　AKIを疑う場合の触診

①脈拍（頻脈）	▶頻脈の場合，循環血液量減少が疑われる．
②腎臓の触診（写真11）	▶通常，腎臓は触れないが（やせた人の場合は右腎臓が触れる場合があるが，左腎臓は正常では触れない），腎臓が触れる場合は，水腎症，囊胞，腫瘍などが原因の腎腫大が疑われる．
③膀胱の触診（写真12）	▶通常，膀胱は触れないが，緊満した膀胱は，円形のドームを触診できる．尿道狭窄や前立腺肥大などが原因の流出路障害では膀胱の拡張，薬物や脳卒中，多発性硬化症などの神経疾患が原因の場合も同様である．
	▶恥骨結合上の圧痛は膀胱の感染症を示唆する．

写真11　腎臓の背側での触診

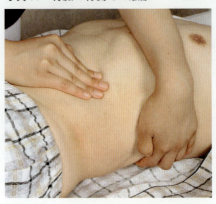

浮腫があると，背側でタプタプとした感触が確認できる．

写真12　膀胱の触診

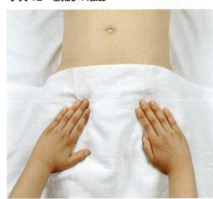

表9　AKIを疑う場合の打診

①腎臓の叩打痛の有無（肋骨脊柱角を打診，写真13）	▶痛みがある場合は，腎盂腎炎などの腎臓の炎症が疑われる．

写真13　腎臓の叩打痛の有無（肋骨脊柱角の打診）

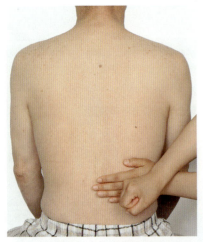

①第12肋骨下縁と腰椎の横突起で形成される肋骨脊柱角の部位に，片方の手掌を当てる．
②手掌の上から握りこぶしで叩く．

引用・参考文献

1) 有馬秀二：Nursing Mook74 決して安心できない！ 慢性疾患の急性増悪とその対応―慢性腎臓病．藤田次郎ほか監，学研メディカル秀潤社，2012.
2) Bickley, L., Szilagyi, P.著，福井次矢，井部俊子監：ベイツ診察法．メディカル・サイエンス・インターナショナル，2008.
3) O'callaghan, C., Brenner, B.著，飯野靖彦訳：一目でわかる腎臓．メディカル・サイエンス・インターナショナル，2001.
4) 鎌倉やよい監：実践するヘルスアセスメント―身体の構造と機能からアセスメントを導く．学研メディカル秀潤社，2012.
5) 村上美好監：写真でわかる看護のためのフィジカルアセスメント―生活者の視点から学ぶ身体診察法．インターメディカ，2010.
6) 小野田千枝子監，高橋照子ほか編：実践！ フィジカル・アセスメント―看護者としての基礎技術．金原出版，1998.
7) 松岡由美子，梅村美代志編：ナーシング・プロフェッション・シリーズ―腎不全・透析看護の実践．医歯薬出版，2010.
8) 佐藤達夫：人体の不思議―第5巻 調整する，生み育てる―泌尿器・生殖器・内分泌系．メディ・イシュ，2005.
9) 柴垣有吾：保存期腎不全の診かた―慢性腎臓病（CKD）のマネジメント．中外医学社，2006.
10) 高野廣子：解剖生理学．南山堂，2003.
11) 塚本泰司監，伊藤直樹編著：術式から学ぶ 腎・泌尿器の解剖生理とケアポイント．メディカ出版，2004.

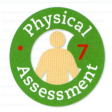

虫垂炎

代々城千代子（東京歯科大学市川総合病院 救急看護認定看護師）

　急性虫垂炎は，消化器外科救急診療の中で急性胆嚢炎と並んで頻度が高く，常に鑑別診断の1つに挙げられる代表的疾患です．米国では年間25万例以上の虫垂切除が施行されるほど腹部緊急として多い手術です．急性虫垂炎は10〜20歳代に起こることが最も多く，男女比は等しいですが，思春期から25歳までは男性：女性の比が3：2といわれています．

　虫垂炎は，虫垂内腔の閉塞によって引き起こされると考えられています（図1）．急性虫垂炎は，抗菌薬投与による保存的治療で軽快することもあります．しかし，抗菌薬が奏効しないと24〜48時間で約2割が穿孔し重症化するともいわれ，患者の予後を大きく左右します．そのため，予測性・迅速性をふまえたフィジカルアセスメントによる異常の早期発見が重要です．

図1　虫垂炎のメカニズム

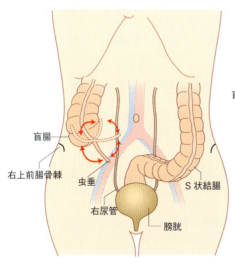
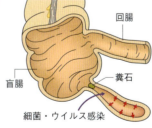

- 虫垂は盲腸底部に突起状に付着する細い管腔を有する器官で，その先端は盲端となっている．
- 全周を腹膜が覆い，虫垂間膜に続いている．
- 長さは平均8〜10cm，直径は盲腸入口部で5〜10mmとされている．

表1　虫垂炎の分類

①炎症が粘膜程度に限局しているカタル性虫垂炎
②炎症が壁全層に及んだ蜂窩織炎性虫垂炎
③炎症により壁組織が崩壊した壊疽性虫垂炎

虫垂炎の患者に接することになったら まずはおさえておきたい基礎知識

1. 病態

虫垂炎発症の機序として，虫垂には豊富なリンパ濾胞があり，その過形成により粘膜浮腫をきたし内腔閉塞が惹起されます．そのほか，糞塊，糞石や腫瘍も内腔閉塞の原因となります．

いったん内腔が閉塞し内圧が上昇すると，局所的血行障害や細菌感染が誘発され虫垂炎が発症すると考えられています（表1）．加齢とともに虫垂リンパ組織の活性は低下し，虫垂炎の頻度も低下します．

2. 症状

虫垂炎の症状は炎症の程度により刻々と変化しますが，虫垂の位置・走行により変異します．

1）初期

典型的な症状は「移動する痛み」で，内臓痛（表2）として虫垂内腔が拡張することにより心窩部から臍周囲にかけての疼痛，不快感や悪心・嘔吐，食欲不振が出現します．

一般に虫垂炎では嘔吐が初期症状として認められますが，普通は最初に痛みが生じてから2～3時間後に起こります．急性虫垂炎で痛みを生じる前に嘔吐することはきわめて稀で，その場合はほかの疾患を考えます．通常，この時期には右下腹部痛での圧痛は生じません．

嘔吐までいかなくても，これまで健康であった人が食欲を失い，腹痛を訴えたら，虫垂炎を疑い慎重に観察しましょう．

2）進行期

炎症が進行し虫垂に分布する体性神経が刺激されると，右下腹部に限局化した体性痛（横隔膜などに分布している知覚神経が刺激を受けて起きる腹痛，表2）と圧痛が生じてきます．右下腹部への疼痛の限局化は，通常は心窩部や臍部にびまん性の痛みが生じてから数時間から1日かかります．さらに進行し腹壁の壁側腹膜まで及ぶと筋性防御，筋硬直や反跳痛を呈します．

体温は平熱か微熱程度（37.2～38℃）であることが一般的で，38.3℃以上になると穿孔が疑われます．進行に伴いWBC増加・CRP増加などの所見もみられるようになります．WBC増加は限局した腹膜炎が始まったことを意味するので，WBC増加を認める前に急性虫垂炎とアセスメントする必要があります．

虫垂炎の症状は，「腹痛→食欲低下・悪心・嘔吐→圧痛→発熱→WBC増加」で進むため，順序が違う場合は他の疾患を考えましょう．

表2 虫垂炎の痛みの変化

関連痛
内臓痛の刺激が脊髄後角に入るとき，同じ分節に入る体性求心神経を刺激することによって生じる皮膚領域の痛み

↓

内臓痛*
虫垂開口部が炎症や異物で閉塞すると管腔内圧（虫垂内腔）が上昇し，関連痛として心窩部から臍周囲の鈍痛が発症

↓

体性痛**
炎症が進行し腸管の動きなどで臓側腹膜が壁側腹膜と接触すると，虫垂に分布する体性神経が刺激され体性痛として右下腹部に限局

*内臓痛：痛みの部位が明確でなく，締めつけられる痛みなど，特有の不快感を伴う痛み．
**体性痛：痛みの部位が比較的明瞭で，「うずくような」「差し込むような」と表現されるような痛みが出現する．

表3 Alvarado（MANTRELS）スコアリング

MANTRELS		点数
Migration of pain	心窩部，臍周囲部→右下腹部へ移動	1
Anorexia	食欲不振	1
Nausea	悪心，嘔吐	1
Tenderness in RLQ	右下腹部圧痛	1
Rebound tenderness	反跳痛	2
Elevated temperature	発熱＞37.3℃	1
Leukocytosis	WBC＞10,000/μL	2
Shift of WBC	白血球の左方移動	1

7点以上で虫垂炎が疑わしい．

文献1）より引用

3. 診断と治療

急性虫垂炎は，病歴情報と基本的な身体所見のみで多くの場合は診断可能です（表3）．確定診断では，超音波検査や腹部CT撮影が行われ，虫垂壁肥厚像としばしば糞石が認められます．

治療では，腹膜炎を併発すると予後が悪くなることがあるため，早期に虫垂切除を行います（開腹手術・腹腔鏡下手術）．腹膜刺激症状を欠く軽症例などでは，絶食，輸液，抗菌薬投与の保存的治療が選択されることもあります．

4. 具体的治療と治療後のアセスメント

1) 保存的治療

①軽症（白血球増加，腹膜刺激症状，筋性防御を認めない）の場合

抗生物質の内服にて経過観察が可能です．

②手術適応ではない上記以外の症例

入院のうえ，絶飲食，輸液，抗生物質の点滴投与を行います．症状，検査データの増悪がないか経過観察が必要です．その際，鎮痛薬の投与による症状増悪の誤認には注意が必要です．

強力な抗菌作用を有する抗菌薬の出現により，急性虫垂炎においても保存的治療の良好な成績が報告されています．一方，抗菌薬が奏効しないと24～48時間で約2割が穿孔し，重症化すると報告されており，早期診断・慎重な手術適応の判断が重要です．

一般に，虫垂が穿孔すると疼痛が増強し，嘔吐が再開しますが，実際の症状は虫垂の位置や筋性防御（写真5, p.57）のあらわれ方によってさまざまです（図3, p.57）．筋性防御は，壁側腹膜に炎症があるとき，腹部の触診時に腹筋の緊張がみられ腹壁が硬く触れるものです．腹膜炎が高度の場合は板状硬（腹壁が板のように硬直した状態）となり，その有無は明確に判断できます．

2) 手術

手術には，開腹手術と腹腔鏡下虫垂切除があります．急性虫垂切除後の合併症として，下記に注意が必要です．

①皮下膿瘍・遺残膿瘍

手術は無菌下で行われるべきですが，急性虫垂炎は細菌の増殖が原因となっているため，皮下膿瘍や遺残膿瘍は他の手術に比べ高頻度に起こります．術後5～14日ごろに発症し，とくに穿孔を伴う虫垂炎の術後には起こりやすい合併症です．

皮下膿瘍があると，創部の治癒が遅れます．遺残膿瘍は通常，抗菌薬の使用により治すことができますが，治療が難渋する場合には再手術が必要となります．手術後の発熱・腹痛・腹膜刺激症状は膿瘍形成を疑い，すみやかに医師に報告することが大切です．

②腸閉塞

開腹手術の後に，腸と腸，腸と創部が癒着することにより起こる合併症です．腸閉塞は，術後3～4日から起こりえます．術後数年を経て発症することもあります．絶食と消化管の減圧が必要となり，重症例では手術が必要となります．

コラム

断端遺残による stump appendicitis（遺残虫垂炎）に注意！

開腹手術では，虫垂切除後の断端は盲腸壁に埋没処理することが基本とされてきました．しかし，断端を3mm以内とすれば埋没処理は必要ないことが開腹手術の検討で証明され，腹腔鏡下虫垂切除においても埋没処理は基本的には行われていません．

しかし，腹腔鏡下手術では，断端遺残とならないように虫垂根部で切離することが容易ではありません．これまで稀とされてきた虫垂根部遺残による stump appendicitis（遺残虫垂炎）が増加する可能性があり，「虫垂切除後でも虫垂炎」という認識が重要であるといわれています．

第一印象からわかること

患者の表情・姿勢・言動から第一印象をとらえます．腰をかがめる姿勢や「歩くとお腹に響く」と訴え，ゆっくりとした足取り（すり足）となる場合があります（写真1）．痛みの激しさは，患者の言葉だけでなく表情・姿勢から判断することが大切です．

1. 問診

急性虫垂炎は症状経過を聴取することが重要です．まず，発症様式と時間経過を聞きます．患者の話す内容からアセスメントします（表4）．

1) 腹痛の特徴は？

発症と時間経過を聞くことが大切です．

虫垂炎の場合，徐々に発症し，ときどき上腹部付近に痛みを感じる程度の緩徐な発症から始まることが多いです．

一方，腹痛が突然発症する場合は，子宮外妊娠や卵巣嚢腫破裂などを想起する必要があります．

2) 腹痛の出現が先か，嘔吐が先か？

虫垂炎では通常腹痛が先で，その後，嘔吐することが多いです．一方，胃腸炎では，嘔吐が先で，その後腹痛が出現する場合が多くみられます．

3) 悪心・嘔吐，食欲不振はいつからあるか？

「昼食は食べましたか？」など答えやすい質問をして，患者の言葉を医学的に変換します．

成人の虫垂炎の場合，数回嘔吐を認めても嘔吐が持続することは珍しく，悪心のみが残ることが多いです．嘔吐が持続する場合は，胃腸炎などの可能性を考える必要があります．また，腹痛があるのに悪心・嘔吐がない場合は，骨盤内炎症性疾患（PID）などとの鑑別が必要です．

4) 婦人科の情報は？

妊娠可能年齢女性の腹痛の鑑別疾患で重要となるのは産婦人科疾患で，なかでもPIDとの鑑別が必要となります．そのため，月経，腟分泌液，排尿症状などの情報収集が大変重要となります．

写真1　前傾姿勢・すり足歩行

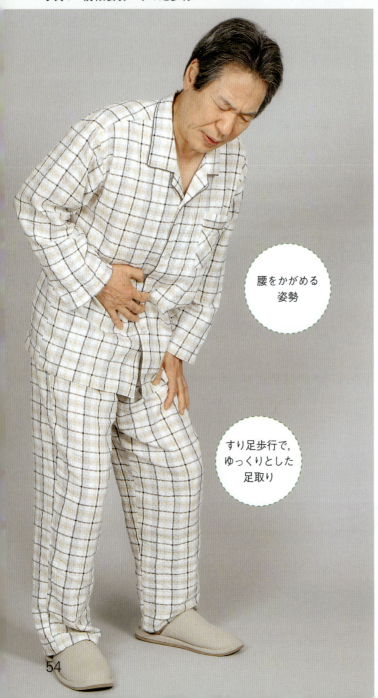

腰をかがめる姿勢

すり足歩行で，ゆっくりとした足取り

表4　腹痛の問診

どこが	疼痛部位によって原因疾患が特定しやすくなるので，示してもらい正確にとらえる
どのように	わかりやすい表現を用いる　例）キリキリ・シクシク・チクチク，差しこむような，など
どのくらい	痛みの程度を数値的評価スケール（NRS）などを用い評価
いつから	急激に疼痛が起こったのか，持続的か，断続的か，緊急度を判断
どんなときに	食直後か，空腹時に痛みがあるか，消化作用の関連性
増悪・改善因子	何をすると痛みが増強するのか，楽になる姿勢はあるか，苦痛を緩和する要因を知る
そのほかの症状	腹痛と同時に悪心・嘔吐，下痢・便秘，腹部膨満などの症状の有無

PID：pelvic inflammatory disease，骨盤内炎症性疾患
NRS：numerical rating scale，数値的評価スケール

経過でみる悪化のサイン

問診 …………
腹痛の発症と時間経過，腹痛と嘔吐の出現の順序，悪心・嘔吐と食欲不振の有無と程度，婦人科に関する情報（月経，膣分泌液，排尿症状）

視診 …………
皮膚の観察（色，線条，瘢痕，静脈怒張の有無），腹部中央の観察（臍の位置や輪郭の偏りの有無），腹部の輪郭の観察，表面の動きの観察

聴診 ……
腸音の数（減少，消失），音の高低，音の大きさ

触診 …………
圧痛の有無（マックバーニー点，ランツ点，キュンメル圧痛点），腹膜刺激症状の有無（ブルンベルグ徴候，Heel drop sign，ローゼンシュタイン徴候，ロブシング徴候，腸腰筋徴候）

打診 ……
鼓音，濁音の確認

検査所見 ………… 腹部エコー，造影CT，白血球数，CRP値の推移，など

2．視診

視診は，患者に声をかけながら行います．そうすることで，最初の問診で聞き逃した情報が得られます．腹部は広いため，臍を中心に4つの領域に分別して視診します（写真2，3）．

1) 皮膚の観察
皮膚色・線条・瘢痕・静脈の怒張の有無を観察します．

2) 腹部の中央（臍の周辺）の観察
臍の位置や，輪郭が偏っていないかなどを観察します．

3) 輪郭の観察
盲腸ガスによって膨隆することがあります．盲腸の限局性の膨隆は，反射性麻痺性イレウスによるものといわれています．広範で高度の腹部膨隆所見は虫垂の穿孔，時間が経過した患者のみ認められます．

4) 表面の動きを観察
呼吸に伴う動きのほか，胃腸の蠕動運動や，腹部大動脈の拍動の有無などを観察します．

写真2　腹部の4つの領域

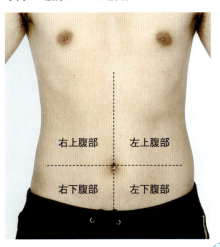

写真3　腹部の視診

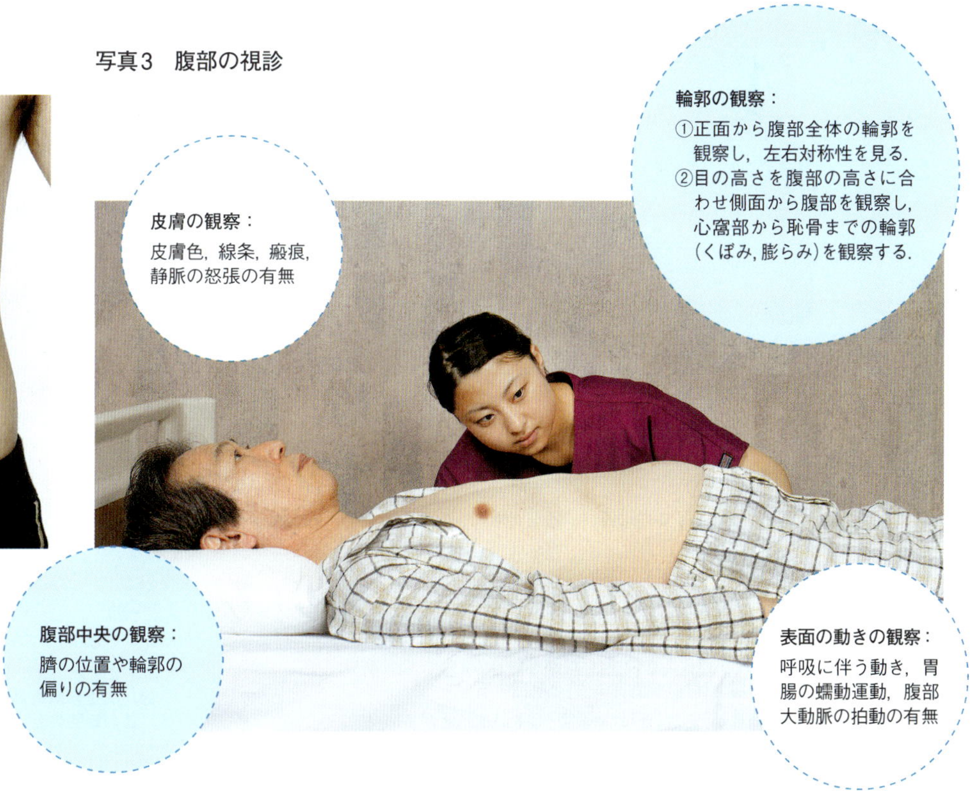

皮膚の観察：
皮膚色，線条，瘢痕，静脈の怒張の有無

輪郭の観察：
①正面から腹部全体の輪郭を観察し，左右対称性を見る．
②目の高さを腹部の高さに合わせ側面から腹部を観察し，心窩部から恥骨までの輪郭（くぼみ，膨らみ）を観察する．

腹部中央の観察：
臍の位置や輪郭の偏りの有無

表面の動きの観察：
呼吸に伴う動き，胃腸の蠕動運動，腹部大動脈の拍動の有無

3. 聴診

腹壁と腸管への刺激を最小限にすることが大切です．腸音の聴取は腹部に触れるだけでも容易に変化してしまうので，触診や打診などをする前に行います．冷たい手や聴診器を当てることも腸音に影響を及ぼすため，当てる前に温めておきます．膜型の聴診器を押さえるようにして当て，原則として1分間聴きます(**写真4**)．

1) 聴診部位

腸音は大きな音であり，腸のどこが動いたとしても腹部全体に広がっていくといわれています．そのため，どこで聴診してもあまり変わらないので腹部のどこか1か所に当てて聞きます．

2) 腸蠕動音のアセスメント

腸音の数，音の高低，音の大きさ，金属音の有無を聴き取ります．通常，聴診器を当てて10〜20秒すると腸蠕動音が聞こえてきます．1分経過しても聴こえない場合は，「減少している」と判断します．5分間続けて一度も聴こえない場合は「消失」と判断します．

虫垂炎では腸蠕動音は，穿孔性虫垂炎でない限り，正常かやや減少していることが多いです．腸雑音が異常に亢進している場合は，胃腸炎や腸閉塞の可能性を考えましょう．

4. 触診

仰臥位となり，できれば膝を曲げてもらいます．膝を曲げることにより腹壁の緊張がとれますが，腹壁が硬く，緊張状態であることを筋性防御といい，腹部の疾患を強く疑うことができます．

腹部の触診は指の腹を使い，約1cmの深さで押さえていきます(**写真5**)．疼痛部位から触診すると痛みが波及するため，疼痛部位と逆側から触診します．腹部を4つの領域に分け(**写真2**)，すべての箇所をまんべんなく触診し，圧痛や腫瘤，便の有無と，その存在部位を確認します(**図2，3**)．

虫垂炎の場合，通常，右下腹部に圧痛を認めますが，初回の疼痛発作時には，念入りに触診しても虫垂に限局した圧痛を認めないことが多いです．この症状は，腹部全体の痛みで隠蔽されることもあります．腹部全体の痛みが鎮静化すると，限局性の圧痛が引き出せるようになります．

写真4　腹部の聴診

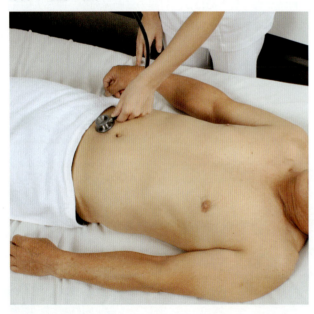

- 腹部の聴診は，触診や打診をする前に行い，腹壁と腸管への刺激を最小限にするようにする．
- 冷たい手や聴診器をそのまま当てず，事前に温めておく．
- 腹部のどこか1か所に，膜型の聴診器を押さえるようにして当て，原則として1分間聴く．
- 1分経過しても腸蠕動音が聴こえない場合は「腸蠕動音の減少」，5分続けても一度も聴こえない場合は「腸蠕動音消失」と判断する．
- 虫垂炎の場合，腸蠕動音は「正常」か「やや減少」していることが多い．

図2　腹部の触診：代表的圧痛点

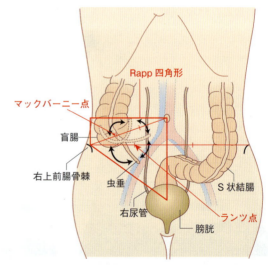

- マックバーニー (McBurney) 点：臍と右上前腸骨棘を結ぶ外側1/3の点．
- ランツ (Lanz) 点：左右の上前腸骨棘を結ぶ右側1/3の点．
- Rapp四角形：臍と恥骨結合を結んだ線，鼠径靭帯，臍からの水平線，右上前腸骨棘からの垂直線に囲まれた範囲．虫垂炎の圧痛は，この範囲のどこにでも認められる．

虫垂炎

写真5　腹部の触診

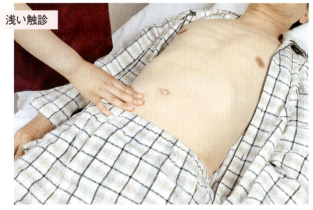

浅い触診

腹壁が1cm程度沈むように触診していく. 正常であれば, 腹壁の緊張(筋性防御)などは認められない.

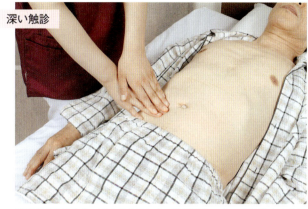

深い触診

利き手の上にもう一方の手を重ねる. 腹壁が3〜6cm程度沈むように触れていく.

図3　腹膜刺激症状

ブルンベルグ徴候
- 腹壁を押したときより, 手を離したときに痛みが強くなる腹膜刺激症状.
- 腹膜に炎症が及んでいることを示す徴候で, 反跳痛ともいわれる.

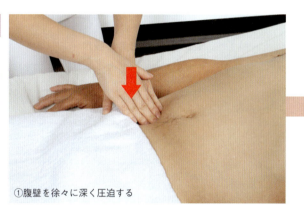

①腹壁を徐々に深く圧迫する

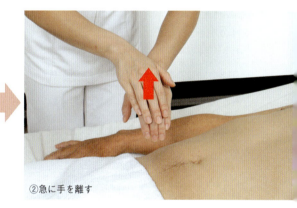

②急に手を離す

Heel drop sign
- つま先立ちから踵を床にストンと落としたときに, 痛みが腹部に入る場合は「陽性」.

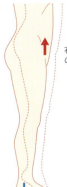

右下腹部痛の増悪

ローゼンシュタイン徴候
- マックバーニー点を圧迫しながら左側臥位をとらせたとき, 仰臥位より痛みが増強する徴候.
- 圧痛が消失するようであれば移動性盲腸の疑いがある.

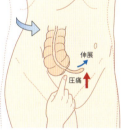

ロブシング徴候

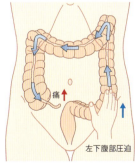

左下腹部圧迫

- 左下腹部から下行結腸内容を逆流させるようにこすり上げたときに, 右下腹部痛が増強する徴候.
- 結腸内腔圧を高め, 回盲部に圧をかけることによって痛みを起こさせる方法.

腸腰筋徴候

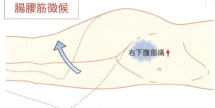

右下腹部痛

- 左側臥位で, 右大腿を屈曲位から伸展位, さらに背側から伸ばしたときに右下腹部に痛みが生じる徴候.
- 炎症が波及した腸腰筋が伸展され, 痛みが強くなる.
- 虫垂が盲腸背側の後腹膜を走行する例では, 右下腹部の限局圧痛や反跳痛が不明瞭となる. 通常の試験で腹膜刺激症状が誘発されない場合に有用である.

5. 打診

打診の方法と腹部打診音の種類を，写真7，表5に示します．

写真7　腹部の打診

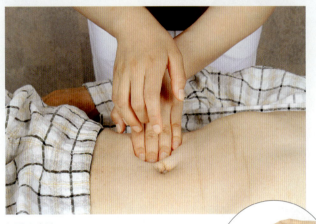

打診の方法
① 利き手の反対側の中指を過伸展させて，可能な限り皮膚に密着させるように置く．
→音は硬いもののほうが響くので，片方の手の指を当て，もう一方の手でその上から叩く．
② 利き手の示指・中指・環指を，指先の高さを揃えるようにして並べる．
③ 指先で，置いた指の遠位指節間関節と近位指節間関節との間を2回ほど連続で叩き，その音を聞く．叩く指は直角に当て，手首のスナップを利かせて叩く．
→指をあてがうことで直接叩かないことになり，腹部への負担も少なくなる．
④ 叩いた後はすぐに離す．

6. その他のアセスメント

1) 発熱

虫垂炎の発症初期は認めないことがありますが，通常は発症24時間以内にみられます．平均すると1.0〜1.7℃上昇するのみといわれています．虫垂炎が疑われたら2〜4時間ごとに体温測定すべきで，徐々に体温が上昇すれば虫垂炎の可能性は高くなります．

急性の腹痛発作のごく初期から高体温(39℃以上)か悪寒があれば，虫垂炎の可能性は低くなります．

2) 脈拍

虫垂炎の早期は，脈拍が速くなったとしてもわずかで，体温が上昇しても正常なこともあります．脈拍の促進が顕著で持続する場合は，限局性の腹膜炎が発症しているか，虫垂が感染性の物質で膨張したことを推測できる所見となります．

表5　腹部打診音の種類

音の種類	音の性質	腹部で考えられること
鼓音	ポンポン・ポコポコと，高くて大きく響く太鼓のような音	腸管（ガスの貯留が多ければ多いほど高く響く），胃の内容物が気体，空の膀胱
濁音	響きが少なく，小さく高い音	肝臓，脾臓，横隔膜，小腸，便の貯留した腸，充満した膀胱，腫瘍，腹水

コラム
急性虫垂炎の非典型例

● **盲腸背側・後腹膜を走行する虫垂**
虫垂炎が発する疼痛が盲腸や小腸等に覆われるため，右下腹部の限局性圧痛や反跳痛が不明瞭となります．腰部に疼痛を生じるといわれています．

● **骨盤方向に走行する虫垂**
発症早期には，右腸骨部の腹壁硬直はあまり認められません．疼痛はなかなか右下腹部に限局せず，心窩部痛が通常よりも長時間持続します．
骨盤部の虫垂は骨盤壁，直腸，膀胱のうち1つ以上と接しています．直腸や膀胱が刺激されると，頻尿や排尿時痛，下痢などを生じることがあります．

● **乳幼児**
2歳未満の乳幼児では，訴えが不明瞭であるため発見が遅れることが多く，穿孔と汎発性腹膜炎の頻度が70〜80％と高くなります．下痢，嘔吐，腹痛を訴える乳幼児は虫垂炎を強く疑う必要があります．乳幼児では成人症例より発熱がよくみられ，腹部膨満が唯一の身体所見であることも多いといわれています．

● **高齢者**
高齢者では自発痛や圧痛ははっきりしないこともあり，そのため発見が遅れることが多く，70歳以上の患者では30％が穿孔をきたすといわれています．さらに，高齢患者では虫垂穿孔がすぐには発見されず，穿孔から5〜6日経ち，初めて軽度の痛みを伴う腫瘤や癒着性腸閉塞として発症し，重篤な場合が多いです．

● **妊婦**
虫垂炎は妊婦の500〜2,000人あたり1人の割合でみられます．妊娠中に頻繁に軽度の腹部違和感や悪心，嘔吐がみられ，また子宮による圧迫のため，虫垂が徐々に右下腹部から右上腹部移動していくことから，妊婦の虫垂炎は見逃されたり診断が遅れたりします．

フィジカルアセスメント＋α：急性虫垂炎の重症化と鑑別疾患

診断や手術の時期が遅れると，虫垂は穿孔し，さまざまな合併症を起こすことがあります（図4, 5）．

急性腹膜炎の特徴的症状として，触診時，肋間神経・腰神経を介して腹壁筋肉の反射性緊張亢進が起こり，腹壁が硬く触れます．腹膜炎が高度な場合は板状硬となり，明確に判断できます．

また，虫垂炎の鑑別疾患を表6に示します．

図4　急性虫垂炎の合併症

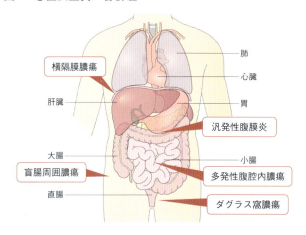

表6　虫垂炎の鑑別疾患

臍周囲痛
虫垂炎
小腸腸管閉塞
胃腸炎
腸間膜動静脈虚血性疾患

右下腹部痛		
＜消化管疾患＞	＜婦人科的疾患＞	＜腎疾患＞
虫垂炎	卵巣腫瘍または捻転	腎盂腎炎
炎症性腸疾患	卵巣出血	腎周囲膿瘍
右半結腸憩室炎	急性卵管炎	腎結石
胃腸炎	子宮外妊娠	
鼠径ヘルニア		

文献2）より引用

図5　腫瘤形成性虫垂炎のCT画像

水平断

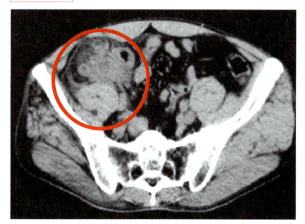

矢状断

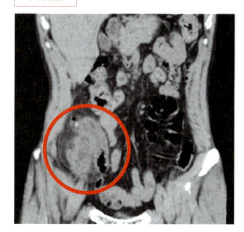

- 虫垂炎により周囲に限局性の膿瘍を形成したものは虫垂膿瘍とよばれ，周囲組織に炎症が波及し，体外より腫瘤状に触知するものは腫瘤形成性虫垂炎とよばれる．
- 画像は，腫瘤形成性虫垂炎．径20mm以上の膿瘍形成（周囲軟部組織の毛羽立ち，硬化像）を認める（○）．

引用・参考文献
1) Alvarado A.：A practical score for the early diagnosis of acute appendicitis．Ann Emerg Med, 15(5)：557-564, 1986.
2) 福井次矢ほか日本語版監：ハリソン内科学 第3版．急性虫垂炎および腹膜炎．p.1981-1984, メディカル・サイエンス・インターナショナル, 2009.
3) 菅野健太郎ほか編：消化器疾患最新の治療2013-2014―Ⅲ章 消化管疾患 C.腸　5.急性虫垂炎．p.194-197, 南江堂, 2013.
4) ウィリアム・サイレン著，小関一英監訳：急性腹症の早期診断―病歴と身体所見による診断技能をみがく 第2版．虫垂炎．p.53-65, メディカル・サイエンス・インターナショナル, 2012.
5) 山内豊明：フィジカルアセスメント ガイドブック―目と手と耳でここまでわかる．第2版, p.140-143, 医学書院, 2011.

急性膵炎

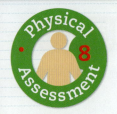

五十嵐佳奈（京都第一赤十字病院 看護師長 救急看護認定看護師）

　膵臓は体内でさまざまな消化活動を担っていますが，ひとたび炎症を起こすと自らの臓器を消化し，また炎症が腹腔全体に及ぶなどして激しい痛みが引き起こされ，その様相はしばしば"お腹の火事"にたとえられるほどです．

　軽症例では膵局所の炎症だけで終息しますが，重症例では，全身性の炎症症候群や重症感染症により多臓器不全を合併し，集中治療を行っても致死的となることもあり，多彩な臨床像を呈します．

　日本ではアルコールと胆石が急性膵炎の2大成因であり（図1），成因・病期・重症度によって病態は大きく異なります．男女比は，2.2：1と男性のほうが多いです．良性疾患であるにもかかわらず，重症急性膵炎の致死率は高く，きわめて予後不良なことから，厚生労働省の特定疾患（いわゆる難病）に指定されています．初期には軽症例であっても急激に重症化することもあるため，常に重症化を念頭に置いた観察が必要です．

図1　急性膵炎のメカニズム

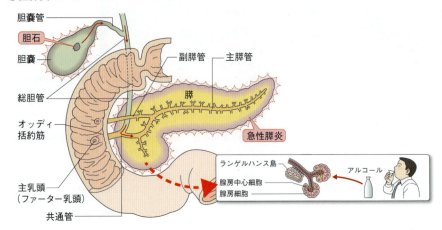

- 最も特徴的な臨床症状は，上腹部の急性腹痛発作と圧痛である．腹痛部位は上腹部，次いで腹部全体が多く，圧痛部位は腹部全体が，次いで上腹部，右上腹部が多いと報告されている．
  腹痛の程度は個人差が大きく，疼痛に対する感受性が低い高齢者や合併症を有する重症急性膵炎では無痛性の場合もある．また，腹痛の程度と膵炎の重症度とは相関しない．
- 頻度の高い症状としては，背部への放散痛，食欲不振，発熱，悪心・嘔吐，腸蠕動の減弱などがある．嘔吐は激しく何時間も続くことがあるが，嘔吐によって腹痛が軽減することはない．

急性膵炎の患者に接することになったら　まずはおさえておきたい基礎知識

急性膵炎の診療においては，早期に診断し治療を開始することが重要です．問診，理学所見，アミラーゼ，リパーゼなどの血液検査，腹部単純X線撮影，腹部超音波検査，CTなどの画像所見から，急性膵炎の診断を迅速に行います（表1）．

急性膵炎の診断では，血中の膵酵素上昇を認めることが重要です．腹部単純X線所見として，イレウス像，colon cut-offサイン，sentinel loopサイン，十二指腸ループの拡張・ガス貯留像，後腹膜ガス像，石灰化胆石，膵石像などがあります．また，胸部単純X線所見として，胸水貯留像，ARDS像，肺炎像などを認めます．超音波検査は診断に有用な検査の1つであり，膵腫大，膵周囲の炎症性変化をとらえることができます．CT所見は，重症度判定の一助ともなります（図2）．

急性膵炎は入院加療が原則であり，ただちにモニタリング，基本的治療（十分な輸液など）を開始します．急速に病状が変化することがあるため，初期に，軽症であっても経時的に重症度を評価することが重要です（図3）．重症度スコア3点以上（厚生労働省基準2008年）を，集中治療の適応または高次施設への搬送基準としています．

表1　急性膵炎の臨床診断基準

1) 上腹部に急性腹痛発作と圧痛がある
2) 血中，または尿中に膵酵素の上昇がある
3) 超音波検査，CT，またはMRIで，膵の急性膵炎に伴う異常所見がある

左記3項目中2項目以上を満たし，他の膵疾患および急性腹症を除外したものを急性膵炎と診断する．ただし，慢性膵炎の急性増悪は急性膵炎に含める．膵酵素は，膵特異性の高いもの（膵アミラーゼ，リパーゼなど）を測定することが望ましい．

（厚生労働省：難治性膵疾患に関する研究班報告書．2008．）

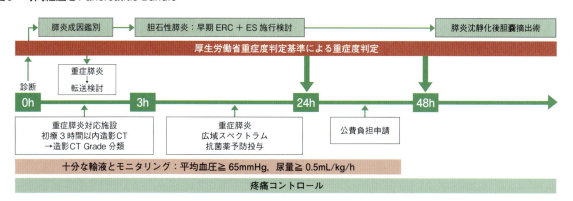

図2　急性膵炎重症度判定基準

図3　時間経過とPancreatitis Bundle

ARDS：acute respiratory distress syndrome，急性呼吸窮迫症候群

第一印象からわかること

患者の第一印象から，痛みの程度や重症感をとらえます．また，問診から患者の自覚症状の変化を把握します．病歴聴取も重要です．

1. 腹痛その他の症状

表情・姿勢から痛みの程度を判断します．腹痛は，左季肋部に激しい痛みを感じるのが特徴的です(**写真1**)．苦悶用顔貌や，背中を丸めて膝を抱え込む姿勢(胸膝位，**写真2**)を認める場合は重症です．

2. 問診による自覚症状の変化

1)疼痛の変化

腹痛，関連痛について，患者自身により言葉で表現してもらいます．「差し込むような痛み」などと表現されます．ほかに，手で痛みの部位を指差してもらったり，痛みのスケール(**図4**)を用いて変化をみます．

2)そのほかの症状

悪心・嘔吐や呼吸困難感の有無などを聴取します．悪心・嘔吐は，炎症が腹部全体に及び，腸管の動きが抑制され，イレウスのような状態になることで出現します．呼吸困難感について聴くことで，低酸素状態の進行具合を確認します．

図4 0～10数値的評価スケール(NRS)

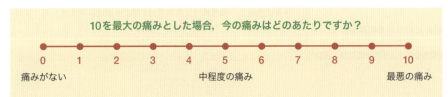

NRS：Numerical Rating Scale，0～10数値的評価スケール

写真2 胸膝位(chest-knee position)

基本的にこの体位をとるときは，腹膜刺激症状や筋性防御も出現している重篤な時期と判断できる．腹腔神経叢への刺激が最も軽減される体位で，逆に背臥位となると，刺激が強く痛みは増強する．典型的な姿勢として，上部消化管穿孔はベッド上坐位に，急性膵炎は胸膝位(chest-knee position)となる．

写真1 腹痛の評価

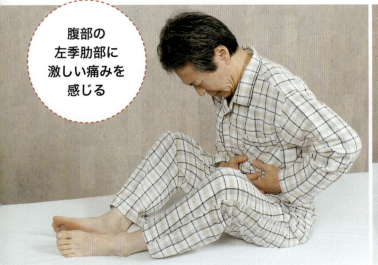

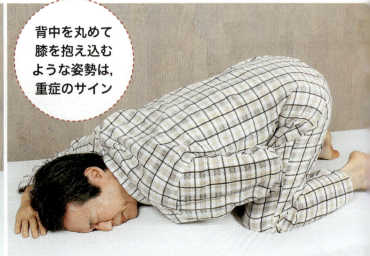

経過でみる悪化のサイン

問診	視診	聴診	打診	触診
腹痛・関連痛の有無・程度の聴取，悪心・嘔吐や呼吸困難感の有無・程度の聴取	皮膚所見（黄疸の出現・増悪，皮膚着色斑），腹部膨隆，呼吸様式・回数，努力呼吸の有無	腸蠕動の頻度，呼吸音の異常（減弱・消失，気管支呼吸音化など），副雑音	痛み・ガスの分布・腫瘤の確認，鼓音の有無	炎症による疼痛や筋性防御の有無，圧痛，腹膜刺激症状，体熱感

検査所見　血中，尿中あるいは腹水中における膵酵素（膵アミラーゼ，リパーゼなど）の上昇，腹部CT，エコー，MRI，X線

腹部を中心に細かく観察していきます．羞恥心に十分配慮したうえで，腹部全体をしっかり露出することも重要です．アセスメントは，腹壁と腸管への刺激が少ない順に，視診→聴診→打診→触診の順序で行います．痛みのある部位は最後に行うように配慮します．

1．視診
1）皮膚所見
胆石性膵炎では，胆汁の排泄障害をきたすと黄疸（**写真3**）の出現・増悪がみられます．アルコール性膵炎では，紅斑性酒さ（顔面を中心にほてり感を伴う紅潮）が見られることがあります．

発症後48〜72時間を経て，後腹膜腔や腹腔内へ出血すると，皮膚着色斑が側腹部（グレイ・ターナー徴候），臍周囲（カレン徴候），鼠径靱帯下部（Fox徴候）が認められることがあります．

2）腹部の輪郭と形状
剣状突起と恥骨結合とを結ぶ仮想線を基準に，膨隆の有無を観察します（**写真4**）．腸管麻痺が加わると腹部膨隆が観察され，イレウス症状を呈します．

3）呼吸様式・回数
横隔膜まで炎症が波及すれば，呼吸は浅く速くなります．痛みによる過換気の場合もありますが，呼吸補助筋を使った努力呼吸がないか，経時的に観察が必要です．

写真3　眼の黄疸の観察

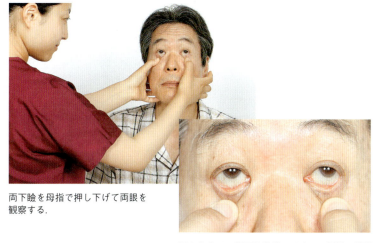

両下瞼を母指で押し下げて両眼を観察する．

眼の黄疸は，胆石性膵炎のサイン．胆汁の排泄障害により起こり，白目の部分が黄色く見える．

写真4　腹部膨隆の有無の観察

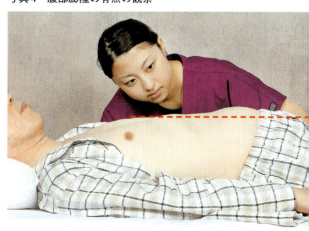

腹部膨隆は腸管麻痺のサイン．炎症が腹部全体に及び，さまざまな臓器に影響を及ぼしていることがわかる．

- - - - 剣状突起と恥骨結合とを結ぶ仮想線

2. 聴診

腹部の聴診では，腸蠕動は腹部全体に伝播するため，何か所かを聴く必要はなく，1か所をじっと聴くことが重要です（写真5）．

腸蠕動の頻度と原因疾患を表2に示します．腹腔内出血や穿孔では，腸蠕動は消失します．このとき腹膜筋性防御があれば，その可能性は高くなります．また，腸蠕動の亢進を認めたなら，その音質を確認します．

たとえば機械性イレウスでは，金属性の雑音が聴取されます．腸蠕動を聴取した際，異常呼吸音が腹部周囲に伝導するほどのラ音が聴取される場合には，加えて呼吸音を聴取していきます．

3. 打診

腹部の打診では，痛み，ガスの分布，腫瘤を確認します．患者の協力を得られるなら，お腹の力を抜き，両膝を軽く曲げてもらった状態で行います．腹部全体を，体表区分（図5）を意識して打診しながら，痛みの有無を口頭，もしくは表情を見て確認します．

打診の方法は，奥側から手前に引いていきます（写真6）．打診の部位を変えながら，患者の感じる刺激とその程度を確認します．

腹部膨満を認めるときの打診は，評価として有用です．膨満の原因が，空気・液体・臓器のいずれであるかを知ることができます．腸管麻痺による鼓腸（腹部にガスが溜まり膨隆した状態）が観察されるときは，腹部全体に高調な鼓音を確認することができます（表3）．また，重症膵炎で腹膜炎を合併している，もしくは腹水を伴う場合は濁音が聴かれることが多いです．

写真5　腹部の聴診

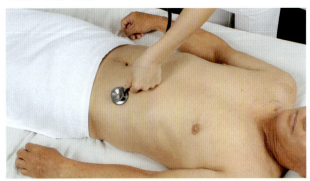

腹部の聴診では，どこか1か所をじっと聴き，腸蠕動を評価する．

表2　腸蠕動の頻度と考えられる原因疾患

腸蠕動	異常の有無	疾患
正常	1分間に5回以上	正常
亢進	常に聴取 金属性の雑音	腸炎など
		機械性イレウス
減弱	1分間に5回未満	胃腸機能低下
消失	聴取されない	麻痺性イレウスなど

写真6　腹部の打診

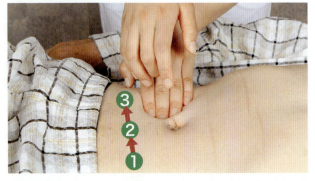

奥側から手前に引いていき，部位を変えながら患者の苦痛表情の有無を含めた反応を確認する．

図5　腹部体表区分

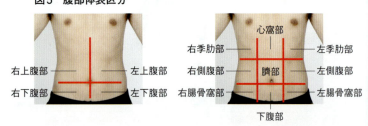

右上腹部　左上腹部
右下腹部　左下腹部

心窩部
右季肋部　左季肋部
右側腹部　臍部　左側腹部
右腸骨窩部　左腸骨窩部
下腹部

表3　腹部打診音

鼓音	高音	ポンポンと太鼓のような高調な音 胃・腸管内にガスが貯留しているときに聴取 ガスによる腸管の緊張が高くなるほど高音となる
濁音	低音	重く響かない低調な音 体内の実質臓器や腫瘤を打診するときに聴取

4. 触診

体の冷感はショックを，熱感は感染症を示唆するサインです．腹部の触診では，炎症による疼痛や筋性防御の有無を観察します．体位や痛みの確認については，打診と同様です．

1) 圧痛の評価 (写真7)

圧痛の範囲と最強圧痛部位を観察します．「痛かったら教えてください」とよびかけ，静かにソフトに触診します．はじめは軽くまんべんなく腹部全体を触れ，徐々にフォーカスしていきます．臓器などの圧痛は，その部位の炎症を示唆します．

(例)
- 圧迫した状態を維持することで痛みが軽減 → 胃腸管の緊満
- 圧迫時よりも手前に引いたところに強い痛み → 胃腸管の炎症
- 常に強い痛み → 腹膜炎

2) 腹膜刺激症状の確認 (写真8, p.66)

膵臓は後腹膜に位置するため，腹膜刺激症状は起こりにくく，上腹部に限局することが多いといわれています．腹膜刺激症状の出現は，炎症が腹膜に波及し，肋間神経，腰神経を介して腹壁の筋緊張が反射的に亢進して生じることから病態の進行・増悪が想定されます．腹膜刺激症状の確認は最も痛みを感じることなので，触診のいちばん最後に行います．

写真7　圧痛の評価

浅い触診
- 腹部全体を浅くさするように，患者に深呼吸をしてもらいながら触診する．
- 吸気時に腹壁が上がるぶんだけ手を沈めるように触診する．腹壁を1cm以上圧迫しない．

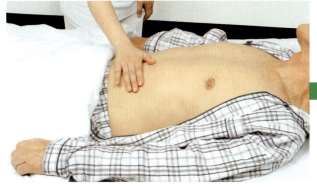
❶ はじめは腹部全般に触れ，熱感や全体像を感じ取る．

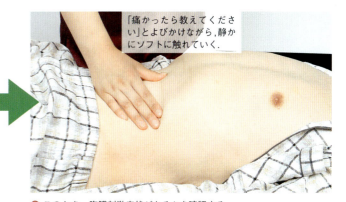
❷ このとき，腹膜刺激症状があるかを確認する．

深い触診
- 筋性防御があれば，深い触診は慎重に行う．圧迫が速すぎると腹直筋の緊張が強くなり十分な触診ができないので注意する．
- 深い触診は，片手または両手を重ねて行う．両手で行う場合は，片手を腹壁に置き，反対の手で力を加える．その後，手を押し下げ，少し手前に引くようにする．

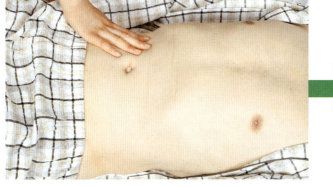

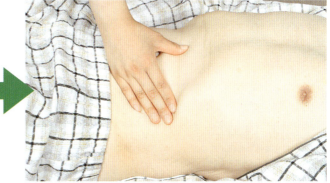

写真8　腹膜刺激症状の確認

筋性防御

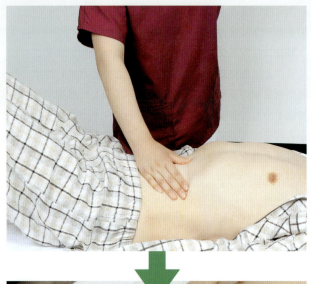

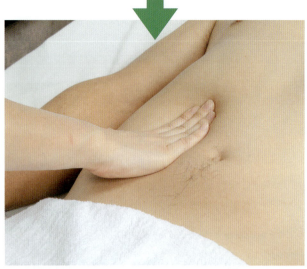

腹痛のある部位を手掌でそっと押しこみ，腹壁筋の不随意の緊張の程度（抵抗・硬直・防御）を確認する．この場合，限局した部位だけでなく，その対称部位も確認しておく．

反跳痛

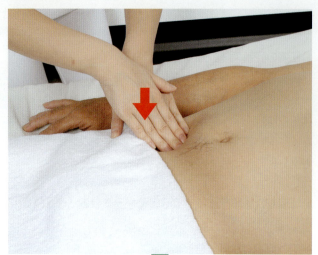

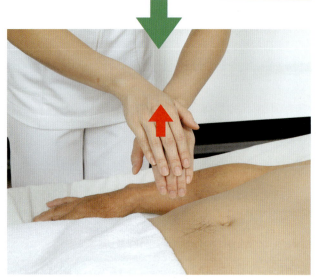

圧痛のある部位を数本の指の末節手掌側で，ゆっくり押しつけ（2〜3秒くらい），その後，急に力を抜く（0.5秒くらい）．数か所行い，最も痛みが強いところを確認する．

コラム
急性膵炎の基本的治療

急性膵炎の基本的治療は，絶食による膵の安静，十分な除痛，膵局所合併症の予防となります．発症から2週間までの主な急性膵炎の死因は，SIRS（全身性炎症反応症候群）によって血管透過性が亢進し，循環血液量が減少することによるショックです．一方，それ以降では，膵や膵周囲の壊死部分の感染や膵膿瘍など，感染性合併症から敗血症，多臓器不全をきたして死に至ることが多くなります．そのため，発症早期には十分な輸液が，後期には感染症対策が重要となります．

SIRS：systemic inflammatory response syndrome，全身性炎症反応症候群

フィジカルアセスメント＋α：急性膵炎の重症化

1. 循環不全

重症急性膵炎では，血管透過性の亢進，腹腔内液体貯留，浮腫液の遷延した再吸収，腹部コンパートメント症候群の合併，感染による血液分布異常性ショックなどの循環系の変化をきたします．

初期に軽症と判断されても重症化する可能性があることから，循環不全のアセスメントは重要です．循環血液減少性ショックと血液分布異常性ショックの徴候・前兆をアセスメントしてみましょう（表4）．

2. アルコール離脱症候群

アルコールが原因の急性膵炎では，入院中にアルコール離脱症状が出る場合があります．この症状によってせん妄をきたし，治療の妨げとなることもあります．常に患者の傍にいる看護師が，せん妄の徴候を見逃さず，早期に適切に対応する必要があります．臨床症状は，離脱からの時間経過によって，早期症候群（小離脱）と後期症候群（大離脱）があります．精神科の診察や適切な薬剤投与と，患者の安全確保のための環境整備が必要となります．

表4　急性膵炎の重症化としての循環不全のアセスメント

第一印象・視診	触診	緊急度・重症度の評価
ショックの徴候，重篤感を把握する． ・皮膚蒼白や冷汗などの交感神経過緊張を示唆する症状 ・意識障害（JCS2桁以上または，GCS10点以下）または，不穏・興奮など精神症状の変化（アルコール離脱せん妄〈下図〉との鑑別），痙攣 ・悪寒戦慄，疲弊，極端な高熱 ・呼吸窮迫 ・全身の皮膚の紅潮の存在	視診による観察をしつつ，患者の手を握り，以下のショック徴候を確認する． ・末梢を触れたときの冷感・冷汗（下写真） ・脈の性状・脈拍数（心拍数増加や脈拍微弱） ・末梢の温感，体熱感	バイタルサインのチェックとモニタリングにより，以下の確認を行う．酸素飽和度による低酸素のチェックは有用だが，呼吸のアセスメント時は呼吸数の確認を見落とさないことが重要．確実なバイタルサインのチェックによりSIRSの診断が可能となる． ・血圧低下 ・乏尿 ・SpO_2の低下（低酸素血症） ・SIRSの診断基準（表5）の変化の確認

小（早期）離脱症候と大（後期）離脱症候（振戦せん妄）の臨床症状

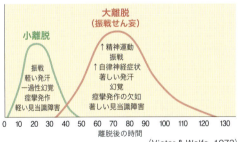

(Victor & Wolfe, 1973)

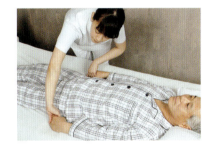

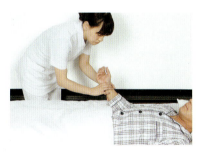

血圧，脈拍などのチェックとともに呼吸数の確認も見落とさない．

表5　SIRS診断基準（成人）

下記の4項目のうち2項目を満たした場合，SIRSと診断される．

体温の変動	体温：38℃以上，ないし36℃以下
脈拍数の増加	90回/分以上
呼吸数の増加	呼吸数増加（20回/分以上）または$PaCO_2$が32 Torr以下
白血球数	12,000/mm³以上，ないし4,000/mm³以下，あるいは未熟顆粒球が10％以上

引用・参考文献

1) 急性膵炎診療ガイドライン2010改訂出版委員会編：急性膵炎診療ガイドライン2010［第3版］．金原出版，2009．http://www.suizou.org/APCGL2010/APCGL2010.pdf（2015年5月閲覧）
2) 難病情報センター：重症急性膵炎（公費対象）．http://www.nanbyou.or.jp/entry/271（2013年7月11日閲覧）

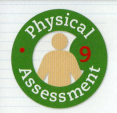

脊髄損傷

後藤順一（河北総合病院 急性・重症患者看護専門看護師）

脊髄は体の「柱」です．頭部と骨盤をつなぎ，体を支えています．また脊髄は，身体と脳を神経線維でつなぐ伝導路でもあります．そのため，脊髄が損傷を受けると運動障害，知覚障害，自律神経障害をきたすことがあります．

脊髄損傷は，転落，交通外傷，スポーツなどにより脊椎に大きな外力が加わることで生じます．入院中の患者では，高齢者や骨粗鬆症がある患者が，尻もちや転倒などの軽微な外力により胸腰椎などの圧迫骨折を引き起こす場合もあります．

脊髄損傷の患者に接することになったら　まずはおさえておきたい基礎知識

脊椎は頸椎7個，胸椎12個，腰椎5個，仙椎5個，尾骨3〜6個の椎骨から構成されています．1つの椎骨は円柱状の椎体と椎弓，棘突起の3つから構成され，中央には椎孔（脊柱管）が開いており，その椎孔を脊髄が通ります．椎体には椎間孔という左右の隙間があり，この隙間から脊髄が分岐し，全身の神経伝達へとつながります（図1）．

脊椎の各椎間孔から出た脊髄神経は，頸神経（C1〜C8），胸神経（T1〜T12），腰神経（L1〜L5），仙骨神経（S1〜S5），尾骨神経の左右31対から構成され，全身の神経支配領域を形成しています（図2）．

脊椎は脳と神経線維をつなぐ伝導路です．脊椎が損傷を受け，伝導路が障害を受けると，その障害を受けた部位より下位の知覚麻痺や運動麻痺が出現します．

そのため，より脳に近い位置にある脊髄が損傷を受け伝導路が障害された場合，広範囲の機能障害が発生することが予測されます．

図1 椎体と脊髄の構造

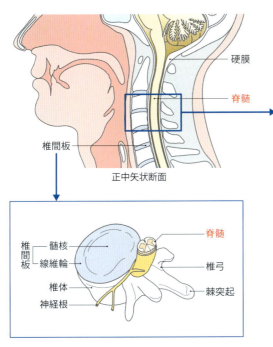

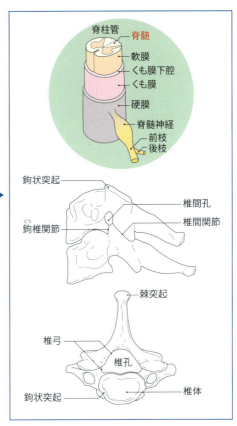

■ 脊椎・脊髄と神経根の高位，知覚支配領域

■ 背部からみる脊髄

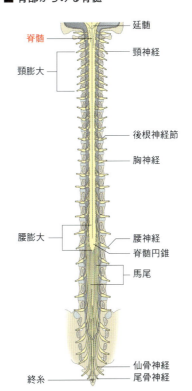

神経根の知覚支配領域
C2：後頭部
C3：耳介
C4：頸部，肩上部
C5：肩下部
C6：前腕外側
C7：中指
C8：環指，小指
T1：前腕内側
T2：上腕内側
T4：乳首の部位での帯状
T10：臍部の部位での帯状
L1：鼠径部
L2：大腿内側
L3：大腿前部，膝
L4：大腿外側，下腿内側
L5：下腿外側，足背と母趾
S1：大腿後部，下腿外側，小趾
S2：大腿後部，下腿内側，踵内側
S3：大腿内側
S4：殿部，外陰部
S5：肛門周囲

図2 脊髄神経の構造とデルマトーム

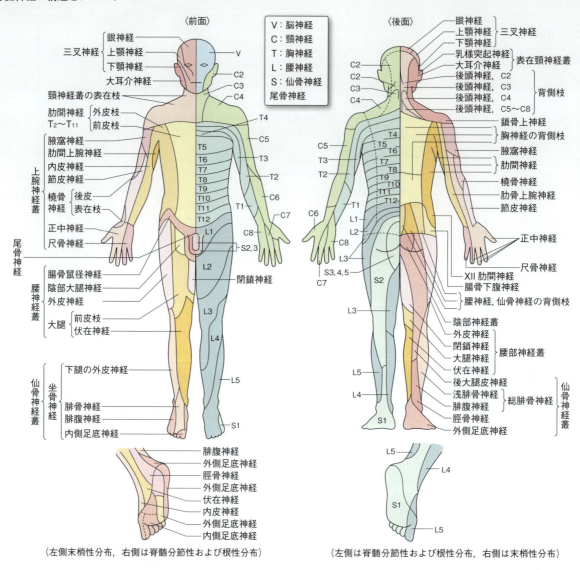

（左側末梢性分布，右側は脊髄分節性および根性分布）　　（左側は脊髄分節性および根性分布，右側は末梢性分布）

各髄節レベルでの支配筋と主な運動

髄節レベル		髄節支配筋	運動
1. 頸髄	C1, C2, C3	胸鎖乳突筋	頸部の前屈，回旋
	C2, C3, C4	僧帽筋	肩すくめ
	C3, C4, C5	横隔膜	自発呼吸
	C5, C6	三角筋	肩の外転，屈曲，伸展
	C5, C6	上腕二頭筋	肘の屈曲
	C6	回外筋	前腕の回外
	C6, C7	長・短橈側手根伸筋	手関節の背屈
	C6, C7	橈側手根屈筋	手関節の掌屈
	C6, C7, C8	総指伸筋	指の伸展
	C7, C8	上腕三頭筋	肘の伸展
	C7, C8, T1	浅・深指屈筋	指の屈曲
2. 胸髄	C8, T1	手内在筋	指の内外転
	T1～11	肋間筋，傍脊柱筋	
	T7～12, L1	腹筋，傍脊柱筋	

髄節レベル		髄節支配筋	運動
3. 腰髄	T12, L1, L2, L3	腸腰筋	股関節の屈曲
	L2, L3, L4	内転筋群	股関節の内転
	L2, L3, L4	大腿四頭筋	膝関節の伸展
	L4, L5, S1	前脛骨筋	足関節の背屈
	L4, L5, S1, S2	大腿屈筋群	膝関節の屈曲
	L4, L5, S1	中殿筋	股関節の外転
	L4, L5, S1	長趾伸筋	足趾の背屈
	L5, S1	長母趾伸筋	母趾の背屈
4. 仙髄	L4, L5, S1	長・短腓骨筋	足の外返し
	L5, S1, S2	大殿筋	股関節の伸展
	S1, S2	下腿三頭筋	足関節の底屈
	S2, S3, S4	肛門括約筋	肛門の収縮
		尿道括約筋	膀胱・腸の制御機能

第一印象からわかること

患者に接した際,視診により患者の四肢の活動の確認がとれます.指や手の動き,下肢や膝の動かしやすさを観察し,患者の大まかな運動神経障害の有無を把握します.

脊椎損傷での四肢から判断できる麻痺には,四肢麻痺と対麻痺があります(図3).四肢麻痺は四肢の運動が障害されている状態で,頸椎の障害が予測されます.また両下肢の運動麻痺がある場合を対麻痺といい,胸椎以下の脊椎損傷または障害が予測されます.

呼吸のために働く横隔膜は横隔神経で支配され,C3〜C5から出ています.C5以下の頸椎損傷がある場合は肋間神経の機能が障害されるため,腹式呼吸(**写真1**)や肩をすぼめるような不規則な呼吸様式がみられます.

頸椎神経の障害が予測された場合は,不用意に首を動かさずネックカラーで固定し(**写真2**),頸椎に負担をかけないようにします.頸部が前屈にならないように枕を外し,頭部は水平位を保ちます.

第一印象により大まかな神経障害を把握したうえで,より細かな神経障害の程度と症状の進行を日々観察していきます.

図3　四肢麻痺と対麻痺

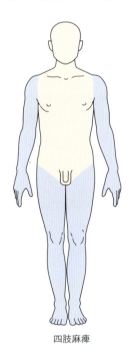
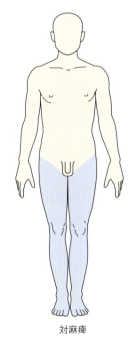

四肢麻痺　　　対麻痺

写真1　呼吸様式の確認

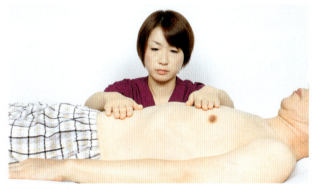

腹部に触れる
腹部に触れ,腹式呼吸になっていないか確認する.
→胸部で十分に呼吸できていない場合,腹式呼吸になることがある.

写真2　ネックカラーの装着・固定

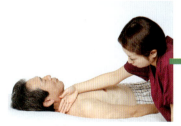
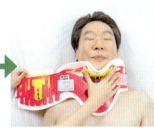
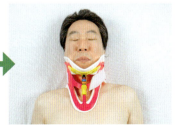

1　サイズ確認
顎の角から手を当て,指の本数でネックカラーのサイズを目安として確認する.

2　装着
首の隙間からネックカラーをまわし入れ,しっかりと固定する.

3　完成
身体の正中,臍部に通じるようにまっすぐ装着する.

経過でみる悪化のサイン

問診	視診	聴診	触診
受傷経過，問診中の呼吸苦の出現や意識レベルの低下の有無	外傷の有無（出血の確認，前頸部の打撲痕や腫脹の有無）	気道狭窄音，努力呼吸の有無	呼吸様式の確認（努力呼吸の有無，胸の上がり，腹式呼吸の有無）

検査所見……… X線，CT，MRI，脊髄損傷の高位診断，横断位診断，麻痺の程度と実用的運動度の判定

脊髄損傷では，知覚神経と運動神経のレベルを評価します．

1. 知覚神経の評価

知覚神経は左右の神経高位レベル（おおよその髄節のレベル）を判断するため，脊髄の支配領域を参考に，指や紙による軽いタッチによる触覚，爪楊枝やピンなどによる痛覚刺激を与えて反応を確認します．知覚神経高位がどの位置にあり，感覚があるのかないのか，鈍いのかを評価します（**写真3**）．

2. 運動神経の評価

運動神経は，徒手筋力テスト（MMT，**表1**）を用いて左右を評価します．

肘の屈曲はC5，手首の背屈はC6，肘の伸展と掌屈はC7，指（第3指）の屈曲はC8，指（第5指）の外転はT1，股関節の屈曲はL2，膝を伸ばす筋はL3，足関節を背屈させる筋はL4，つま先を伸ばす筋はL5，S1以上の部位の評価となります（**写真4**）．

S2～S4の神経障害の評価として，球海綿体反射があります．これは肛門に指を入れ，男性では亀頭部，女性では陰核をつまむと肛門括約筋が収縮する反射を確認し，評価します．

脊椎損傷による運動麻痺は下位運動ニューロンの障害であり，筋緊張は低下し，麻痺は弛緩性麻痺であり腱反射は減退もしくは消失します（**写真5**，p.74）．これと反対に上位運動ニューロンの障害であれば，筋緊張は亢進し，痙性麻痺を示し，腱反射は亢進します．

写真3
軽いタッチによる知覚の確認

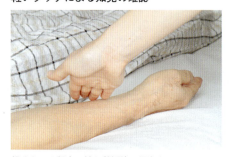

軽くなでる程度に触れ（触覚），反応をみる．

爪楊枝による知覚の確認

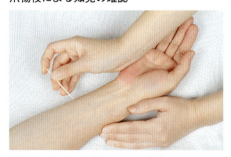

爪楊枝やピンなどで軽くつつき，反応をみる．

表1　C5～L5のMMT

数的スコア	質的スコア	意味
5	Normal (N)	検査者が被検者の肢位持続力にほとんど抵抗できない
4	Good (G)	段階5の抵抗に対して，被検者が抗しきれない
3	Fair (F)	重力の抵抗だけに対して，運動範囲内を完全に動かせる→客観的基準
2	Poor (P)	重力を取り去れば，運動範囲内を完全に動かせる
1	Trace (T)	筋の収縮がかすかに認められるだけで，関節運動は起こらない
0	Zero（活動なし）	視察・触知によっても，筋の収縮が確認できない

MMT：manual muscle test，徒手筋力テスト

写真4 MMTによる運動神経の評価

肘の屈曲　支配する脊髄神経：C5

「肘を曲げることができますか？」

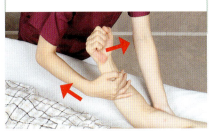

検査者が手をあてがい抵抗を加えても，肘を曲げることができるか評価する．

手首の背屈　支配する脊髄神経：C6

「手首を反らせる（手の甲を肘に近づける）ことができますか？」

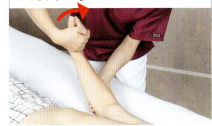

検査者が手をあてがい抵抗を加えても，手首の背屈ができるか評価する．

肘の伸展と掌屈　支配する脊髄神経：C7

「肘を伸ばし，掌を肘に近づけることができますか？」

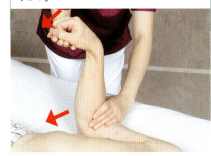

検査者が手をあてがい抵抗を加えても，肘を伸ばし，掌屈ができるか評価する．

指（第3指）の屈曲　支配する脊髄神経：C8

「このように指を曲げられますか？」　　「私の指を握れますか？」

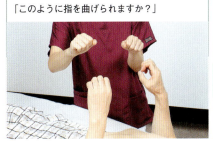

指の屈曲ができるかを評価する．　　検査者の指を握れるか評価する．

股関節の屈曲　支配する脊髄神経：L2

「太腿の付け根から足を上げることができますか？」

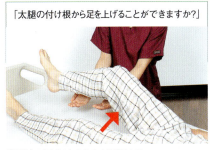

股関節の屈曲ができるか評価する．

膝関節の伸展　支配する脊髄神経：L3

「膝を持ち上げることができますか？」　　「そこから膝を伸ばすことができますか？」

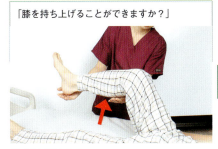
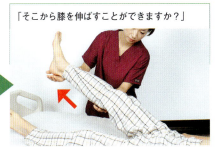

膝を上げてもらう．　　持ち上げた膝関節が伸展するか評価する．

足関節の背屈　支配する脊髄神経：L4

「足の甲を膝側に曲げることができますか？」

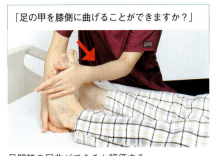

足関節の屈曲ができるか評価する．

つま先の伸展　支配する脊髄神経：L5, S1以上

「つま先を伸ばすことができますか？」

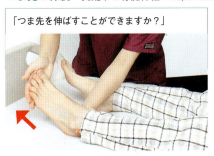

つま先が伸展できるか評価する．

写真5 腱反射

上腕二頭筋腱反射

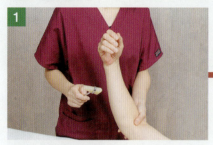
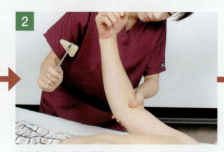
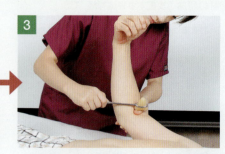

- 利き腕で打腱器を持つ.
- 患者に肘を軽く屈曲してもらい，肘窩の中央の二頭筋腱を逆の手で探す.
- 二頭筋腱の上に母指を置き，その上を打腱器で叩く.
- 正常では二頭筋が収縮するため前腕屈曲する.
- 逆の手も同様に行い，左右の反応を確認する.

上腕三頭筋腱反射

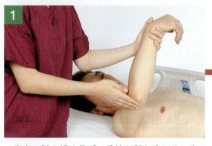
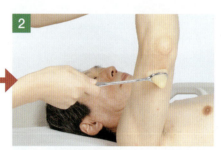

- 患者の肘を軽く曲げ，手首を利き手と逆の手で支える.
- 肘頭から約4〜5cm肩よりの上腕三頭筋腱を直接打診する.
- 正常では三頭筋が収縮するため前腕が伸展する.
- 逆の手も同様に行い，左右の反応を確認する.

膝蓋腱反射

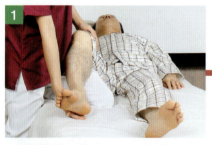
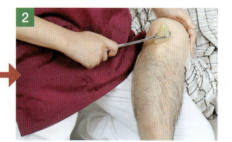

- 患者の膝の下に足を入れる.このとき，下腿部は浮かせて患者に力を入れないようにしてもらう.
- 膝蓋骨の下のくぼみを確認し，直接打診する.
- 逆の足も同様に行い，左右の反応を確認する.

アキレス腱反射

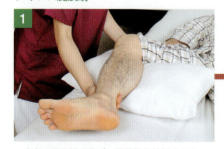
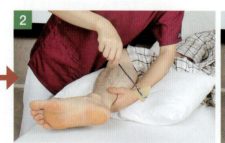

- 患者の膝を軽く曲げ，股関節を外転させる.
- 打診する側の膝下に枕を入れ，下腿が浮くように調整する.
- 利き腕に打腱器を持ち，逆の手で足底を軽く背屈させる.
- アキレス腱を打診する.
- 正常であれば下腿三頭筋が収縮し，足が底屈する.
- 逆の足も同様に行い，左右の反応を確認する.

フィジカルアセスメント+α：脊髄損傷の増悪

脊椎損傷では脊椎の骨折や出血，浮腫などにより受傷から時間をあけて神経細胞を圧迫し，症状が出現する場合があります．

通常の呼吸は，横隔膜の収縮により自動的に行われています．横隔膜を支配する横隔神経はC3～C5に分枝しており，これより上位の神経が障害を受けると呼吸抑制が起こり，努力呼吸となります．努力呼吸は胸鎖乳突筋などの筋が吸気に関与し，腹直筋の収縮などが呼気に関与します(写真6)．

また循環では，神経原性ショックが発生する場合があります．神経原性ショックとは交感神経が抑制された状態です．交感神経系ニューロンは胸髄～腰髄に分布しており，この神経が障害を受けると全身の交感神経が抑制され，末梢血管抵抗が低下し静脈還流量は増加するため，体表面は温かく乾燥している場合が多いです．

心臓の自律神経が障害を受けると心筋の収縮力は低下し，徐脈や血圧の低下になるといわれています．出血性ショックなどとは異なり，神経原性ショックでは徐脈，末梢の温感がみられるのが特徴です(写真7)．

写真6　C3～C5の障害による努力呼吸

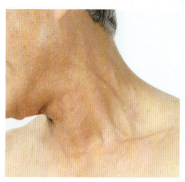

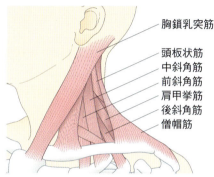

- 胸鎖乳突筋など通常の呼吸では使わない筋を使った呼吸がみられる．

写真7　末梢の温感を感じているようす

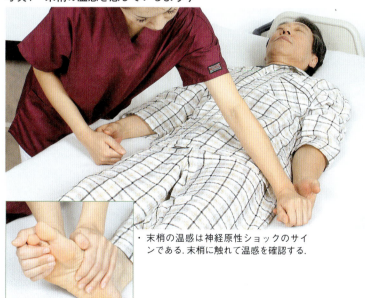

- 末梢の温感は神経原性ショックのサインである．末梢に触れて温感を確認する．

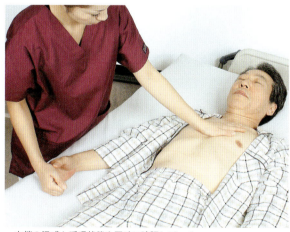

- 末梢の温感と呼吸状態を同時に確認している．

引用・参考文献
1) Kirshblum SC, et al.：International Standards for Neurological Classification of Spinal Cord Injury, Revised 2011. J Spinal Cord Med, 34(6)：535-546, 2011.
2) Blaivas JG, Zayed AA, Labib KB：The bulbocavernosus reflex in urology：a prospective study of 299 patients. J Urol, 126(2)：197-199, 1981.

Part1 疾患別フィジカルアセスメント

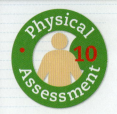

尿路結石症

河合正成（敦賀市立看護大学 看護学部 看護学科 講師）

腰痛，腹痛，下腹部痛といえば，皆さんはどんな疾患を思い浮かべるでしょうか？急性胃腸炎，そして本項目のテーマである尿路結石症と答える人も多いでしょう．

尿路結石症は，腎臓－腎盂－尿管－膀胱－尿道と尿が排泄されるまでの器官で結石が生じる疾患の総称です（図1）．結石が尿管にある場合は，尿管結石といいます．つまり，結石が移動し発見された場所によって名称がつけられています．

疫学的には諸説ありますが，20～50歳代の罹患率が多く，女性よりも男性のほうが多いといわれています．結石の種類にはシュウ酸カルシウム結石，リン酸カルシウム結石，リン酸マグネシウム－アンモニウム結石，尿酸結石，キサンチン結石などがあります．

尿路結石症の患者に接することになったら　まずはおさえておきたい基礎知識

1. 尿路結石症の症状

尿路結石症による激痛を「疝痛」または「腎疝痛」といい，突然背部から側腹部そして腹部に強い痛みを生じます．痛みの性質は鈍痛で，持続的です．また，強く痛みを感じるときと，痛みが治まるときが繰り返される場合もあります．

尿管結石の場合は「尿管性疼痛」，腎臓由来から生じる場合は「腎性疼痛」と分類されます．腎性疼痛は，CVA（肋骨脊柱角）の部分に痛みを強く感じます（図2）．尿管性疼痛は側腹部から始まり，男性では膀胱・陰嚢・精巣部にかけて，女性では外陰部にかけて放散痛があります．

痛みは結石が落ちるときの痛みではなく，結石によりその周りの組織，いわゆる腎被膜が緊張したり，腎盂や尿管が攣縮することにより発生します．尿管では，尿を膀胱に運ぶために，絶えず蠕動運動を行っています．これは，尿管壁が平滑筋からなるためです．ここに異物である結石が通過すると，尿管の筋肉が攣縮し，痛みとして自覚するようになります．疝痛発作は，耐えがたい痛みであるため，嘔吐や悪心など消化器症状を伴う場合もあります．

尿管下部に結石がいたると，排尿困難感や残尿感，頻尿を訴えます．また，尿検査で尿の性状を調べると，多くは潜血反応が陽性となります．肉眼では，血尿として認める場合（肉眼的血尿という）もあれば，肉眼ではわかりにくい（顕微鏡的血尿という）場合もあります．

CVA：costovertebral angle，肋骨脊柱角

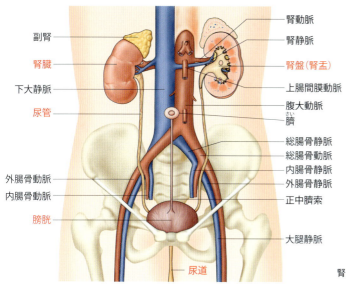

図1 尿路結石症のメカニズム

尿路結石症は，腎臓-腎盂-尿管-膀胱-尿道と尿が排泄されるまでの器官で結石が生じる疾患の総称である．

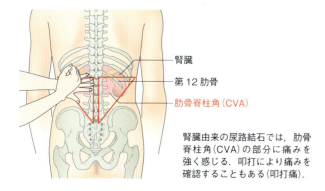

図2 腎性疼痛

腎臓由来の尿路結石では，肋骨脊柱角（CVA）の部分に痛みを強く感じる．叩打により痛みを確認することもある（叩打痛）．

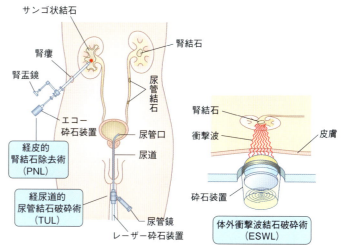

図3 尿路結石症に対する破砕術

破砕では，体外衝撃波結石破砕術（ESWL），経皮的腎結石除去術（PNL），経尿道的尿管結石破砕術（TUL）が行われる．

2. 尿路結石症の診断

　診断のための初期検査として，疼痛部位の確認以外に尿検査，腹部エコーがあります．疼痛では部位，性質と程度，叩打痛の有無を確認します．尿検査では，潜血反応の有無を確認します．腹部エコーでは，腎盂尿管の拡張，結石の存在，水腎症の有無を確認します．

　疝痛発作時は，背部の叩打痛を認めます．とくに，CVA（肋骨脊柱角）の付近に叩打痛を認めることが多いです．

　尿検査では潜血反応陽性，これは尿に赤血球が存在していることを意味し，尿路内のどこかで出血が起こっていることを意味します．この検査は，尿検査紙を用いれば数分で確認できます．

　気をつけなければならないのは，自尿がないといって導尿などで尿採取すると，尿道を傷つける可能性があります．つまり，潜血反応陽性が本当に結石によるものなのかどうか信頼性が薄くなります．したがって，できるだけ自尿採取ができるようにする必要があります．

3. 尿路結石症の治療

　治療では疼痛軽減をはかる目的で，鎮痛薬や抗コリン薬（尿管の攣縮を抑制）が投与されます．あわせて，尿量を増加させ結石の排泄を促す目的で水分補給や輸液，内服薬の投与が行われます．尿路結石予防として結石の種類に応じた内服薬が投与されることもあります．

　このような治療で，ほとんどの結石は自然排石されます．しかし，体内の結石が大きく，自然排石されても尿管に詰まる場合は破砕（図3）または手術を行う必要があります．手術療法では結石により腎機能障害を生じ，腎機能の回復が見込めない場合に，腎摘出術が行われることがあります．

ESWL：extracorporeal shock wave lithotripsy，体外衝撃波結石破砕術　PNL：percutaneous nephrolithotripsy，経皮的腎結石除去術
TUL：transurethral ureterolithotripsy，経尿道的尿管結石破砕術

第一印象からわかること

1. 特徴的な疝痛発作時のサイン

まず，患者の状態を感覚的にとらえることから始めます．「見る」「声をかけて聞く」そして「触れる」という行動で「意識，呼吸，循環」を印象としてとらえます（第一印象）．尿路結石症は，激しい疼痛（疝痛または腎疝痛）を伴う疾患です．そのため歩行して訴えてくる場合，やや上半身を前屈させた姿勢，疼痛のあるほう（または両方）の側腹部に手を当てながら，つらそうに歩いてくる姿を目にします（**写真1-1**）．ベッド上や車いすの場合は，前かがみでやはり側腹部に手を当てている患者を多く目にし（**写真1-2**），ときに嘔吐を伴います．

呼吸は速く，皮膚は冷汗と湿潤を伴うことがあります．橈骨動脈は触知可能ですが，速い印象があります．

このように，疝痛発作時は痛みを取り除くといった緊急性はありそうですが，生命を脅かす緊急性や重症感はあまり感じられないという印象があります．痛みに対しては自身で安楽な体位をとらせることを促し，ベッドで休ませるといった初期対応を行います．

2. 問診（インタビュー）による状態の把握

問診は本来，医師が行う診察として患者に病状などを尋ねることを指しています．症状の訴えなどを「聴く」ことで情報を具体的に可視化し，アセスメントします．問診は，「本当に情報が信頼できるか」を評価するためにあるといわれています．問診を経て視診−聴診−打診−触診を行うことで，情報の信頼性と患者の異常をより確定的なものにすることができます．

問診のテクニックとして，心電図のよび方にならったPQRST法があります（**表1**）．問診順序はR→T→Q→S→Pの順で行います．

たとえば，「痛い」ことに対して「どこが」「いつから」「性質」「どれくらいつらいのか」「誘発因子」と問診します．「どこが」「いつから」を聞くことで，緊急性の有無がわかります．「性質」「程度」「どれくらいつらいのか」を聞くことで，重症であるかそうでないかがわかります．

このように第一印象と問診で，前と比べて患者の状態が改善してきているか否か，悪化の徴候があるのかないのかについての情報を得ることができ，その情報をもとにアセスメントすることができます．尿路結石症を疑った場合のPQRST法に沿った問診の例を**表2**に示します．問診では，患者自身が，言葉で表現することもあれば，場所を示したりジェスチャーしたりするなどして表現することもあります．

さらに問診では，既往，年齢，性別，嗜好についても確認していきます（**表3**）．

写真1　疝痛発作時の姿勢の特徴

1 歩行時の姿勢
上半身をやや前屈させた姿勢で，疼痛のあるほう（または両方）の側腹部に手を当てながら歩行している．

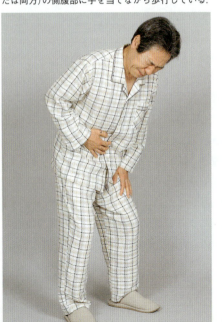

2 ベッド上の姿勢
上半身をやや前屈させた姿勢で，疼痛のあるほう（または両方）の側腹部に手を当てている．

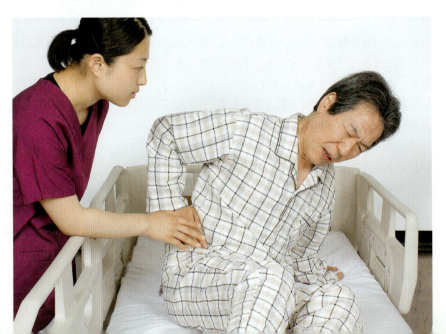

表1　問診のPQRST法

P：Provocative（誘発因子）	どのような動作のときに症状が現れたり消失したりするか．症状を引き起こすような思い当たるストレス，体位はないか．体位，姿勢として，どのようにしていると楽か，それともどのようにしていても楽でないのか，いてもたってもいられないのか．
Q：Quality（性質）とQuantity（程度）	症状の性質（腹痛ではキリキリ痛い，鈍く持続的に痛い，渋るように痛いなど，ほかにはズキズキ痛い，割れるように痛い，鈍痛など），症状の程度（症状が強くなってきているのか，軽快しているのか）はどうか．
R：Region（部位）とRadiate（放散）	どの部位の症状か，どこかに放散するのか．
S：Severity（重症度）	患者にとっての症状の強さ（がまんできるのか，じっとしていられないほどかなど）はどうか．
T：Timing（時間的要素）	症状はいつ始まったか，突然出現したか，徐々に出現したかなど疼痛発生時の状況や，時間的にどれくらい続いているか．

田中行夫，青木重憲：特集 メディカ・セミナー実況生録LIVE264分 急変！さあ，あなたはどうする!?，LECTURE4 フィジカル・アセスメントはこれでOK！，ナースビーンズ，2(10)：16，2000．を参考に作成

表2　尿路結石症を疑った場合のPQRST法を用いた問診の例

患者は自力歩行しているが，やや上半身を前屈させた姿勢．側腹部に手を当てながら，つらそうな表情をして歩いてきました．

①R：Region（部位）とRadiate（放散）	看護師：どこが痛みますか？ 患　者：脇腹の奥深いところのような感じがします．背中にかけて痛いです． 看護師：痛みはどのような場所に広がっていますか？ 患　者：背中から脇腹……お腹の下あたりまで痛みがある感じがします．
②T：Timing（時間的要素）	看護師：いつからこの痛みは始まりましたか？ 突然ですか？ 少しずつ出てきましたか？ 患　者：気がついたら，突然痛みを感じました． 看護師：いつから続いていますか？ どれくらいがまんしていますか？ 患　者：1時間前から痛くなり始めました．それから，ずっと続いています．
③Q：Quality（性質）とQuantity（程度）	看護師：どのような痛みですか？ ドーンとしますか？ チクチクしますか？ 患　者：ドーンと痛いです．持続的に痛みます． 看護師：痛みは強くなってきていますか？ 患　者：痛みは最初のときと比べて強いです．
④S：Severity（重症度）	看護師：痛みは，がまんできる痛みですか？ 患　者：がまんできません．じっとしていられません．
⑤P：Provocative（誘発因子）	看護師：どのような動作のときに痛みが強いですか？ 患　者：じっとしていても痛いです．えぐられるような感じもします……． 看護師：痛みがやわらぐ姿勢などはありますか？ 患　者：どんな姿勢をしていても痛いです．

表3　既往・年齢・性別・嗜好の確認

既往について	■尿路結石症，原発性副甲状腺機能亢進症，尿細管性アシドーシスやシスチン尿症などの遺伝性疾患，高尿酸血症，前立腺肥大症や緑内障（抗コリン薬使用の可能性があるため），痛風といった疾患は，尿路結石症に関係するうえで確認しておきたい疾患である．糖尿病は症状が非典型的となりやすいので，存在しているかどうかを確認する． ■尿路結石症と断定して問診することは，間違いのもと．急性腹症として，消化器疾患，心臓血管疾患，婦人科疾患を含めて既往を確認する．
年齢・性別・嗜好について	■高齢者や糖尿病，免疫不全の患者，妊娠可能な女性は，症状が非典型的（曖昧，もしくははっきりしない，尿路結石症とは違う症状を訴えるなど）になりやすい．そのため最初から尿路結石症と限定的にとらえず，まずは第一印象で緊急性・重症感の有無を見きわめ，ショック状態に陥っていないかを評価することから始める． ■嗜好では，疾患にいたる要因（脱水の存在，コーヒー，紅茶，アルコール，ほうれん草，椎茸などの過剰摂取）が存在している可能性もあるため，食材の摂取が偏っていないかどうかも確認する．

経過でみる悪化のサイン

問診 ………
痛みの聴取（部位，放散，時間的要素，性質と程度，重症度，誘発因子），既往，年齢，性別，嗜好

視診 ………
呼吸数の増加の有無，SpO_2低下の有無，チアノーゼの有無，冷汗・皮膚の蒼白の有無，脈拍微弱・頻脈・リズム不整の有無，体表面の温度変化，尿量，尿の色と性状，腹部膨満や腹壁の拍動の有無

聴診 ………
腸蠕動の減弱・消失

打診 ………
叩打痛の有無，鼓音・濁音の確認

触診 ………
筋性防御の有無，反跳痛の有無

検査所見 …………
尿検査（潜血反応陽性），腹部エコー（腎盂尿管の拡張，結石の存在，水腎症の有無の確認），腎-尿管-膀胱単純X線撮影（KUB），腹部CT，血液検査（血球数，電解質，腎機能[BUN，Cr，CCrなど]，血中カルシウム濃度，C反応性タンパク）など

　問診の後は，視診・聴診・打診・触診の順で身体所見をとっていきます．問診で得た情報を参考に，問診で訴えている症状とどのような身体所見が関連しているかなどを含め，さらに情報を得ていきます．

1. 視診

1）呼吸

　胸の動きを観察しつつ，呼吸数を算出します．時間をかけずに呼吸数を算出する方法として，呼吸回数を10秒間測定し，「×6」で1分間の呼吸数と換算することができます．

　尿路結石症で疝痛発作を伴っている場合，呼吸数は増加します．呼吸器疾患・心血管疾患などの基礎疾患がありSpO_2が低下している，またはチアノーゼがある場合は，緊急性があります．ドクターコールを行い，経鼻による酸素投与を考慮します．

2）循環

　皮膚の状態の確認（前腕を2か所以上手掌で触る）と脈拍触知（橈骨動脈）で，冷汗や皮膚の蒼白の有無，脈拍微弱，頻脈，リズム不整がないかどうかを観察し，ショック状態であるか否かを評価します．

　尿路結石症で疝痛発作を伴っている場合，皮膚の発汗と湿潤を伴い，脈拍は頻脈を呈します．リズム不整は認めません．

　結果として，皮膚の発汗と湿潤を伴い，脈拍は頻脈を呈していますので，ショックかもしれないということは評価できます．実際，疝痛発作では，ほかに基礎疾患がなければショック状態に陥ることは少ないですが，強い疼痛のためショック状態にみえることがあります．このように，命にかかわる状態を想定して評価する（オーバートリアージ）ほうが，初期のアセスメントとしては重要となります．

写真2　血尿（赤色，赤褐色）の例

赤色の尿 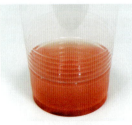　赤褐色の尿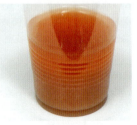

尿路結石症では，肉眼的血尿として赤色から赤褐色の尿がみられる．

KUB：kidney, ureter and bladder，腎・尿管・膀胱単純X線撮影
BUN：blood urea nitrogen，血中尿素窒素
CCr：creatinine clearance，クレアチニン・クリアランス

写真3　膿尿の例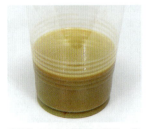

感染性であれば膿尿を認め，発熱を伴うこともある．

写真4　テステープを用いた尿検査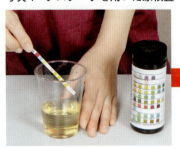

①尿にテステープを浸ける．

3)体温

体温を測定し,発熱の有無を観察します.同時に手掌で触るなどして,体表面の温度変化も確認します.経験的に,体温計で測定した値の割には全身が熱い印象があることがあります.数値ではわからないことも,五感で感じられることがあります.

尿路結石症では通常,発熱は伴いませんが,発熱がある場合は腎盂腎炎を示唆します.

4)尿量

尿量がわかれば確認します.尿量減少または乏尿(400mL/日以下),無尿(100mL/日以下)がみられれば,結石による尿路閉塞で尿流のうっ滞が生じている可能性があります.

5)尿の色と性状

肉眼的血尿では,赤色から赤褐色(**写真2**)を呈します.自然排石後も数日にわたり持続する血尿を認めるようであれば,検査が必要となります.感染性であれば膿尿(**写真3**)を認め,発熱を伴うことがあります.テステープを用いた尿検査の様子を**写真4**に示します.

6)腹部の観察

腹部膨満や腹壁の拍動(拍動性腫瘤)など,尿路結石症以外の疾病からきている症状はないか確認します.

2. 聴診

尿路結石症のアセスメントとしての聴診は,とくにありません.しかし腹部聴診は,消化器症状をみていくうえで重要です.腹痛が尿路結石症ではなく,消化器由来ではないかということも念頭に置いて評価を進めましょう.

とくに抗コリン薬を用いると腸管の蠕動運動が抑制されるため,その状態を把握するのに聴診は有用です.抗コリン薬を使用しすぎると便秘を引き起こす可能性があります.

3. 打診

CVA(肋骨脊柱角)の部分付近を握りこぶしで軽く叩打してみます(**写真5**).お腹の中に響くような痛みを訴えれば,尿路結石症の可能性があります.ただし,むやみに叩打することは疼痛を増加させるため必要最小限とします.たとえば,新たな腰痛,腹痛,下腹部痛が出現した場合は,叩打痛の有無を確認しましょう.

また,尿路結石症で生じる腰部にかけての痛みについては,同じような痛みとして大動脈解離,腹部大動脈瘤,急性膵炎,腎梗塞,腎盂腎炎,急性胆嚢炎があり,整形外科的には脊柱管狭窄症,椎間板ヘルニア,脊椎すべり症などがあります.これらの疾病から疼痛が生じている可能性もあるため,とくに生命にかかわる心血管疾患には鑑別に注意が必要です.

鎮静薬や抗コリン薬が作用している場合は,疼痛とともに叩打痛も軽減している可能性があります.腹部打診は必要でない場合もありますが,消化器症状として鼓音・濁音を確認しておくことは,尿路結石症以外の疾患との鑑別の意味で有用です.

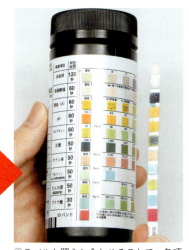

②ラベルと照らし合わせることで,各項目の異常の様子が一目でわかる.

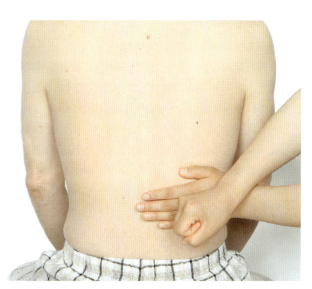

写真5
腎臓の叩打痛の有無
(肋骨脊柱角の打診)

①第12肋骨下縁と腰椎の横突起で形成される肋骨脊柱角の部位に,片方の手掌を当てる.
②手掌の上から握りこぶしで叩く.

写真6　筋性防御の有無

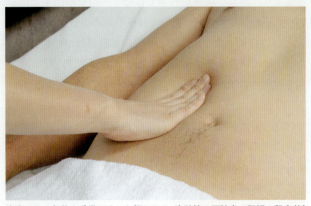

腹痛のある部位を手掌でそっと押しこみ、腹壁筋の不随意の緊張の程度（抵抗・硬直・防御）を確認する．この場合，限局した部位だけでなく，その対称部位も確認しておく．

図4　Af（心房細動）の心電図波形

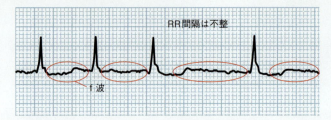

腎梗塞の患者でみられることがある．尿路結石症ではみられないため，両者の鑑別に有用．Af波形としては，f波とよばれる基線の揺れ，RR間隔不整が特徴としてみられる．

4. 触診

　急性腹症は，虫垂炎やイレウス，腹膜炎などさまざまな疾患に由来します．したがって腹部触診は，本当に尿路結石症であるかどうかを鑑別するのに必要です．

　腹部がやわらかいか，筋性防御はないか（腹壁が緊張しているか，**写真6**），ブルンベルグ徴候はないか（疼痛部位を押している状態で急に離すと疼痛が強く出る，反跳痛），さらに痛みの部位などの確認は，尿路結石症であると断定してしまう誤りを防ぐことにつながります．「尿路結石症ではないのでは？」と疑問を持ちながら観察することも大切です．

5. 尿路結石症のアセスメントと鑑別

　このように，視診・聴診・打診・触診で身体所見をとっていくと，次のようなことがわかってきます．

1）緊急性の高い心血管疾患との鑑別

　尿路結石症の痛みは腰痛というより側腹部痛で，突然起こります．痛みの性質は内臓痛で，表在性ではありません．腹部全体は平坦でやわらかく，腹膜刺激症状はありません．

　しかし「突然起こっている側腹部痛」であるため，同じような痛みを生じる緊急性の高い疾患として上腸間膜動脈解離，上腸間膜動脈閉塞症も考慮します．腹部エコーで腎盂尿管の拡張，または水腎症が認められれば，現段階として尿路結石症ということもできます．しかし，尿路結石症と大動脈解離が合併している可能性もあるので，治療中や薬剤投与の効果，さらに患者の訴えとバイタルサインの変化などを経時的に観察することが必要です．

ポイントは，「治療しているのに改善がみられない」「訴えからは改善してきているように思えるが，バイタルサインは改善しているとはいいがたい」といった場合は，尿路結石症ではなく，ほかの疾患の可能性があり得ることです．

2）婦人科疾患との鑑別

　女性であれば，下腹部痛を生じる疾患として卵巣茎捻転，子宮外妊娠，早期胎盤剥離，子宮内膜症があります．これらは腹部エコーで確認することができます．子宮外妊娠などの妊娠に関する所見は，尿検査で確認することもできます．

　それぞれが否定できれば，尿検査での潜血反応陽性，CVA叩打痛の存在，疼痛部位や発症のしかたから尿路結石症を疑うことができます．

3）腎梗塞との鑑別

　わかりづらいのは，腎梗塞です．症状は尿路結石症と類似していますが，腎梗塞は「側腹部痛」，尿路結石症は「側腹部痛で，差しこむような痛みがある」という点で若干の相違があるようです．

　また，腎梗塞ではAf（心房細動，**図4**）の出現や，単純CTで腎実質にくさび形（wedge shape）の梗塞巣を認めるといったことが鑑別のポイントとなります．

4）患者の変化を見逃さない

　鑑別診断を看護師がすることはありませんが，看護で重要なことは，経時的な観察を行い，症状が治療や看護ケアによって改善してきているか否か，また今後悪化（急激な変化）する徴候はないか，この症状は本当に尿路結石症の症状であるか（ほかの疾病の可能性はあるか）を「患者の変化」からとらえ，異変のサインを見逃さないことです．

フィジカルアセスメント＋α：尿路結石症の急性増悪

尿路結石症が急性増悪すると，どのような疾患が考えられるのでしょうか．生命を脅かす疾患としては，以下の2つがあります．

1. 腎後性腎不全

尿路結石症などに伴い，尿路通過障害のために生じる腎不全を「腎後性腎不全（図5）」といいます．

腎臓は両側にあるため，両側の水腎症または片腎の患者に生じた水腎症の場合は腎後性腎不全を生じます．水腎症とは，結石などで尿路に通過障害が生じた場合，尿流のうっ滞が生じ，結果として腎盂内圧が上昇して腎盂腎杯が拡張するものをいいます（図6）．

問題なのは，「腎機能障害を生じているかどうか」「感染性が示唆されるか」で，発見されれば治療対象となります．腎後性腎不全の長期化は腎実質の不可逆的変化を招き，腎機能障害を確定的なものにしてしまいます．

腎後性腎不全の症状として尿量減少，浮腫，体重増加，悪心，嘔吐が挙げられます．感染を伴えば，発熱を認めます．血液検査では血清クレアチニン値の上昇，尿素窒素の上昇，高カリウム血症，アシドーシス化を認めます．

2. 急性閉塞性腎盂腎炎

急性閉塞性腎盂腎炎は，重症敗血症に伴うショックや播種性血管内凝固症候群（DIC）合併など生命を脅かす状態に陥る可能性のある感染症です．

症状として，「尿路結石症に伴う症状（腹痛）」と「腎盂腎炎に伴う症状（発熱，悪寒戦慄，食欲低下）」，さらに「尿路結石症と腎盂腎炎の両方に由来する症状（悪心，嘔吐，腰背部痛）」が混在していることがあります．尿管結石症で入院してきた場合，とくに緊急入院の場合は症状が安定していないため，このような重篤な疾患を合併する場合があり注意が必要です．

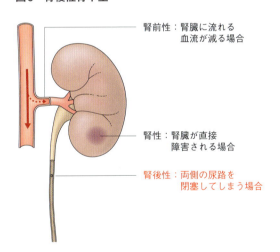

図5 腎後性腎不全

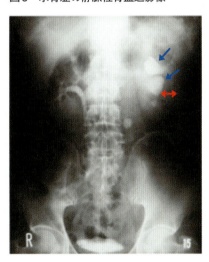

図6 水腎症の静脈性腎盂造影像

腎杯の拡張（←），腎実質の菲薄化（↔）がみられる．左側に高度の水腎症がみられる．

河野義之：水腎症．腎・泌尿器疾患ビジュアルブック．落合慈之監，p.172，学研メディカル秀潤社，2010．より転載

引用・参考文献

1) 河邊博史，村井勝：系統看護学講座 専門分野Ⅱ 成人看護学⑧ 腎・泌尿器．第13版，第3章 症状とその病態生理―G 疼痛．p.64-67，医学書院，2012．
2) 大東貴志，河邊博史，辻岡三南子：系統看護学講座 専門分野Ⅱ 成人看護学⑧ 腎・泌尿器．第13版，第5章 疾患の理解―K尿路結石症．p.176-181，医学書院，2012．
3) 有吉孝一：泌尿器科救急の実際―Ⅰ総論 4.腰痛，腹痛，下腹痛．救急医学，36(13)：1745-1749，2012．
4) 戸澤啓一：泌尿器科救急の実際―Ⅱ各論 1.上部尿路結石 1）結石疝痛．救急医学，36(13)：1750-1753，2012．
5) 田中行夫，青木重憲：急変！さあ，あなたはどうする!?．ナースビーンズ，2(10)：9-31，2000．
6) 日本救急看護学会監：外傷初期看護ガイドライン―Ⅲ 外傷初期看護総論2 初期診療理論．p.12-14，へるす出版，2007．
7) 市丸直嗣：泌尿器科救急の実際―Ⅱ各論 2.腎後性腎不全．救急医学，36(13)：1767-1771，2012．
8) 永江浩史：泌尿器科救急の実際―Ⅱ各論 1.上部尿路結石 2）急性閉塞性腎盂腎炎．救急医学，36(13)：1754-1760，2012．
9) 新垣義孝：研修医のためのER診療マニュアル(1) 症候学・鑑別診断編―25. 頻尿・排尿困難．救急医学，36(3)：357-360，2012．

DIC：disseminated intravascular coagulation，播種性血管内凝固症候群

Part1 疾患別フィジカルアセスメント

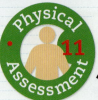

深部静脈血栓症(DVT) 肺血栓塞栓症(PTE)

丹羽由美子（愛知医科大学病院 高度救命救急センター救急外来 救急看護認定看護師）

深部静脈血栓症（DVT）とは，静脈血栓塞栓症（VTE）のうちの1つで，筋膜下の深部静脈に発生した静脈血栓症をいいます．血栓性閉塞により静脈還流障害をきたします（図1）．

骨盤・下肢静脈での発生頻度が高く，なかでも下腿のヒラメ筋内の静脈が初発部位であることが多いといわれています．DVTは死亡率の高い肺血栓塞栓症（PTE）に関連があり，急性期の診断・治療が予後に影響するため，DVTの発生を予防することが重要です．

血栓形成の3大成因である「血流の停滞」「血管内壁の損傷」「血液凝固能の亢進」（ウィルヒョウの3徴とよばれる，表1）とDVTの危険因子（p.86，表2）を把握し，症状・徴候の出現や変化にいち早く気づき，適切な対応ができるよう心がけましょう．

図1　静脈還流障害とDVT

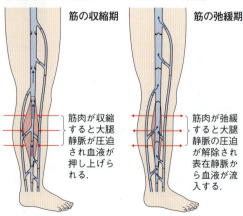

DVT：deep venous thrombosis，深部静脈血栓症　　VTE：venous thromboembolism，静脈血栓塞栓症　　PTE：pulmonary thromboembolism，肺血栓塞栓症

DVTの患者に接することになったら　まずはおさえておきたい基礎知識

1. 症状

DVTの主要な症状は，血栓により静脈還流障害が起きることで現れます．下肢症状として，「浮腫」「疼痛」「腫脹」「皮膚の変色」「緊満感」「倦怠感」があります．通常は片側（解剖学的に左側が多い）に症状が現れるため，左右差をみることが重要です（p.87，図3）．

症状が現れる部位として，膝窩静脈より中枢側（中枢型・腸骨型）と末梢側（末梢型）で病型分類され，下肢全体の腫脹などが認められれば，中枢側の塞栓が疑われます．

中枢型では3大症候として「腫脹」「疼痛」「色調変化」があり，重症度では有痛性白股腫，有痛性青股腫，静脈性壊死があります．一方，末梢型での主な症候は「疼痛」ですが，無症状のことが多いため診断が困難となります．

2. 診断

常に肺血栓塞栓症（PTE）を念頭に置き，診断・治療が選択されます．

急性期では，①血栓，②病型，③塞栓源，④重症度の4つの判定を考慮し診断を進めます．典型的症状を呈した中枢型ではスムーズな診断が可能となりますが，末梢型では診断が困難な場合が多く，問診や危険因子から急性期での疑診断が重要となります（p.86，表3）．

Dダイマーの異常値は，DVT急性期の可能性が高いと言えますが，確定診断にはならないため，画像診断を追加します．また，正常値では急性期を除外できますが，慢性期は除外できません．問診・視診により疑診断が強い場合には，直接確定診断できる画像検査（静脈エコー，造影CT・MRV，静脈造影）を行います．

表1　血栓形成・肺血栓塞栓症（PTE）の危険因子：ウィルヒョウの3徴

	後天性因子	先天性因子
血流停滞	長期臥床 肥満 妊娠 心肺疾患（うっ血性心不全，慢性肺性心など） 全身麻酔 下肢麻痺 下肢ギプス包帯固定 下肢静脈瘤	
血管内皮障害	各種手術 外傷，骨折 中心静脈カテーテル留置 カテーテル検査・治療 血管炎 抗リン脂質抗体症候群 高ホモシステイン血症	高ホモシステイン血症
血液凝固能亢進	悪性腫瘍 妊娠 各種手術，外傷，骨折 熱傷 薬物（経口避妊薬，エストロゲン製剤など） 感染症 ネフローゼ症候群 炎症性腸疾患 骨髄増殖性疾患，多血症 発作性夜間血色素尿症 抗リン脂質抗体症候群 脱水	アンチトロンビン欠乏症 プロテインC欠乏症 プロテインS欠乏症 プラスミノゲン異常症 異常フィブリノゲン血症 組織プラスミノゲン活性化因子インヒビター増加 トロンボモジュリン異常 活性化プロテインC抵抗性（Factor V Leiden*） プロトロンビン遺伝子変異（G20210A）* ＊日本では認められていない

文献1）より引用

MRV：magnetic resonance venography，MR静脈造影

3. 治療

DVTの治療目標は，「①血栓症の進展や再発予防」「②PTEの予防」「③早期，晩期後遺症の軽減」です．これらの治療目標のもと，臨床的重症度や経過を考慮して，薬物療法を基盤にカテーテル治療，下大静脈フィルター，外科的血栓摘除（図2），理学療法などによる治療が進められます．

すでに血栓が生じている状態であれば，DVTの予防法である足関節運動や間欠的空気圧迫法・弾性ストッキングの着用は，血栓の遊離を招きPTE発症の危険があるため慎重に行わなければなりません（写真1）．膝窩静脈より中枢側のDVTの場合，間欠的空気圧迫法の使用は禁忌となります．

表2 深部静脈血栓症（DVT）の危険因子

事項	危険因子
背景	加齢 長時間座位：旅行，災害時
病態	外傷：下肢骨折，下肢麻痺，脊椎損傷 悪性腫瘍 先天性凝固亢進：凝固抑制因子欠乏症 後天性凝固亢進：手術後 心不全 炎症性腸疾患，抗リン脂質抗体症候群，血管炎 下肢静脈瘤 脱水・多血症 肥満，妊娠・産後 先天性iliac bandやweb，腸骨動脈によるiliac compression 静脈血栓塞栓症既往：静脈血栓症・肺血栓塞栓症
治療	手術：整形外科，脳外科，腹部外科 薬物服用：女性ホルモン，止血薬，ステロイド カテーテル検査・治療 長期臥床：重症管理，術後管理，脳血管障害

文献1）より引用

表3 静脈血栓塞栓症（PTE）の付加的な危険因子の強度

危険因子の強度	危険因子
弱い	肥満 エストロゲン治療 下肢静脈瘤
中等度	高齢 長期臥床 うっ血性心不全 呼吸不全 悪性疾患 中心静脈カテーテル留置 癌化学療法 重症感染症
強い	静脈血栓塞栓症の既往 血栓性素因* 下肢麻痺 ギプスによる下肢固定

＊アンチトロンビン欠乏症，プロテインC/S欠乏症，抗リン脂質抗体症候群など

文献1）より引用

図2 血栓摘出術

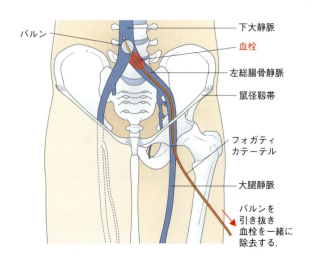

図2 血栓摘出術

写真1 フットポンプによるDVTの予防

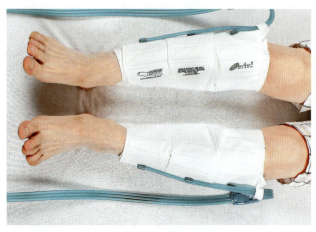

すでに血栓が生じている場合は，間欠的空気圧迫法などの予防法により血栓の遊離を招く可能性があるため，治療方針を確認し，慎重に行う．

経過でみる悪化のサイン

問診……… 自覚症状（浮腫，疼痛，腫脹，皮膚の変色，緊満感，倦怠感）の有無と変化の確認

視診……… 浮腫の確認（局所だけでなく顔面を含めた全体も観察），皮膚所見の確認（色素沈着，毛細血管拡張，静脈拡張，びらん，潰瘍，出血斑の有無）

触診……… 皮膚所見の確認（乾燥・湿潤・熱感・緊満感，硬化），圧痕浮腫の有無の確認，疼痛の有無の確認（ホーマンズ徴候，ローウェンベルグ徴候）

検査所見……… Dダイマー，PT-INR，画像検査（静脈エコー，造影CT・MRV，静脈造影）

1. 問診

下肢症状である「浮腫」「疼痛」「腫脹」「皮膚の変色」「緊満感」「倦怠感」などの自覚症状とその変化を確認します．DVTの既往はPTE発症のリスクを高めるため，主要症状の出現には注意を要します．

2. 視診

視診は，全体から局所に進め，左右対称性も確認します（写真3）．

浮腫は，顔面や上肢に出現していないかも見ましょう．循環器系疾患による浮腫は全身性に出現しますが，DVTによる浮腫は局所性・片側性（多くは左側，図3）に出現する

写真3　DVTの視診

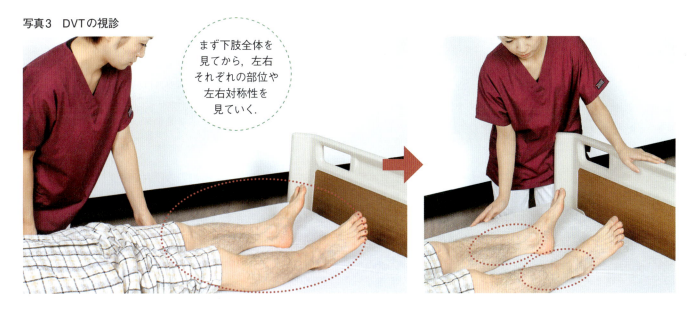

まず下肢全体を見てから，左右それぞれの部位や左右対称性を見ていく．

図3　解剖学的特徴からみるDVTの発生部位の予測

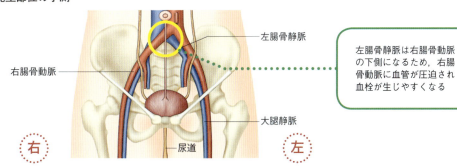

DVTによる浮腫は局所性・片側性（多くは左側）にあらわれることが多く，自覚症状がない場合の予測に有用である

左腸骨静脈は右腸骨動脈の下側になるため，右腸骨動脈に血管が圧迫され血栓が生じやすくなる

写真4　下肢周囲径の計測

足首の最も細いところの計測

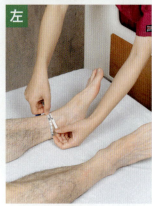
左

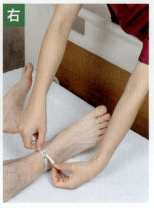
右

ふくらはぎの最も太いところの計測

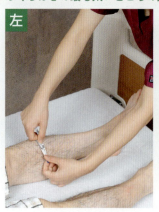
左

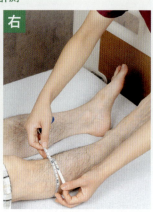
右

- 下肢の左右差をメジャーで計測し，左右差をみる．
- 足首で1cm，ふくらはぎで2cm以上の左右の外周差は浮腫を示唆する．
- 計測部位は，前足部，足首の最も細いところ，ふくらはぎの最も太いところ，膝を伸展した状態での膝蓋上部の左右4か所で行う．

図4　圧痕浮腫の有無の確認

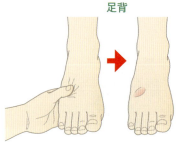
足背

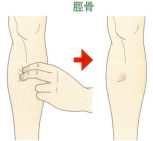
脛骨

両側の足背や内果後方，脛骨を5秒間，母指でしっかり，かつていねいに押し，その際の圧痕を確認する．表面が窪んでいるようであれば，浮腫を考える．

表5　浮腫の程度

レベル		所見
1+	軽度	わずかに圧痕を認める．明らかな下肢の腫脹は認められない
2+	↕	中等度の圧痕を認めるが，圧痕はすぐに消失する
3+	↕	深い圧痕を認め，短時間続く．下肢の主張が見られる
4+	重度	非常に深い圧痕を認め，長時間続く．下肢は非常に腫脹している

ことが多く，自覚症状がない場合に予測することができます．

　下肢の腫脹や浮腫がある場合，その徴候の部位により，血栓の部位を推測することができます．下肢の左右差は目視と下肢周囲径をメジャーで計測します（写真4）．計測部位は前足部，足首の最も細いところ，ふくらはぎの最も太いところ，膝を伸展した状態での膝蓋上部の左右4か所を計測し比較します．足首で1cm，ふくらはぎで2cm以上の左右の外周差は浮腫を示唆します．

　皮膚の状態は，色素沈着・毛細血管拡張・静脈拡張・びらん・潰瘍・出血斑をみていきます．立位が可能な場合は，臥位と立位での違いも含めて観察するとよいでしょう．

3. 触診

　皮膚状態の触診では，乾燥・湿潤・熱感・緊満感，硬化を確認します．

　圧痕浮腫（pitting edema）の有無を確認します（図4，表5）．両側の足背や内果後方，脛骨を5秒間，母指でしっかり，かつていねいに押し，その際の圧痕を確認します．

　疼痛の確認方法として，ホーマンズ徴候やローウェンベルグ徴候があります．

　ホーマンズ徴候は臥位にて下肢を伸展した状態で，軽く膝を押さえて足関節を背屈させます．そのときに下腿の腓腹部に疼痛を生じたら「陽性」とします（写真5）．

　ローウェンベルグ徴候は，下腿に血圧測定用のカフを巻き，加圧します．100〜150mmHgの圧迫で疼痛が生じたら「陽性」とします（図5）．

4. DVT予防と日々のアセスメント

　DVTはリスクアセスメントを行い，予防することが最も重要です．リスクアセスメントは個々のリスクレベルから適正な予防策が考慮されること，DVT発症を早期に発見するための症状・徴候については先述のとおりです．

　DVT予防の介入には，早期離床や弾性ストッキング着用，薬物投与あるいは静脈フィルターの留置があります．

写真5　ホーマンズ徴候の確認

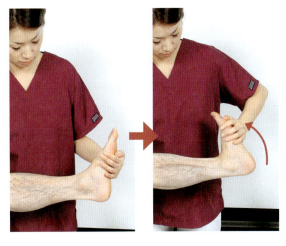

臥位にて下肢を伸展した状態で，軽く膝を押さえて足関節を背屈させる．そのときに下腿の腓腹部に疼痛を生じたら「陽性」とする．

図5　ローウェンベルグ徴候の確認

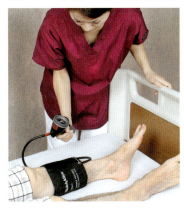

下腿に血圧測定用のカフを巻き，加圧する．100～150mmHgの圧迫で疼痛が生じたら「陽性」とする．

看護師がかかわることの多い弾性ストッキング着用に際して，準備・着用時・経過観察の注意点を，以下にまとめます．

弾性ストッキング着用は，「基本的に24時間継続して，リスクがなくなるまで履かせます．しかし，汚れを生じる，かぶれや湿疹を生じる場合もあるので，1日2回程度はずし，確認します」[2]とされています．

対象となる患者の症状によっては，24時間継続して着用する必要があっても，低栄養状態やるい瘦，浮腫などさまざまな患者側にもリスクがあります．そのため，着用による合併症の予防も欠かせません．

1）準備（物品の選択）

弾性ストッキングは，サイジングにより適切なサイズのものを選択します．サイジングでは，メーカーにより，ふくらはぎ優先のものと，足首優先のものがあります．

2）施行（着用）

着用前は，下肢の観察をします．循環障害の有無や皮膚の状態，浮腫，外反母趾などの骨突出部を観察しておきましょう．皮膚が乾燥している場合は，保湿剤などを塗布しておくことで，かゆみを和らげることができます．

着用の開始時期については，整形外科・腹部・婦人科などリスクレベルの高い領域の手術前では，救急外来など，早期からの着用を推進している施設もあります．

3）観察と評価

●循環障害や皮膚障害の有無を確認

着用中は，弾性ストッキングの状態と下肢の状態を経時的に観察します．

適切なサイズのストッキングを着用していても，わずかなシワやまくれ上がりによる局所の圧迫で，思わぬ皮膚障害を引き起こすことがあります．弾性ストッキングのシワ・よじれ，上部の丸まり・くい込み，モニターホールから足先が出ていないか，などのほか，下肢の循環障害や皮膚障害として発赤・びらん・皮下出血・しびれ・かゆみなどの観察を1～2時間ごとに行います．

また，1日に1～2回は除圧し，下肢全体の観察を行いましょう．「各勤務帯で1回（おおむね8時間ごと）」「勤務交代時にダブルチェックして除圧時の観察をする」など，施設ごとに基準も工夫されていることでしょう．

●間欠的空気圧迫法（IPC）の合併症

間欠的空気圧迫法の合併症として，腓骨神経麻痺，区画症候群（コンパートメント症候群）があり，低栄養状態や砕石位での手術に多いとされる[2]ので，フットポンプの圧迫が腓骨小頭に当たっていないか，下垂足を呈していないかなどの観察が必要です．

*

近年，多くの施設で弾性ストッキングやフットポンプ，薬剤投与など，リスクレベルと個々のリスクファクターを考慮した予防策が講じられています．観察項目や観察頻度の基準はおおむね同様ですが，継続した着用と，適切かつ適宜の観察はどちらも重要であるため，患者個々の状況を加味した対応が求められます．

今後，各施設での取り組みや実践報告，あるいは，はからずも皮膚障害をきたしてしまった事例の検証を重ね，DVT予防のためのケアの標準化が期待されます．

IPC：intermittent pneumatic compression，間欠的空気圧迫法

フィジカルアセスメント＋α：DVTの鑑別診断とPTEの察知

1. DVTの主要症状における鑑別診断

1）浮腫の鑑別

DVTの主要症状である下肢の浮腫は，リンパ浮腫や心不全などによる全身性浮腫との鑑別が必要です．DVTによる浮腫は，急激に発症し，皮膚の色調変化（赤紫色）や疼痛を認めますが，リンパ浮腫や全身性浮腫による浮腫は緩徐に発症し，また皮膚の色調変化や疼痛も認めないことが多いです．

2）皮膚の色調変化の鑑別

大腿部や下腿部に認められる赤紫色の皮膚の色調変化は，中枢型DVTを疑いますが，感染（リンパ管炎や蜂窩織炎）も考慮する必要があります．色調変化が立位や下垂位で明瞭となり，挙上で改善される場合は，DVTを疑います．

3）疼痛の鑑別

大腿部や下腿に自発痛や静脈性跛行を呈する場合には，中枢型DVTを疑います．下腿部痛だけの場合には末梢型を疑いますが，筋断裂や筋内出血などの外傷との鑑別が必要となります．

2. PTEを常に疑う

1）PTEのハイリスク要因

PTEは心筋梗塞よりも死亡率が高く，死亡例の40％以上が発症早期（1時間以内）の突然死であるといわれています．そのため，PTE発症やその原因となるDVTは予防への取り組みが重要です．

表6　各領域の静脈血栓塞栓症のリスクの階層化

リスクレベル	一般外科・泌尿器科・婦人科手術	整形外科手術	産科領域
低リスク	60歳未満の非大手術 40歳未満の大手術	上肢の手術	正常分娩
中リスク	60歳以上，あるいは危険因子のある非大手術 40歳以上，あるいは危険因子がある大手術	腸骨からの採骨や下肢からの神経や皮膚の採取を伴う上肢手術 脊椎手術 脊椎・脊髄損傷 下肢手術 大腿骨遠位部以下の単独外傷	帝王切開術（高リスク以外）
高リスク	40歳以上の癌の大手術	人工股関節置換術・人工膝関節置換術・股関節骨折手術（大腿骨骨幹部を含む） 骨盤骨切り術（キアリ骨盤骨切り術や寛骨臼回転骨切り術など） 下肢手術にVTEの付加的な危険因子が合併する場合 下肢悪性腫瘍手術 重度外傷（多発外傷）・骨盤骨折	高齢肥満妊婦の帝王切開術 静脈血栓塞栓症の既往あるいは血栓性素因の経腟分娩
最高リスク	静脈血栓塞栓症の既往あるいは血栓性素因のある大手術	「高リスク」の手術を受ける患者に静脈血栓塞栓症の既往あるいは血栓性素因の存在がある場合	静脈血栓塞栓症の既往あるいは血栓性素因の帝王切開術

＊総合的なリスクレベルは予防の対象となる処置や疾患のリスクに，付加的な危険因子を加味して決定される．例えば，強い付加的な危険因子を持つ場合にはリスクレベルを1段階上げるべきであり，弱い付加的な危険因子の場合でも複数個重なればリスクレベルを上げることを考慮する．

＊リスクを高める付加的な危険因子：血栓性素因，静脈血栓塞栓症の既往，悪性疾患，癌化学療法，重症感染症，中心静脈カテーテル留置，長期臥床，下肢麻痺，下肢ギプス固定，ホルモン療法，肥満，静脈瘤など（血栓性素因：主にアンチトロンビン欠乏症，プロテインC/S欠乏症，抗リン脂質抗体症候群を示す）

＊大手術の厳密な定義はないが，すべての腹部手術あるいはその他の45分以上要する手術を大手術の基本とし，麻酔法，出血量，輸血量，手術時間などを参考として総合的に評価する．

文献1）より引用

表7 PTEの主要症状（呼吸困難・胸痛）に関連する疾患

呼吸困難	気道閉塞，急性喉頭蓋炎，アナフィラキシーショック，気管支喘息，気胸（緊張性・自然），肺炎，ARDS，COPD，肺塞栓，肺挫傷，気管支損傷，心不全，心筋梗塞，脳血管障害，ギラン・バレー症候群，発熱，甲状腺機能亢進症，貧血，過換気症候群，など
胸痛	心筋梗塞，狭心症，心筋炎，心膜炎，不整脈，気胸（緊張性・自然），肺炎，肺塞栓，縦隔気腫，横隔膜ヘルニア，急性大動脈解離，帯状疱疹，肋骨骨折，肋間神経痛，食道異物，食道破裂，食道炎，胃・十二指腸潰瘍，不安神経症，過換気症候群，など

　すでにDVTを発症していること自体が，PTE発症のハイリスク状態といえます．突然の呼吸困難や胸痛を訴えた場合は，まずPTEを疑い対応しましょう．頻呼吸，頻脈もよくみられる徴候です．反面，腹痛，背部痛，発熱，咳，喘鳴，動悸，失神など非典型的症状を示すなど，疑わなければ診断がつかないともいわれるやっかいな疾患でもあります．

　DVTの既往のほか，術後症例に多く発症することが知られていますが，とくに消化器外科や産婦人科，整形外科領域の手術では，リスクレベルから危険因子の強度を把握しておくこともアセスメントの一助になります（表6）．

　高齢患者の多い内科領域でも急性心筋梗塞，呼吸不全，重症感染症，炎症性腸疾患などは中リスク，下肢麻痺を伴う脳卒中，うっ血性心不全は高リスクとしてとらえることが重要です．

2）PTEと他疾患の鑑別

　主要症状である呼吸困難・胸痛に関連する疾患は多岐にわたります．その中で常にPTEを疑いつつ，除外診断，鑑別診断することが求められます（表7）．胸痛を主訴とする，見逃してはいけない重篤疾患（critical disease）に，急性冠症候群（ACS），大動脈解離，肺塞栓症，緊張性気胸，特発性食道破裂があります．

　PTE発症では，症状の違いで閉塞部位を予測できる場合があります．広範囲閉塞では，呼吸困難，失神，チアノーゼ，ショック，頻脈，冷汗を呈し，末梢性閉塞では胸痛，血痰がみられることがあります．

*

　私たち看護師は，目の前の症状や徴候に対応していかなければなりません．さまざまな症状・徴候に対して，さらに必要な情報収集を進め，迅速かつ的確なアセスメントが求められます．また，判断したことを共有し，必要に応じて医師に報告することも看護師の重要な役割といえます．

　看護師が感じる「何か変」「嫌な感じ」は，患者のアラーミングサインであることが多いといわれます．それらの感覚に敏感になり，原因のはっきりしない嘔気，嘔吐，発汗，顔色不良，落ち着きのなさ，せん妄などが重症疾患のあらわれになることを知っておきましょう．

　バイタルサインでは，「頻呼吸」が重症化の最初の徴候になりやすいといわれます．日々のバイタルサイン測定での気づきを大切にしましょう．

引用・参考文献
1) 日本循環器学会ほか編：循環器病の診断と治療に関するガイドライン（2008年度合同研究班報告）　肺血栓塞栓症および深部静脈血栓症の診断，治療，予防に関するガイドライン（2009年改訂版），2009．
2) 平井正文，岩井武尚編：新 弾性ストッキング・コンダクター 静脈疾患・リンパ浮腫における圧迫療法の基礎と臨床応用．へるす出版，2010．
3) 太田覚史：深部静脈血栓症／肺塞栓症・肺梗塞．Medicina，48(11)：108-111，2011．
4) 岡元和文編著：肺血栓塞栓症の予防と治療指針，救急・集中治療ガイドライン—最新の診療指針—2010-'11．p.257-261，総合医学社，2010．
5) 太田覚史編：特集ナースが防ぐ！深部静脈血栓症（DVT）：深部静脈血栓症（DVT）と肺血栓塞栓症（PTE）の最新知識と"守りたいこと"．Expert Nurse，29(3)：34-61，2013．
6) 辻野麻里子：特集 がん副作用対策 ナースの力の発揮しどころ！ 4大皮膚障害への対応．Expert Nurse，29(9)：94-101，2013．

Part1 疾患別フィジカルアセスメント

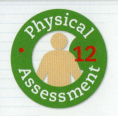

気 胸

増山純二(長崎みなとメディカルセンター市民病院 救急部 救急看護認定看護師)

　気胸は，大きく自然気胸，外傷性気胸，医原性気胸に分けられます．
　自然気胸には，ブラ・ブレブの破裂(図1)による原発性気胸，基礎疾患(COPDなど)に伴う気胸として続発性気胸があります．外傷性気胸は交通事故や鈍的外傷によって引き起こされる気胸，医原性気胸とは，中心静脈カテーテル挿入時など医療行為に伴う偶発的アクシデントによって引き起こされる気胸です．
　気胸の発生機序は，臓側胸膜，または壁側胸膜が破れ，胸腔(臓側胸膜と壁側胸膜の間)に空気が貯留し，肺が虚脱することで起こります(図2)．
　気胸が原因で悪化すると緊張性気胸(図3)に陥ります．その病態は，気胸が起こった際に，損傷部のチェックバルブ現象によって空気が胸腔内に流入し，排出できない状態となります．患側の肺は虚脱し，さらに縦隔や心臓は対側に移動するため，健側肺も圧迫され換気障害が生じます．また，損傷側の胸腔内圧が上昇し，静脈還流が障害され閉塞性ショックに陥るため，最も緊急度の高い病態でもあります．

図1　気胸の発生機序

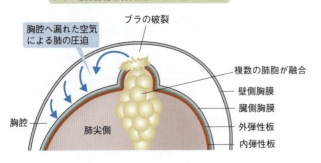
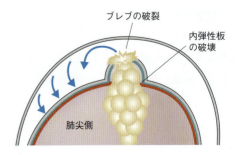

気胸の患者に接することになったら　まずはおさえておきたい基礎知識

1. 症状

自然気胸は，20歳前後，長身，やせ形の男性，もしくはCOPD患者に多いといわれ，突然の胸痛や呼吸困難が主症状としてみられます．

胸痛については，発症初期には肩や鎖骨辺りへの違和感の出現，気胸側の胸痛や背中への鈍痛がみられることがあります．その他に，頻脈，動悸，咳などがみられます．肺胞呼吸音の低下や，打診による鼓音を認め，気胸の重症度が高い場合は触診において皮下気腫を認めます．

2. 診断と治療

胸部X線検査で，肺血管影のみられない透過性の亢進した所見を認めた場合に診断されます．

気胸の重症度分類（表1）では，胸部X線検査で肺尖が鎖骨より上にあり，肺の虚脱が軽微なものを軽度気胸といいます．胸部X線検査で肺尖が鎖骨より下にあり，軽度・高度の中間程度の虚脱が起こっているものを中等度気胸といい，胸部X線検査で肺が完全虚脱しているものを重度気胸といいます．

治療として，軽度または無症状の気胸では安静を保ち，酸素投与を行います．中等度以上の気胸には胸腔ドレナージが施行されます．また，胸腔ドレナージで治療が困難な場合や再発の気胸には，脱気（図4）や胸腔鏡下手術適応となります．

緊張性気胸は緊急度が高く，胸部X線撮影を行う時間がないほど切迫された状態であるため，身体所見で診断する必要があります．また，胸腔穿刺，胸腔ドレナージを施行しなければなりません．

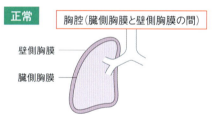

図2　肺の正常と気胸

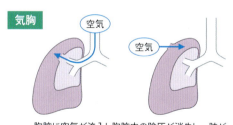

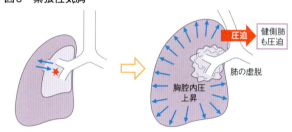

図3　緊張性気胸

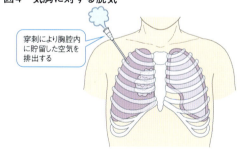

図4　気胸に対する脱気

表1　気胸の重症度分類

重症度	気胸の程度	治療
軽度	胸部X線検査で肺尖が鎖骨より上にあり，肺の虚脱が軽微なもの	酸素投与・安静
中等度	胸部X線検査で肺尖が鎖骨より下にあるもの，軽度，高度の中間程度の虚脱が起こっているもの	胸腔ドレナージ＊胸腔ドレナージで治療が困難な場合や再発の気胸については，胸腔鏡下手術適応
高度	重度気胸では，胸部X線検査で，肺が完全虚脱しているもの	

COPD：chronic obstructive pulmonary disease，慢性閉塞性肺疾患

第一印象からわかること

第一印象の観察の目的は，症状の原因を探ることではなく，緊急度を把握することです．そのためには時間をかけず，生命維持機能状態(意識レベル・気道・呼吸・循環・体温)を把握する必要があります．気道については発声の有無，呼吸については表情，姿勢，努力呼吸の有無，呼吸回数を観察し，循環においてはショック症状，そして意識レベルを観察していきます．

気胸の急性増悪として呼吸，循環障害が起こることがあるため，第一印象として呼吸，循環の観察は重要です．以下，その2点に焦点をあて解説します．

1. 呼吸の観察

1) 呼吸回数

低酸素血症をきたすと，末梢化学受容体が反応し呼吸が促進され，頻呼吸がみられます．

2) 努力呼吸／呼吸補助筋の使用(写真1)

不足した酸素を取り入れるために，通常使う横隔膜や外肋間筋とともに，胸鎖乳突筋や内肋間筋，腹筋などの呼吸補助筋を使用します．その際，胸郭や肩が大きく動くため，呼吸補助筋とともにそれらも観察します．

3) チアノーゼの有無

患者の指先や唇の色を観察し，チアノーゼの有無を確認します．

酸素が乏しい血液の色は暗赤色となります．唇や爪は血液が透けて見えるので通常は赤色を呈していますが，酸素不足になると，皮膚の色を通して紫色に見えます．その状態がチアノーゼです．

2. 循環(ショック状態)の観察：脈拍の触知・皮膚湿潤冷感・頻呼吸・意識障害など

緊張性気胸により循環不全をきたします．心拍出量が低下することにより，交感神経が刺激され，カテコラミンが増加し，頻脈，末梢血管収縮が起こり，皮膚湿潤，冷感がみられます．

3. 緊張性気胸の観察(呼吸・循環障害の観察)：胸郭膨隆・呼吸音減弱(消失)・皮下気腫・気管偏位・頸静脈怒張・呼吸補助筋の使用

緊張性気胸の原因で最も多いのは自然気胸です．そのため，自然気胸の急性増悪として，緊張性気胸を常に念頭に置いて観察しておく必要があります．循環障害，呼吸障害の観察が重要です．

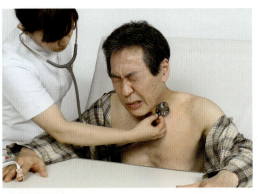

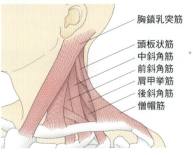

胸鎖乳突筋
頭板状筋
中斜角筋
前斜角筋
肩甲挙筋
後斜角筋
僧帽筋

写真1　努力呼吸／呼吸補助筋の使用

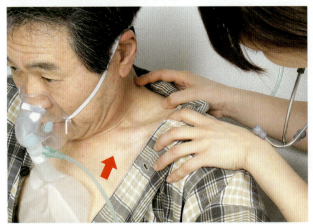

努力呼吸として肩や胸郭を大きく動かしたり，胸鎖乳突筋などの呼吸補助筋の使用が見られるため，注意深く観察する必要がある．

経過でみる悪化のサイン

視診 ……… 胸痛の部位，呼吸回数・呼吸パターンの観察，努力呼吸・シーソー呼吸・陥没呼吸の有無，呼吸補助筋の使用，頸静脈怒張の有無

触診 ……… 頸部の触診（皮下気腫の有無），胸部の触診（皮下気腫の有無や程度，胸郭の拡張，触覚振盪音の左右差・増悪の有無）

打診 ……… 鼓音の有無，左右差の確認

聴診 ……… 呼吸音の左右差，減弱，消失の有無，胸腔ドレナージ後の水泡音の有無

検査所見 ……… 胸部X線，胸部CT

　第一印象で緊急度が低いと判断した場合は，「呼吸困難もしくは胸痛」（写真2）の訴えに焦点をあて，頸部，胸部を中心に観察していきます．

1. 視診

　第一印象と同様，呼吸回数，呼吸パターンの観察を行います．努力呼吸，上気道閉塞時にはシーソー呼吸，陥没呼吸がみられます．呼吸補助筋の使用（写真1，p.94参照）の観察と同時に頸静脈怒張（写真3）の観察を行います．

　胸痛を訴えている場合には，その痛みが右側なのか，左側なのかを患者に確認します（写真4）．

写真3　頸静脈怒張

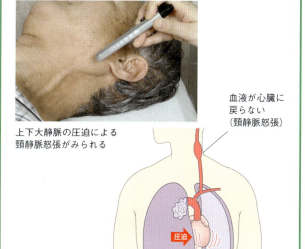

上下大静脈の圧迫による頸静脈怒張がみられる

血液が心臓に戻らない（頸静脈怒張）

圧迫

写真2　胸痛のアセスメント
自然気胸の主な症状として胸痛と呼吸困難が挙げられる．

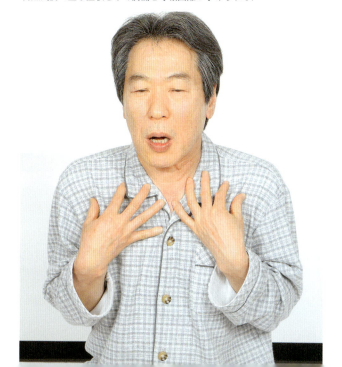

写真4　痛みの左右確認

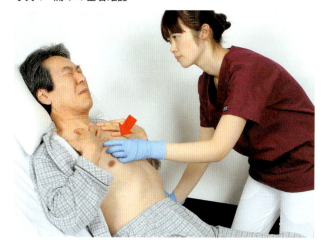

胸の痛みが右側か，左側かを患者に問診しながら，位置を指で示して（➡）確認する．

2. 触診

頸部から胸部にかけての触診により，左右どちらの胸腔内に気胸が存在するかを確認します．このとき，胸の挙上の左右差を確認します（**写真5**）．

胸部でも気胸の増悪時には，皮下気腫（**写真6**）の出現や拡大の観察が重要であり，また，胸郭の拡張（**写真7**）や触覚振盪音の左右差の増悪の観察も必要です．

写真5　胸の上がりの確認

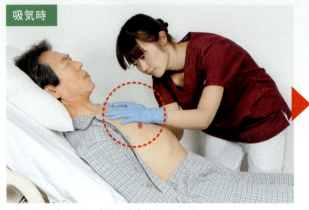 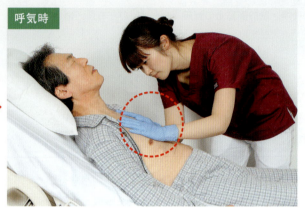

胸部に軽く触れ，胸の挙上の左右差を確認する

写真6　皮下気腫の確認

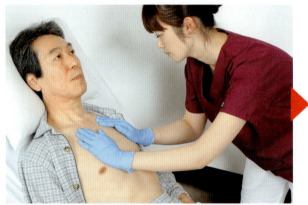 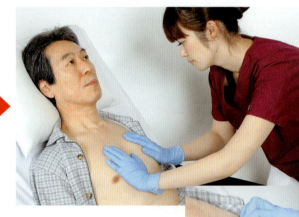

両手の指の腹で，握雪感（プチプチ感）の有無を観察する

写真7　胸郭の拡張・左右差の確認

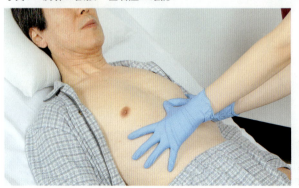

前胸部，側胸部に対し肋骨を包み込むように触診する．患者に深呼吸をしてもらい左右差を確認する．

3. 打診

気胸の増悪のことを考え，鼓音の有無を確認します．打診の方法は肋間部で行い，肺尖部（鎖骨上部）から打診音に左右差がないか聴きながら，肺底部まで観察します．背部の打診では，肩甲骨線上の肋骨間を左右差がないか確認します（**写真9**）．

打診時の体位は坐位で行うほうが望ましいですが，患者の全身状態に合わせて行う必要があります．坐位では空気が肺尖部辺りに貯留するため，その部位で鼓音が聴取されます．

4. 聴診

呼吸音の聴取方法は，周囲が静かな環境で行い，チェストピースは膜型を使用します．左右交互に対称的に聴取し（**写真10**），1か所で1呼吸以上は聴取します．また，視診での胸郭の動きや触診，打診の身体所見を統合させながら呼吸音を聴取していきます．

気胸の観察として，呼吸音の左右差の確認は重要であり，呼吸音の減弱，もしくは消失することもあるため，日ごろから注意深く観察しておく必要があります．そうすることで，気胸の増悪の発見につなげることができます．

また，胸腔ドレナージ後に，急速な肺の再膨張により肺の毛細血管透過性が亢進し，再膨張性肺水腫をきたすことがあります．呼吸困難，咳嗽が認められ，同時に呼吸音では断続性副雑音（水泡音）が聴取されます．そのため，呼吸音の異常や副雑音の観察も重要です．

写真9　打診部位と打診の順序

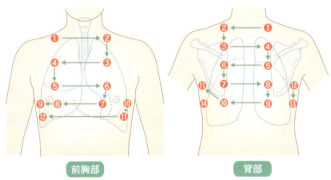

前胸部　　　背部

共鳴音は正常な肺野で聴かれる（トントン）．鼓音は気胸のときに聴かれる（ポンポン）．濁音は血胸や臓器が胸壁の下にあるときに聴かれる（ドンドン）．

写真10　聴診部位と聴診の順序

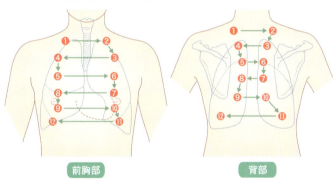

前胸部　　　背部

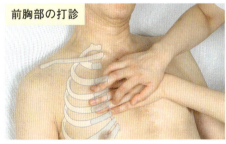

前胸部の打診

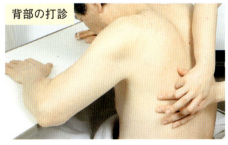

背部の打診

打診は肋間部で行い，肺尖部から肺底部まで左右対称に行う．坐位で行うことが望ましい．患者の状態によっては臥位となることもあるが，可能な範囲でヘッドアップする．

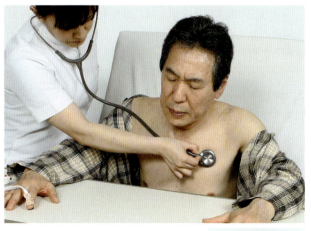

チェストピースの膜面

フィジカルアセスメント＋α：気胸の急性増悪

1. 呼吸困難の発生機序から急変を見抜く：「酸素飽和度は低下していないけれど呼吸困難」に注意！

呼吸困難を訴えたときは，パルスオキシメータの装着による酸素飽和度の測定値が緊急度の判断指標の1つとなります．

たとえば，酸素飽和度が90％以下であれば低酸素血症と考え，医師に報告します．このときの呼吸困難の発生機序は，末梢化学受容器が低酸素血症を感知して大脳が呼吸困難を認知します．これは，呼吸困難の発生機序と呼吸不全の病態のアセスメントが同一であるため，患者の急変を見落とすことがありません．

しかし，患者が呼吸困難を訴えていても，酸素飽和度は低下していない場合があります．そんなとき，「酸素化は問題ありませんから，大丈夫ですよ」と患者に声をかけたことはありませんか？　その結果，実際には数時間後に患者が急変する可能性があります．それは，呼吸困難の発生機序のアセスメントを行わず，呼吸不全のアセスメントだけを考えた場合に起こり得るピットフォールです．

呼吸困難の発生機序（図4）として関与する受容器は，前述の化学受容器，気道や肺に多くみられる迷走神経受容器，胸壁（呼吸筋，腱，肋骨）受容器，上気道受容器があります．これらの受容器に変化を生じたときに低酸素血症に陥らなくとも，呼吸困難を大脳が認知します．

つまり，低酸素血症を招く前に急変を防ぐためには，呼吸困難の発生機序の視点を持ってフィジカルアセスメントを行う必要があります．

2. 胸腔ドレーンの観察のポイント

1) 皮下気腫の増加

皮下気腫の増加は，気胸の急性増悪を考えます．胸腔ドレーンの効果がなくなっていることをアセスメントする必要があります．

原因として，ドレーンのねじれ，屈曲，また胸部X線画像上で胸腔内でのドレーンの閉塞，ドレーンの留置位置の不良，ドレーンの側孔が筋層や皮下へ留置されている場合があります．肺瘻（肺からの空気漏れ）が増悪した可能性も考慮し，観察しなければなりません．

2) 胸腔ドレーンからのエアリークが強い

エアリークが強くなっていることを確認した場合，まず，ドレーンを一時的にクランプしましょう．

エアリークが止まれば肺瘻が広がる，もしくは新たな肺瘻がつくられている可能性があります．エアリークが止まらない場合はドレーントラブルとして原因を探る必要があります．原因としては，ドレーンの接続部や刺入部からの空気の吸い込みの可能性，また，水封部の水不足，回路の破損などを考えます．

図4　呼吸困難の発生機序

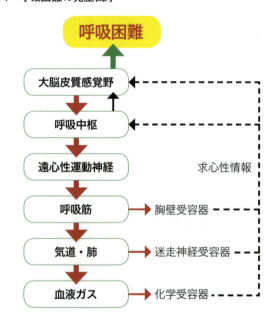

引用・参考文献

1) 佐藤憲明監，白川睦美：COPD（慢性閉塞性肺疾患）．月刊ナーシング，33(6)：86-93，2013．
2) 医療情報科学研究所編，滝澤始監：病気がみえる vol.4，呼吸器．第2版，p.238-243，メディックメディア，2013．
3) 西野卓：呼吸困難の発生機序と治療に関する研究．麻酔，60巻（増刊）：S170-S176，2011．
4) 西野卓：呼吸困難の生理．日臨麻会誌，29(4)：341-350，2009．
5) 宮坂善和，鈴木健司：胸腔ドレーンの管理のポイントとトラブルシューティング．レジデントノート，13(12)：2254-2261，2011．
6) 桐林孝治，草地信也，西牟田浩伸：胸腔ドレーンのトラブル．消化器外科NURSING，14(3)：276-286，2009．

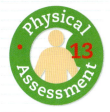

狭心症

伊藤尋美（旭川医科大学病院 救命救急センター 救急看護認定看護師）

狭心症とは，何らかの原因によって生じた冠動脈（図1）の狭窄が血流を障害している状態を指します．冠動脈の血流不足から心筋が酸素不足になることで，狭心症発作として痛みを感じます．狭心症のリスク要因としては，表1のようなことが挙げられます．

狭心症はさまざまに分類されますが，最近では不安定狭心症とよばれているタイプは急性冠症候群（ACS）として急性心筋梗塞と同様の治療が適応となっています．

しかし，実際の臨床の場面では不安定狭心症なのか否かがわかっている状態で患者と接することは少なく，また，不安定狭心症ではないと診断されているからといって決して安全なわけではありません．

図1 冠動脈の走行

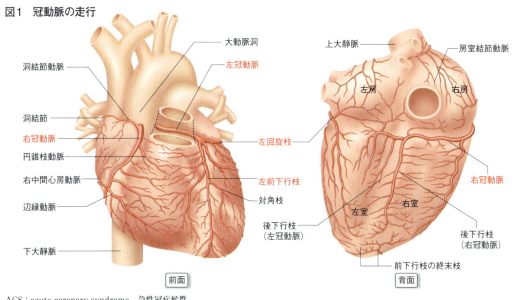

ACS：acute coronary syndrome，急性冠症候群

Part1 疾患別フィジカルアセスメント

狭心症の患者に接することになったら　まずはおさえておきたい基礎知識

1. 狭心症の分類

狭心症は，発作の発現様式や発生のメカニズムなどによって分類されます（表2）．

「労作性狭心症」は，動脈硬化による冠動脈の狭窄が原因で起こります．労作時に起こり，数分〜10分以内の痛みの継続が特徴で，安静により改善します．

「安静時狭心症」は，夜間から早朝の安静時に出現することの多い狭心症です．病態としては，冠動脈の一過性の攣縮（スパスム，図2）が原因で起こるため，「冠攣縮性狭心症」ともよばれます．なお，動脈硬化の狭窄により起こる狭心症は，その病態により「器質性狭心症」とよばれるものもあります．

2. 不安定狭心症という概念

不安定狭心症とは，冠動脈のプラークが破綻（図3）し，血小板が凝集し，血栓が形成されることによる狭心症のことです．急性心筋梗塞とともに急性冠症候群とよばれ，発症から初期診療まで1時間以内の対応が重要といわれています．

原因がはっきりわかっている狭心症でない限り，不安定狭心症の可能性も考慮します．そのため，患者が胸痛を訴えたときには，問診やバイタルサインの測定，12誘導心電図検査を行い，フィジカルアセスメントの結果を医師へ報告していく必要があります．

表1　虚血性心疾患の危険因子

① 加齢（男性45歳以上，女性55歳以上）
② 冠動脈疾患の家族歴
③ 喫煙習慣
④ 脂質異常症
⑤ 高血圧（収縮期血圧140mmHg以上，あるいは拡張期血圧90mmHg以上）
⑥ 耐糖能異常（境界型および糖尿病型）
⑦ 肥満（BMI25以上かつウエスト周囲径が男性で85cm，女性で90cm以上）
⑧ メタボリックシンドローム
⑨ CKD
⑩ 精神的，肉体的ストレス

日本循環器学会ほか：虚血性心疾患の一次予防ガイドライン（2012年改訂版）より

表2　虚血性心疾患の分類

労作性狭心症	労作時に起こり，数分〜10分以内の痛みの継続．安静により改善する．
安静時狭心症	安静時（とくに夜間から早朝にかけて）に出現する．
冠攣縮性狭心症	冠動脈の攣縮により心筋血流が低下して起こる．
器質性狭心症	動脈硬化による器質的狭窄により心筋血流量が低下して起こる．

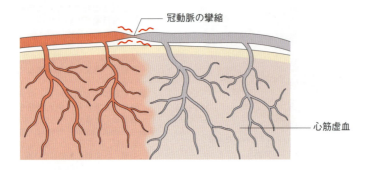

図2　冠動脈の攣縮（スパスム）

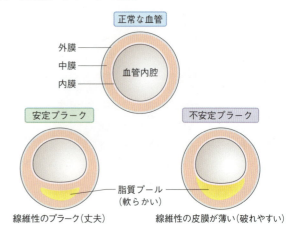

図3　冠動脈のプラークの破綻

第一印象からわかること

1. 胸痛のアセスメント

狭心症の症状として最も特徴的なのは，胸痛です．前胸部の絞扼感や圧迫感として表現されることもあります（図4）．

心筋梗塞との大きな違いは，胸痛の持続時間です．狭心症による胸痛は15分以内におさまり，硝酸薬（ニトログリセリン）が効果があります．一方，急性心筋梗塞では，前胸部の痛みが突発的に起こり30分以上持続します．このように，胸痛発生時の誘因や時間が，どのタイプの狭心症かを判断する材料となります．

また，心筋梗塞と狭心症では痛みの程度も違うといわれています（心筋梗塞のほうが痛みが強い）．しかし，痛みの表現には個人差もあるため，痛みの程度だけでは判断できません．

2. 自覚症状がまったくない場合も

冠攣縮性狭心症発作では，そのうち67％は自覚症状のない，いわゆる無症候性の心筋虚血発作であるといわれています．また，器質性狭心症は高齢者に多くみられますが，冠攣縮性狭心症は30歳代など若い年代から多くみられます．

心電図上で虚血性変化を認めても，本人には胸痛などの自覚症状がまったくないことがあります．心停止や失神を主訴に救急搬送されることもあります．

このように胸痛以外の症状を狭心症発作時に訴える場合もあるため（表3），注意深く心電図変化をモニタリングし，自覚症状の変化に注意します．

表3　狭心症で胸痛以外にみられる症状

- 過呼吸や飲酒により誘発されることがある．
- 冷汗や意識障害・意識消失を伴うこともある．
- 発作に伴いしばしば不整脈が出現するが，完全房室ブロックや心室頻拍，心室細動を合併する場合は意識障害や意識消失がみられる．
- 冠攣縮が心筋梗塞発症に関与している場合もあるため，心筋梗塞を発症していないかどうか見きわめることもポイントとなる．

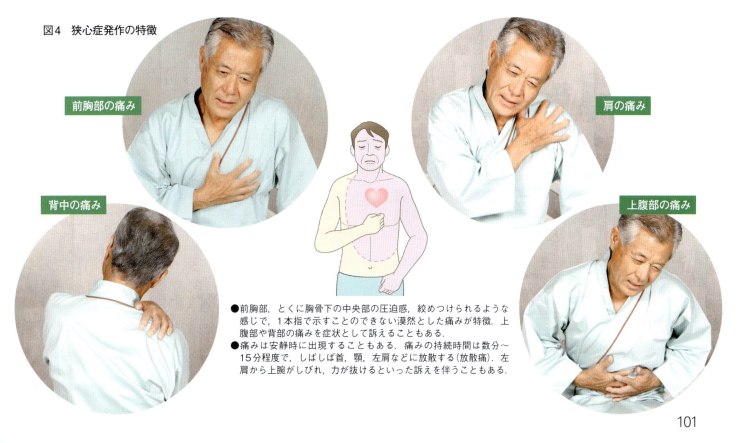

図4　狭心症発作の特徴

前胸部の痛み　肩の痛み　背中の痛み　上腹部の痛み

- 前胸部，とくに胸骨下の中央部の圧迫感，絞めつけられるような感じで，1本指で示すことのできない漠然とした痛みが特徴．上腹部や背部の痛みを症状として訴えることもある．
- 痛みは安静時に出現することもある．痛みの持続時間は数分〜15分程度で，しばしば首，顎，左肩などに放散する（放散痛）．左肩から上腕がしびれ，力が抜けるといった訴えを伴うこともある．

経過でみる悪化のサイン

視診：表情，姿勢，顔色

触診：末梢皮膚の性状，動脈触知の有無

問診：発症時間，誘発因子，痛みの性質，痛みの部位，痛みの程度，随伴症状，経過，治療
心電図評価：ST変化の有無

検査所見：血液検査（WBC，CK，CK-MB，AST，ALT，LDH，γGTP，T-Bil，Cr，総コレステロール，血糖，CRP，トロポニンT，など），動脈血液ガス分析，心エコー，胸部X線，冠動脈CT，など

1. 視診

患者から胸痛の訴えがあれば，苦痛表情の有無から胸痛の程度を推測します．姿勢が保てているかどうかからも，痛みの程度を推測することができます．顔色が蒼白であれば，ショック症状を疑います．

2. 触診

触診として，末梢皮膚の性状や動脈触知の有無を確認します．末梢皮膚に触れ，湿潤や冷感があればショック症状を疑います．

また，動脈触知から血圧を推測します．左右の橈骨動脈を触れ，血圧の左右差がないかを確認します（**写真1**）．これは，大動脈解離を発症していないかどうかを確認するためです．大動脈解離を発症した場合，解離の部位によっては血圧に左右差を生じます．

3. 問診（写真2）

発症時間，誘発因子，痛みの性質，痛みの部位，痛みの程度，随伴症状，経過，治療状況について問診します．

痛みの発症時間がわかれば，持続時間が推測でき，心筋梗塞など他疾患との鑑別に役立ちます．**痛みの誘発因子**として，運動・過換気が狭心症を疑うキーワードとなり得ます．

痛みの性質として，表在性の痛みなのか深在性の痛みなのかによって疑われる疾患が変わってきます．**痛みの部位**では，胸部，左肩，顎，首，歯や上腹部，背部の痛みを訴えます．疼痛部位をピンポイントで示せることはあまりありません．また，**随伴症状**として吐き気や嘔吐，呼吸困難などを訴えることもあります．

痛みの経過では，数分でおさまったのか，20分以上持続しているのかが大きなポイントとなります．数秒でおさまったのであれば，狭心症の疑いも否定的となります．

治療として，狭心症と診断されている患者であれば，もともと硝酸薬を持参していることがあるため，硝酸薬服用の有無を確認します．服用時間や，今回の痛みで何回服用したのか，いつもより効果発現まで時間がかかったか，などを聞いておきましょう．

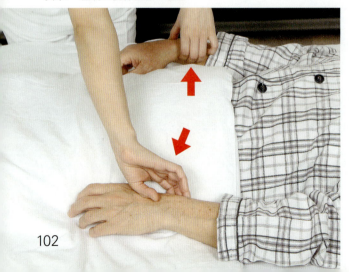

写真1　左右の橈骨動脈の触知

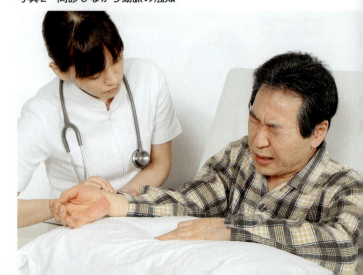

写真2　問診しながら動脈の触知

4. 心電図評価：ST変化の有無

心筋の虚血の程度により，心電図上でST変化が起こります．

心内膜側のみが虚血となった場合，ST部分は低下します（非貫壁性）．一方，心外膜側から心内膜側まで心筋壁が貫通して虚血状態（貫壁性虚血）となるとST部分は上昇します（図5）．

また，発作に伴って，完全房室ブロックや心室頻拍（図6），心室細動などの不整脈が出現することがあるため，心電図モニタの観察・記録は必須です．

5. 狭心症におけるトロポニンTの評価

トロポニンTは発症後3〜6時間後から陽性反応を示す

図5 心電図のST変化

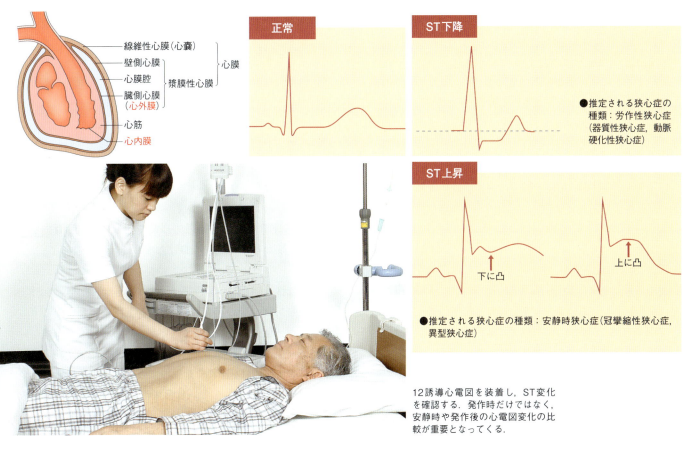

図6 狭心症発作に伴い出現する可能性のある心電図波形

完全房室ブロック

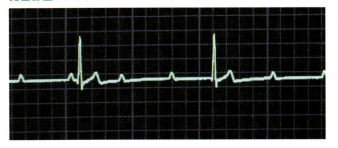

心室頻拍

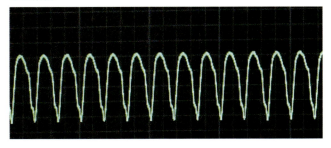

ため，感度は低いのですが，心筋特異性がきわめて高いマーカーです．

胸痛が起こった直後では有効ではありませんが，「そういえばさっき胸が痛かったけど，落ち着いた」「何となくずっと胸が痛いかも」という状態の場合には，トロポニンTの検査を行うことで，心筋梗塞か狭心症か，すなわち処置を急ぐ状態なのか否かを見きわめるポイントになります．

6. 不安定狭心症の場合は緊急対応が必要

アセスメントの結果，不安定狭心症，すなわち急性冠症候群であった場合は，ただちに経皮的冠動脈インターベンション（PCI）や冠動脈バイパス術（CABG）といった治療の適応となることがあります．

どのタイプの狭心症なのかをあらかじめ医師と情報共有しておくことはもちろんですが，発作時のフィジカルアセスメントから緊急処置が必要な状態かどうかをすばやく判断し，心肺蘇生も含めた対応ができることが求められます．

7. 治療後に病棟へ戻ってきた患者のアセスメント

PCIやCABGなどの治療を経て病棟に戻ってきた患者への日常的なアセスメントでは，以下の点に注意していきましょう．

1）PCI後

PCI（経皮的冠動脈インターベンション）は，狭窄した冠動脈を拡張し血流を確保する目的で行われます．橈骨動脈や大腿動脈を使ったカテーテル治療で，狭窄している部位をバルーンで拡張したり，責任病変にステントを留置します．

治療中，血栓を吸引したり除去するなどの処置が合わせて行われることもあります．治療後は，血流の確認をした後に穿刺部位の止血が確認され，病室に戻ってきます．

穿刺部位や治療の内容によって，治療後の安静時間は変わってきますが，合併症の1つである血栓症では看護師による観察や介入が重要となります．

また，治療後は拡張部位の再狭窄や造影剤の使用による腎機能障害，抗凝固剤の使用による出血性合併症などにも注意が必要です．これらに関しても，血液検査の結果等を含めた看護師によるフィジカルアセスメントが重要となってきます．

2）CABG後

①CABG後の経過とアセスメント

CABG（冠動脈バイパス術）は，全身麻酔下での開胸手術となります．患者自身の他の部位の血管を使用して冠動脈の血流を確保します．

患者が一般病棟へ戻ってくるころには，人工呼吸器からも離脱し，退院に向け安静拡大を図っていく時期が想定されます．全身麻酔による開胸手術の術後であるため，もともとの患者の状態に応じて，手術創部の管理や呼吸機能の観察などが必要となります．

狭心症では，治療が必要な責任病変以外にも冠動脈の狭窄を認めていることがあります．そのため，治療後には，治療内容を医師とともに確認することが大きなポイントとなります．再狭窄や他の冠動脈でのACS発症のリスクがあることを念頭に置き，観察を継続していきます．

②行動拡大時の観察ポイント

行動拡大時には血流および酸素消費量が増えるので，特に注意深く観察を行います．バイタルサインの変化について，数値だけに頼るのではなく，活動中も視診，触診，聴診といった看護師の観察スキルを駆使しながらリハビリを進めていきましょう．

● 視診

活動前後での呼吸状態（呼吸様式や回数）や顔色（蒼白か紅潮か，変わりないのか）を観察します．

● 聴診

呼吸に伴う雑音の有無（喘鳴が聴かれないかどうか，頻呼吸となっていないか），心雑音が聴取されていないかどうか（手術後や心機能悪化に伴う心不全の観察）を確認します．

● 触診

末梢の皮膚の性状や橈骨動脈触知の状態を確認します．

これらの評価を通して，日常生活動作が心臓の負荷となっていないかどうか，どの程度の活動が適切なのかをアセスメントします．

③退院後の生活習慣も見据えた介入

治療後も継続して内服治療が必要となるため，その管理が適切に行えるのか，また生活習慣病によって惹起された狭心症であれば，退院後に生活習慣が適切に修正・管理されるのかといった介入も必要となります．

特に，ACSでは責任病変以外にも多くの不安定プラークが存在しているといわれていることから，運動療法や栄養管理された食事療法は再発予防に大きく関わってきます．

PCI：percutaneous coronary intervention，経皮的冠動脈インターベンション
CABG：coronary artery bypass grafting，冠動脈バイパス術

フィジカルアセスメント＋α：胸痛の鑑別

これまで述べてきたように，胸痛を訴える疾患として，急性心筋梗塞との鑑別が重要となります．そのほか，急性大動脈解離や肺血栓塞栓症，緊張性気胸や縦隔炎といった胸部の疾患にとどまらず，膵炎や胃潰瘍などでも訴えを「胸痛」と表現することがあります．また，肋間神経痛や帯状疱疹なども「胸痛」として表現されることがあります（図7）．

これらはそれぞれ，発症様式や性状，持続時間，随伴症状，誘因，既往歴などからも鑑別できます．まずは緊急度の高い状態かどうかを判断したうえで，問診などフィジカルアセスメントを進めていく必要があります．

また，たとえ不安定狭心症以外の胸痛であっても，胸痛という症状は患者にとって不安を増強させる症状の1つです．すばやい問診や12誘導心電図検査が必要となりますが，患者への声かけの際の声のトーンや，検査時の脱衣によるストレスを配慮した看護ケアによっても，不安を増強させない対応を心がけましょう．

図7　胸痛の鑑別

虚血性心疾患の放散痛

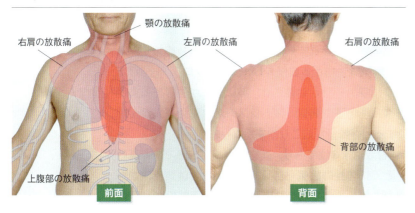

大動脈解離の胸痛

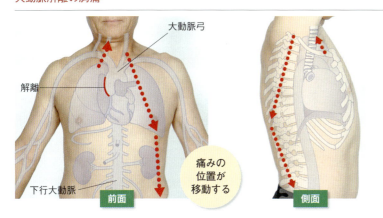

痛みの部位	考えられる疾患
前胸部，胸骨中央部	狭心症，急性心筋梗塞，食道破裂
前胸部〜背部，腹部へ移動	急性大動脈解離
心臓前面，肋骨縁	急性心膜炎
肋骨に沿っての痛み	肋間神経痛
胸背部	腹部大動脈瘤切迫破裂，帯状疱疹
片側の胸痛	気胸

引用・参考文献

1) 日本循環器学会ほか：虚血性心疾患の一次予防ガイドライン（2012年改訂版），2012．http://www.j-circ.or.jp/guideline/pdf/JCS2012_shimamoto_h.pdf
2) 日本循環器学会ほか：慢性虚血性心疾患の診断と病態把握のための検査法の選択基準に関するガイドライン（2010年改訂版），2010．http://www.j-circ.or.jp/guideline/pdf/JCS2010_yamagishi_d.pdf
3) 小川久雄ほか：冠攣縮性狭心症の診断と治療に関するガイドライン．Circulation Journal, 72（Supple. IV）：1195-1238, 2008．
4) 村川裕二編：循環器診療の疑問，これで納得！レジデントノート増刊．14(14)，羊土社，2012．
5) 横井宏佳企画編集：特集 ACSの診断と治療．月刊循環器CIRCULATION, 3(5)：6-112, 2013．
6) 日本救急医療財団心肺蘇生法委員会監：改訂4版 救急蘇生法の指針2010〈医療従事者用〉．へるす出版，2012．
7) 長谷川耕平，岩田充永：内科救急 見逃し症例カンファレンス M&Mでエラーを防ぐ．医学書院，2012．
8) 榊 由里：疾患別フィジカルアセスメント 第5回 心筋梗塞．月刊ナーシング，33(9)：56-63, 2013．

肺炎

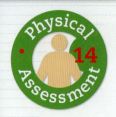
Part1 疾患別フィジカルアセスメント
Physical Assessment 14

石本真治（公益財団法人 天理よろづ相談所病院 救急看護認定看護師）

　肺は直径0.3mm程度の小さな袋状の構造の肺胞が3億個ほど存在し，その薄い壁にある毛細血管を通じてガス交換を行っています（図1）．

　肺炎とは，細菌やウイルスなどの病気を起こす病原微生物が肺に入り感染し，肺が炎症を起こしている状態です．病原微生物が多数侵入し，肺胞マクロファージ*だけでは処理できず，好中球やマクロファージが動員され，肺に炎症が生じて肺炎となります．さらに，呼吸器の防御機能低下や病気，ストレスのために免疫力が落ちているときに病原微生物に感染すると，肺炎が起こりやすくなります．

　2013年の日本での肺炎の死亡者数は第3位であり，死亡率が高い疾患です．高齢になるにつれ死亡率は急増し，とくに慢性の病気を持っている人などは肺炎にかかりやすく，また治りにくい傾向があります．早期の診断と適切な抗菌薬投与が予後を左右します．

肺炎の患者に接することになったら　まずはおさえておきたい基礎知識

1，肺炎の分類

　肺炎は，市中肺炎，院内肺炎，医療ケア関連肺炎に分けられます（表1）．市中肺炎は病院外で日常生活をしていた人に発症した肺炎であり，院内肺炎は入院後48時間以降に新たに発症した肺炎です．また，原因微生物の種類により，細菌感染による細菌性肺炎と，細菌以外の病原微生物感染による非定型肺炎とに大きく分けられます（表2）．

　肺炎の重症度分類として，「呼吸器感染症に関するガイドライン」では生命予後という観点を重視し，「年齢」「脱水の有無」「低酸素血症の有無」「意識障害の有無」「ショックの有無」の5項目からなる「A-DROP」を用いています（表3）．

---

*肺胞マクロファージ：肺胞表面に存在し，異物の貪食，抗原提示，前炎症性サイトカインなどのケミカルメディエータ産生などを介し，宿主防御に重要な役割を果たしている細胞．

2. 肺炎の症状

1) 発熱・悪寒

初期は軽い微熱程度ですが，肺炎を発症すると，38℃以上の高熱をきたします．さらに，肺炎から，血液内へ病原微生物が侵入し敗血症をきたすことで突然の震えを伴った悪寒が生じ，39℃を超える発熱を生じることもあり，悪寒を伴う発熱は注意が必要です．

重症の肺炎や高齢者，ステロイド内服中では，発熱を認めず35℃未満の低体温になることもあるため，発熱がないということだけで判断はできません．

図1 肺の解剖

表2 細菌性肺炎と非定型肺炎の鑑別

鑑別項目

1. 年齢が60歳未満
2. 基礎疾患がない，あるいは軽微
3. 頑固な咳がある
4. 胸部聴診上所見が乏しい
5. 痰がない．あるいは，迅速診断法で原因菌が証明されない
6. 末梢血白血球数が10,000/μL未満である

鑑別基準

- 上記6項目を使用した場合
  6項目中4項目以上合致した場合→非定型肺炎疑い
  6項目中3項目以下の合致→細菌性肺炎疑い
  この場合の非定型肺炎の感度は77.9％，特異度は93.0％
- 上記1〜5までの5項目を使用した場合
  5項目中3項目以上合致した場合→非定型肺炎疑い
  5項目中2項目以下の合致→細菌性肺炎疑い
  この場合の非定型肺炎の感度は83.9％，特異度は87.0％

日本呼吸器学会市中肺炎診療ガイドライン作成委員会編：「呼吸器感染症に関するガイドライン」成人市中肺炎診療ガイドライン．p.16，日本呼吸器学会，2008．

表1 発生場所による肺炎の分類

市中肺炎
- 肺炎と臨床診断した中から，以下の肺炎・病態を除外
  ① 病院内で発症した肺炎
  ② 肺結核
  ③ 重篤な免疫抑制状態
  ④ 大量誤嚥による肺炎
  ⑤ 老人施設と長期療養施設で発症した肺炎
  ⑥ 慢性下気道感染症の急性増悪

院内肺炎
- 入院48時間以降に新しく出現した肺炎

医療ケア関連肺炎
- 以下の項目を満たす人に発症した肺炎
  ① 発症前90日以内に2日以上の入院歴
  ② 長期滞在型療養施設またはナーシングホーム居住
  ③ 30日以内に注射による抗菌薬，抗がん薬治療，創傷に対する治療歴のいずれかがある
  ④ 30日以内の維持透析
  ⑤ 家族に多剤耐性菌感染者がいる

表3 A-DROP分類

評価項目

評価項目	内容
A (age)	男性70歳以上，女性75歳以上
D (dehydration)	BUN 21mg/dL以上，または脱水あり
R (respiration)	SpO$_2$ 90％以下（PaO$_2$ 60Torr以下）
O (orientation)	意識障害
P (blood pressure)	血圧（収縮期）90mmHg以下

評価基準

- 該当する項目数（スコア）を加算して治療場所を決定する

重症度分類と治療場所	スコア	治療場所
軽症	0	外来
中等症	1〜2	外来または入院
重症	3	入院
超重症	4〜5	ICU

＊ショックがあれば1点でも超重症とする

2) 咳嗽（写真1）

　咳嗽は，気道から異物や痰を排出する作用です．肺炎のときに認められる咳嗽は，気道の炎症を反映して発症します．また，頑固な乾性咳嗽が持続する肺炎では，マイコプラズマ肺炎などの非定型肺炎が疑われます．

　脳卒中や全身麻痺など，咳反射や嚥下反射が低下している患者は，知らないうちに口腔内細菌が唾液とともに肺に流れ込み誤嚥性肺炎が起こることがあります．とくに，食事のときにむせるなどして突発的に出る咳嗽は，嚥下障害が示唆されます．また，胃液などの消化液が食べ物とともに食道を逆流して肺に流れ込み，誤嚥性肺炎が起こることもあります．

3) 喀痰

　喀痰は，気管や気管支など気道粘膜の粘液腺や杯細胞からの分泌物が喀出されたものです．健常者でも1日約100mL分泌されています．肺炎などの原因により分泌物が増加し，色調，粘稠度，においなどに変化を認めます．

4) 呼吸困難

　肺炎が広範囲に及ぶ重症例では，呼吸不全を伴う呼吸困難を訴えることがあります．さらに胸膜炎を合併した場合，軽症でも胸痛を伴う呼吸困難を訴えることもあります．そのため，呼吸困難に伴う自覚症状も観察します．

5) 胸痛

　肺炎は肺実質の炎症ですが，肺実質に痛覚を感じる神経は存在しないため，肺炎のみで胸痛を自覚することはありません．しかし，痛覚神経が存在する胸膜まで炎症が及び胸膜炎を併発すると，胸痛を自覚するようになります．

　鋭く刺すような胸痛であり，深呼吸や咳嗽で増強します．

3. 診断と治療

　肺炎が疑われる症状があり，胸部X線検査で浸潤影を認め，急性炎症を反映する血液検査所見がみられた場合，ほぼ肺炎と診断されます．

　原因菌の診断のため，肺炎球菌およびレジオネラ菌の迅速診断検査，グラム染色，喀痰培養が推奨されています．抗菌薬の適正使用は，原因菌を推定し，その原因菌に効果があり，かつ可能な限り狭域な抗菌薬を選択することが理想となります．

写真1　肺炎による咳嗽

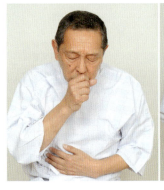
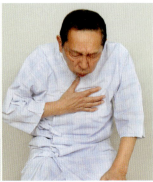

第一印象からわかること

　患者の第一印象では，表情や姿勢を観察し，意識状態，呼吸状態，顔色，皮膚の状態を観察します．意識ははっきりしているのか，上半身を使って努力呼吸をしているか，顔色は悪くないか，皮膚の色調に蒼白やチアノーゼはあるのか，発汗はしているのかを見きわめ，重症度を評価していきます．

　肺炎の自覚症状について，発熱，咳嗽，喀痰，呼吸困難などの有無を聴取し，咳嗽は湿性か乾性か，痰の色や硬さ，量などを確認していきます．自覚症状については，呼吸器系の疾患は生活環境と関連する場合が多く，既往歴や生活環境の聴取もあわせて行います（写真2）．

写真2　肺炎の第一印象と自覚症状の聴取

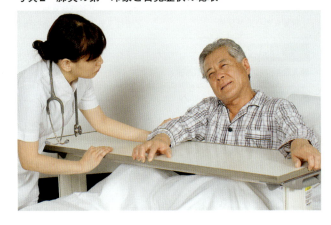

経過でみる悪化のサイン

視診
呼吸パターン，胸郭の動き，呼吸筋の観察，意識や表情，姿勢，チアノーゼやばち状指の有無，痰の色や性状

触診
胸郭の動きの確認（拡張性の変化や左右差），痰の貯留の有無

打診
濁音の聴取，声音振盪の亢進

聴診
破裂音，吸気相終末期に肺胞が遅れて開く音を聴取

検査所見
原因微生物の検索（菌の検出，血清検査など），一般臨床検査（WBC，CRP，ESRなど），胸部画像所見（浸潤影：胸部X線，CT）

1. 視診

視診では，呼吸パターンや胸郭の動き，呼吸筋を観察していきます．楽そうな呼吸をしているのか，呼吸補助筋を使用した呼吸をしていないか，意識や表情，姿勢，チアノーゼの有無などを観察します．

感染性肺炎の痰の性状は，黄色の粘稠性から膿性であることが多く，色調は，さび色，オレンジ色，緑色など特徴があります．嫌気性菌では腐敗臭を伴うことがあり，肺化膿症を生じると，多量の膿性痰を生じることがあります．痰の性状の観察では，Miller & Jonesの分類（表4）を使用して膿性痰の量を把握していきます．

チアノーゼやばち状指（写真3）の有無も観察します．チアノーゼは還元ヘモグロビン5g/dL以上で確認され，貧血では認めにくいため注意が必要です．チアノーゼを確認したら酸素が不足していると評価し，ばち状指は2～3か月程度の間に酸素が足りていたかどうかの指標になります．

2. 触診

触診では，胸郭の動きや拡張性を観察します．胸郭に当てた両手を目印にすることで，胸郭の拡張性の変化をとらえることができます（写真4）．片肺に存在する肺炎の場合では，左右差が認められます．痰が多い場合は，胸郭に当てた手で痰の貯留を感じることができます．

触診を行う際には，患者に不快感を与えないように注意して行いましょう．

表4　Miller & Jones の分類

M1	唾液，完全な粘液性痰
M2	粘液性痰の中に膿性痰が少量含まれる
P1	膿性部分が1/3以下の痰
P2	膿性部分が1/3～2/3の痰
P3	膿性部分が2/3以上の痰

写真4　胸部の触診：胸部の動き・拡張性の確認

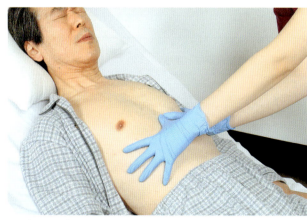

前胸部，側胸部に対し肋骨を包み込むように触診する．患者に深呼吸をしてもらい左右差を確認する．

写真3　ばち状指

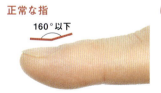 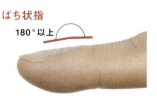

正常な指　160°以下　　　ばち状指　180°以上

末梢組織の低酸素状態や血液のうっ血などが要因として考えられる．

3. 打診

打診では，臓器の位置関係，液体貯留や含気量の状態を観察していきます．生じた音は，共鳴音，鼓音，濁音の3つに区別されます．通常，肺野は共鳴音，心臓や肝臓の領域は濁音，胃は鼓音を呈します(図2)．

肺炎では，含気量が減少するため濁音を呈します．触覚振盪音(**写真5**)が亢進している場合は，その部位の肺野に肺炎の疑いを示していると判断できます．

長期臥床中の患者では，重力により気道分泌液が背側に貯留して無気肺が生じることがあります．そのため濁音が聴取されることがあることから，必ず患者の背部の打診(**写真6**)を行いましょう．なお，打診を行う際には，患者に不快感を与えないよう，叩打の強さや回数などに配慮して行いましょう．

4. 聴診

聴診では，気管から肺胞にかけての呼吸音の異常の状態を把握していきます(図3)．

呼吸音は，正常呼吸音と異常呼吸音に分類されます．音の特徴だけでなく，左右の比較や部位，呼吸のタイミングや咳嗽や体位による変化もとらえていきます．臥床中の患者においても必ず背側の聴診の評価を行います(**写真7**)．

肺炎では，気道内に液体膜様物があるため，呼吸に伴って破裂する音が聴取されます．また，肺間質の肥厚により肺胞が開きにくくなり，吸気相終末期に肺胞が遅れて開く音が聴取されるため，聴診器を胸郭の上部から順番に，左右同じ高さで聴き比べて，吸気から呼気の終わりまで，2〜3呼吸は聴診します．なお，聴診を行う際は，患者の保温に努めるとともに，羞恥心に配慮しましょう．

図2　打診部位と順序，音質

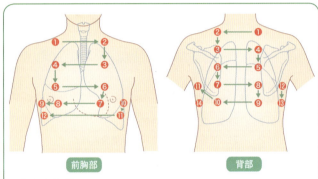

疾患と音質
- 共鳴音：正常な肺野で聴かれる →トントン
- 鼓音：肺の過膨張や密度が小さい部位で聴かれ，喘息や肺気腫，気胸がある →ポンポン
- 濁音：空気の含量が減少している部位で聴かれ，胸水や肺炎，無気肺がある →ドンドン

※胸水は一般に400mL程度の貯留で濁音として聴かれる

図3　呼吸音の聴取部位と順序

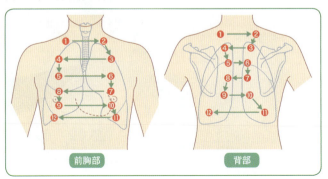

写真5　触覚振盪音の確認

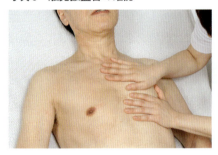

胸部に手を置き，患者に声を出してもらい，触覚振盪音(患者が声を発するときに触知される胸壁の振動)を確認する．

写真6　背部の打診

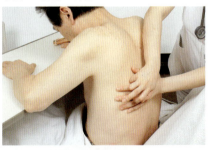

打診は肋間部で行い，肺尖部から肺底部まで左右対称に行う．坐位で行うことが望ましい．患者の状態によっては臥位となることもあるが，可能な範囲でヘッドアップする．

写真7　臥位での背部聴診

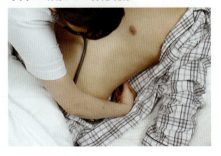

フィジカルアセスメント＋α：肺炎の急性増悪

1. ARDSの症状を見逃さない

肺炎が悪化すると，肺内に集積した好中球から放出される活性酸素やタンパク質分解酵素などにより，肺胞隔壁の透過性が亢進することで非心原性肺水腫を生じます．これを急性呼吸窮迫症候群（ARDS）といいます（**表5**）．肺胞－毛細血管でのガス交換の障害に基づき48時間以内に生じる急性呼吸不全を特徴とする病態です．

ARDSでは急性に頻呼吸，努力呼吸，副雑音の聴取，チアノーゼが出現します．肺は障害を受けやすい臓器でもあり，いったん障害されると回復も困難となるため，慎重な観察を行います．

さらに，ARDSの約80％は敗血症を伴うとされています．そのため，全身性炎症反応症候群（SIRS，**表6**）と敗血症（**表7**）の臨床症状を見逃さないことが求められます．体温，心拍数，呼吸数に注意し，呼吸・循環状態のフィジカルアセスメントが必要です．

2. ARDSの治療

ARDSの治療は，呼吸管理療法，薬物療法の2つに分けられます．

低酸素血症を改善させるために，酸素マスクによる酸素吸入では足りなくなった場合には人工呼吸管理を行います．これは，人工呼吸器を用いて高濃度の酸素を直接気管－肺に送り込む方法です．

薬物療法では，敗血症，肺炎などの原因となっている細菌感染症に対する抗菌薬療法や，全身管理を行う目的での水分や栄養の輸液が行われます．

表5　ARDSの新たな診断基準（ベルリン定義）

発症時期	1週間以内（既知の臨床的侵襲もしくは呼吸器症状の出現・増悪から）
胸部画像所見	両肺野の陰影（胸水や無気肺，結節だけでは説明のつかないもの）
浮腫の成因	呼吸不全（心不全や体液過剰だけでは説明のつかないもの） リスク因子がない場合は静水圧性肺水腫を除外するために客観的評価（心エコーなど）を要する
酸素化	軽　症：200mmHg＜P/F≦300mmHg（PEEP/CPAP≧5cmH$_2$O） 中等症：100mmHg＜P/F≦200mmHg（PEEP≧5cmH$_2$O） 重　症：P/F≦100mmHg（PEEP≧5cmH$_2$O）

ARDS Definition Task Force, et al.：Acute respiratory distress syndrome：the Berlin Definition. JAMA, 307 (23)：2526-2533, 2012. doi:10.1001/jama.2012.5669.

表6　SIRSの診断基準（成人）

侵襲に対する全身性炎症反応で，以下の2項目以上が該当するとき，SIRSと診断する．
1) 体温＞38℃または＜36℃
2) 心拍数＞90/分
3) 呼吸数＞20/分またはPaCO$_2$＜32Torr
4) 末梢血白血球数＞12,000/μLまたは＜4,000/μLあるいは未熟顆粒球数＞10％

表7　敗血症を疑う臨床症状

・悪寒，冷感
・血圧低下
・皮膚の血流低下
・尿量減少
・著明な浮腫，もしくは20mL/kg/24時を超える水分プラスバランス
・CRTの減少
・糖尿病歴のない患者の高血糖（＞120mg/dL）
・説明のつかない意識変調

引用・参考文献
1) 日本呼吸器学会市中肺炎診療ガイドライン作成委員会編：呼吸器感染症に関するガイドライン―成人市中肺炎診療ガイドライン．日本呼吸器学会，2008．
2) 道又元裕ほか編：クリティカルケア実践の根拠．照林社，2012．
3) 日本呼吸器学会ARDSガイドライン作成委員会編：ALI/ARDS診療のためのガイドライン．第2版，学研メディカル秀潤社，2010．

ARDS：acute respiratory distress syndrome，急性呼吸窮迫症候群
SIRS：systemic inflammatory response syndrome，全身性炎症反応症候群
CRT：capillary refilling time，毛細血管再充満時間

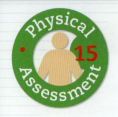

Part1 疾患別フィジカルアセスメント

四肢の骨折

後藤順一（河北総合病院 急性・重症患者看護専門看護師）

骨は身体を支え，関節，軟部組織とともに骨格を形成し，人体を頭部，体幹，四肢（上肢，下肢）に分けています．この骨に，外力により変形や破壊が生じ，構造上の連続性が絶えた状態を骨折といいます．

骨折を生じる外力とは，院内では主に転倒・転落などの思わぬ事故などにより生じ，院外では転倒や転落などのほかに，交通事故やスポーツなどにより生じる場合が多いです．

四肢骨折の患者に接することになったら まずはおさえておきたい基礎知識

骨折に対するフィジカルアセスメントを理解するうえでは，骨の形状とともに，神経と血管の走行を理解しておく必要があります．

骨は外側から骨膜，骨質，骨髄の3つからなります（図1）．骨膜は知覚神経や血管が多く，骨の成長や再生を行います．骨質は，スポンジ状の海綿質からなります．骨髄は，造血機能を持つ赤色骨髄と，脂肪を貯える黄色骨髄からなります．

上肢には橈骨神経，正中神経，尺骨神経が存在し，下肢には上殿神経，下殿神経，後大腿皮神経，脛骨神経，腓骨神経が存在します（図2）．

上肢の主な血管は，腋窩動脈，上腕動脈，尺骨動脈，橈骨動脈です．下肢の動脈は，腹部大動脈から左右の総腸骨動脈に分かれ，総腸骨動脈から仙骨の付近で外腸骨動脈と内腸骨動脈に分かれます．外腸骨動脈は，大腿前面部で大腿動脈となります．その後，膝窩動脈，前・後脛骨動脈，腓骨動脈と分岐します（図3）．

図1　骨の構造と人体の骨格

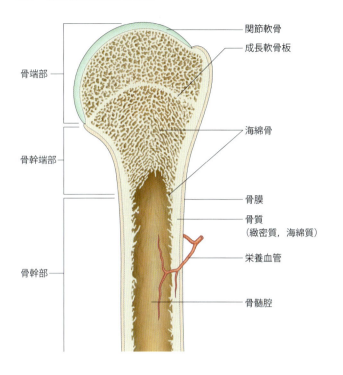

図3　上肢・下肢の主な動脈の走行

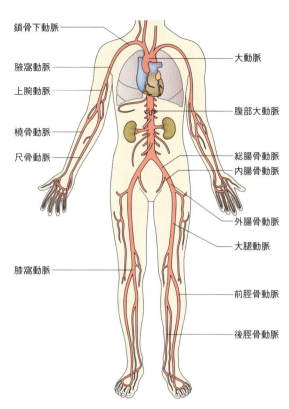

図2　上下肢の神経

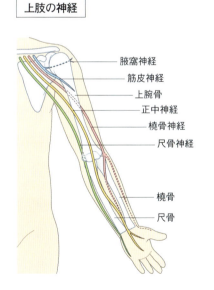

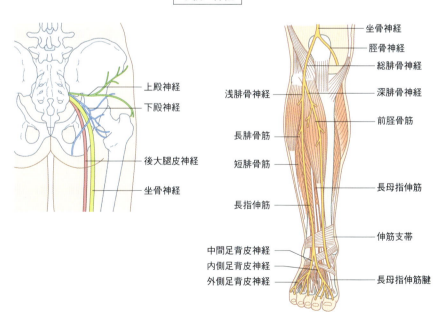

第一印象からわかること

骨折は外力により生じることを説明しました．その力が強くなればなるほど，骨折箇所が多数にわたる可能性があります．また，骨折は，折れた骨が血管や神経を損傷することで生命に影響を及ぼす場合もあります．骨折のうち，緊急性のおそれがある場面として，下記の①〜⑥が挙げられます．

① 下肢の上部（大腿骨上部）に外力が加わった場合
② 鎖骨より上（頸部や頭部）に外力が加わった場合
③ 胸部に外力が加わり循環動態や酸素化能に変化がある場合
④ 踵骨骨折の可能性がある場合
⑤ 受傷部位から末梢の知覚・運動障害がある場合
⑥ 受傷部位の腫脹や受傷部位末梢の動脈が触知できず，蒼白である場合

▶（例）ベッド柵を乗り越えようとして転落してしまった！

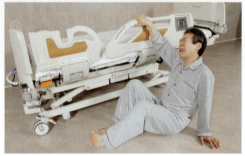

尻もちをついて腰を痛がっている．

▶（例）歩行時，点滴台に足を引っかけて転倒してしまった！

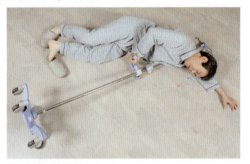

踵を打ちつけ痛がっている．

▶（例）ベッドから頭から転落してしまった！

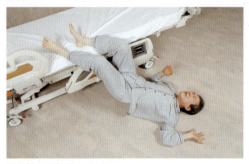

頭を打って痛がっている．

写真1　骨盤骨折のX線写真

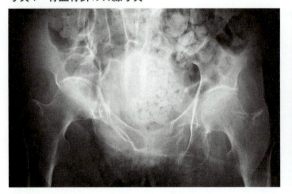

写真2　大腿骨骨折のX線写真

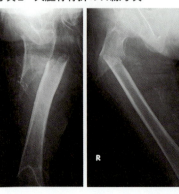

写真3　頸椎損傷のX線写真

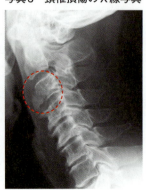

①では，骨盤骨折(**写真1**)の可能性があります．骨盤骨折は，内腸骨動脈の損傷を伴う場合や内臓損傷を引き起こす可能性があります．また大腿骨のような長幹骨の骨折(**写真2**)では出血量が多く(**表1**)，これらの骨折では出血性ショックを引き起こす可能性があります．

②では，頭蓋骨骨折・頭蓋内損傷や頸椎損傷(**写真3**)の可能性があります．

③では，肋骨骨折(**写真4**)により肺実質や血管への損傷による緊張性気胸・血胸の可能性があります．

④では，踵骨を骨折している場合は，体重を支えるため着いた足に，強い外力が上方へ突き上げるように加わったことが考えられます．そのため，骨盤や脊椎へ力が加わり，脊椎損傷(**写真5**)を引き起こす可能性があります．また踵骨だけでは支えきれず，尻もちをついた場合には，外力が直接骨盤へ加わり，腰椎圧迫骨折や脊椎損傷を起こしている可能性もあります(**図4**)．

⑤と⑥では，骨折部位から末梢にかけての知覚・運動障害や，動脈の触知ができない場合，骨折による末梢神経障害や血管の損傷の可能性があります．上腕骨顆上骨折(**写真6**)によって血管が損傷し圧迫を受けると，筋肉組織への血流が減少し，筋肉内に浮腫が生じます(フォルクマン拘縮，p.118参照)．さらに静脈の閉鎖が加わることで筋肉内圧を高め，さらなる循環障害をきたし，筋・神経組織の壊死を招きます．フォルクマン拘縮は約6時間で不可逆的障害を招くとされています．

骨には連続性があります．そのため，骨折にいたる外力がどのように加わり，どの骨に影響を及ぼしたのか？そしてその部位の骨折は生命を左右させるような随伴症状を引き起こしているのか？について第一印象で判断する必要があります．直接的な外力が加わった疼痛部位の把握のほかに，血管損傷に伴う出血性ショック状態と神経損傷の有無を把握することが重要です．

表1　骨折部位と出血量の目安

部位	出血量(mL)
肋骨	125
前腕骨	250
上腕骨	500
下腿骨	500
大腿骨	1,000
骨盤	2,000

図4　尻もちをついた場合に腰椎圧迫骨折の可能性

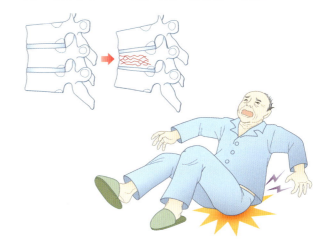

写真4　肋骨骨折のX線写真

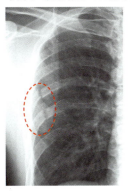

写真5　脊椎損傷のX線写真

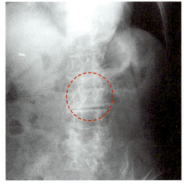

写真6　上腕骨顆上骨折のX線写真

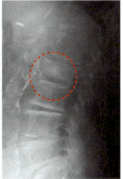

経過でみる悪化のサイン

視診
患部の変形の有無・左右対称性の確認，感染徴候の有無，内出血の有無と広がりの確認，腫脹の有無と進行の確認，眼瞼色の確認による出血量の評価

触診
動脈触知による循環障害の評価，皮膚の冷感・熱感の有無の確認，麻痺や痺れの確認，関節可動域の確認（ROM測定）

検査所見 ･･････ 単純X線，MRI

　骨折の治療は，保存療法と手術療法とに分けられます．
　保存療法では，ギプスなどの固定や四肢の牽引療法などが挙げられます．手術療法では，創外固定や内固定法，人工骨頭置換術が主な治療となります．どの治療を行っていたとしても，患者からの問診で得られた情報は日々のフィジカルアセスメントにおいて重要な情報です．視診や触診により痛みや痺れ，熱感，腫脹，浮腫の進行度合いの程度を把握することも重要です．

1. 視診

　視診では，患部の変形の有無・左右対称性を確認します（写真7）．
　ギプスなどにより固定を行っている場合は，固定の圧迫による皮膚の変化や表皮剥離の有無，感染徴候の有無を観察し，循環障害の有無を確認します．骨折した患部周辺は毛細血管や筋の損傷が起こり，内出血がみられる場合があります．内出血の広がりの程度を把握し（写真8），腫脹がある場合には外径周囲の測定を行い，腫脹の進行を確認します（写真9）．
　また，骨折による出血の評価として，バイタルサインや検査データの観察とともに，眼瞼色の変化や貧血の自覚症状の有無を確認しておく必要があります．

2. 触診

　骨折した部位は腫脹します．これは患部の炎症や，安静による活動量の低下のための循環不全が原因です．患部の腫脹が進むと，ギプスなどの固定具による圧迫が生じ，循環障害や神経障害を引き起こします．
　循環障害は，皮膚の冷感，熱感の有無を触診して把握するとともに，患部の末梢の脈拍を確認します（写真10）．末梢循環が触知では確認できない場合にはドップラーを用いて評価します．
　神経障害は，上肢では橈骨神経，正中神経，尺骨神経，下肢では腓骨神経の麻痺が主で，痺れの有無や感覚の変化の観察が必要です（写真11，12）．
　患者がリハビリ期にある場合では，個々の関節の正常な可動域（ROM）を理解し（写真13），患者が自力で動かせる範囲と，痛みが出現する可動範囲を把握する必要があります．患者は痛みにより患部を動かすことへのおそれが強いため，患者の表情を確認しながら声をかけ，ゆっくりと動かすことが大切です．

写真7　変形の有無・左右対称性の確認

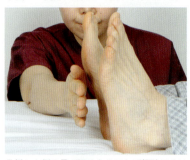

骨折した側の足が短くなることが視診により確認できる．

写真8　内出血の広がりの確認

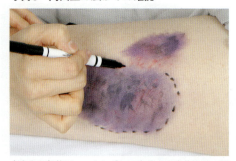

内出血の部位にマーキングし，大きさの変化を日々観察する．

写真9　腫脹の有無・進行の確認

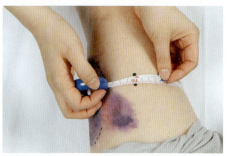

患部の外周を測定し，腫脹の有無と進行の程度を日々評価する．

ROM：range of motion，関節可動域

四肢の骨折

写真10　末梢動脈触知による循環障害の確認

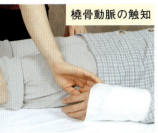
橈骨動脈の触知

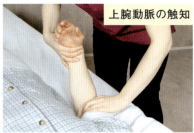
上腕動脈の触知

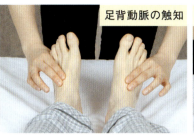
足背動脈の触知

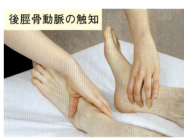
後脛骨動脈の触知

骨折による患部の腫脹があると，ギプスなどで圧迫され血流障害が起こる．動脈触知により脈拍の減少や消失など異常があれば，循環障害を疑う．

写真11　上肢の麻痺の確認

橈骨神経，正中神経，尺骨神経の麻痺

手指の知覚確認

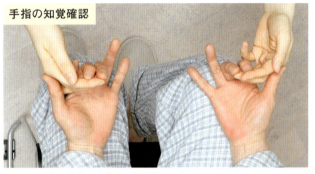

患者に，示指と中指で実施者の指を握ってもらう．

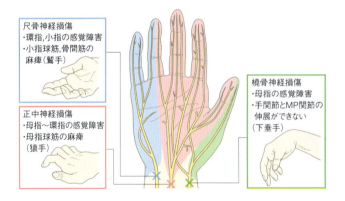

尺骨神経損傷
・環指，小指の感覚障害
・小指球筋，骨間筋の麻痺（鷲手）

正中神経損傷
・母指〜環指の感覚障害
・母指球筋の麻痺（猿手）

橈骨神経損傷
・母指の感覚障害
・手関節とMP関節の伸展ができない（下垂手）

写真12　下肢の麻痺の確認

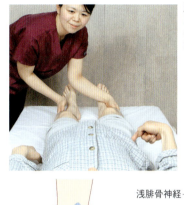

腓骨神経に触れながら，患者に「痺れはありませんか？」と尋ね，痺れがあるなら左右どちらにあるかさしてもらう．

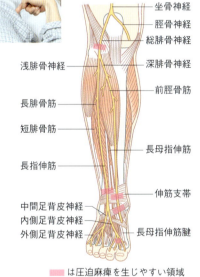

坐骨神経
脛骨神経
総腓骨神経
浅腓骨神経
深腓骨神経
長腓骨筋
前脛骨筋
短腓骨筋
長母指伸筋
長指伸筋
伸筋支帯
中間足背皮神経
内側足背皮神経
外側足背皮神経
長母指伸筋腱

■ 浅腓骨神経の知覚支配領域
■ 深腓骨神経の知覚支配領域
■ は圧迫麻痺を生じやすい領域

写真13　関節角度計を用いた関節可動域の評価（ROM測定）

肘関節の可動域の評価

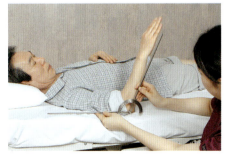

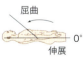
屈曲 / 0° / 伸展

上腕骨を基本軸，橈骨を移動軸とし，前腕は回外位とする．屈曲145°，伸展5°を参考可動域角度とする．

股関節の可動域の評価

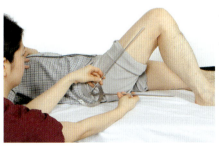

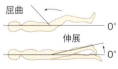
屈曲 / 0° / 伸展 / 0°

体幹と平行に，大腿骨を移動軸として行う．屈曲は背臥位・膝屈曲位で行い，伸展は腹臥位・膝伸展位で行う．屈曲125°，伸展15°を参考可動域角度とする．

フィジカルアセスメント＋α：コンパートメント症候群

骨折による合併症として最も注意して観察しなければいけないのが，骨折による血管損傷や筋損傷，内出血，浮腫などにより生じる「コンパートメント症候群」です．

「コンパートメント」とは，四肢の骨と筋膜によって構成される区画（コンパートメント）のことです（**図5**）．通常，区画内圧は20mmHg以下とされ，患者の骨折部位の腫脹が継続し，疼痛，脈拍消失，感覚異常，蒼白，麻痺の5つの症状（**表2**）がみられた場合には区画内圧が上昇し，コンパートメント症候群の可能性があるため注意が必要です．

区画内圧の上昇がギプスや固定具などが原因であれば，切開または除去する必要があります．フォルクマン拘縮（**図6**）が認められた場合や，区画内圧の上昇（約40mmHgを超える場合）による循環・神経障害がみられた場合は，早急に筋膜切開による除圧が必要です．

図5　コンパートメント症候群

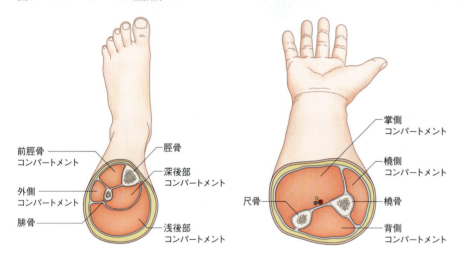

コンパートメントの内圧が何らかの原因によって上昇し，神経障害や筋壊死に至る．区画内圧が約40mmHgを超えれば，早急に筋膜切開による除圧を行う．

表2　末梢阻血の症状5つのP

- 疼痛：Pain
- 脈拍消失：Pulselessness
- 感覚異常：Paresthesia
- 蒼白：Pallor
- 麻痺：Paralysis

図6　フォルクマン拘縮

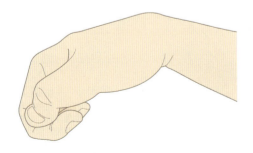

掌側のコンパートメント症候群の1つ．ギプスや骨片などによる前腕の血行不全や，正中・尺骨神経麻痺によって起こる手の拘縮．手関節屈曲，母指内転，MP関節（指の付け根の関節）過伸展，IP関節（指の途中の関節）屈曲拘縮を呈する．

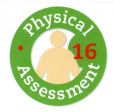

脳梗塞

坂田洋子（長野市民病院 救急センター 救急看護認定看護師）

　脳梗塞は，ラクナ梗塞，アテローム血栓性脳梗塞，心原性脳塞栓症に大別されます（図1）．脳動脈が狭窄や閉塞することにより，その動脈が支配する領域の脳細胞が壊死に陥ることで，突然の意識障害など身体にさまざまな機能障害が生じます．また，短時間で症状が改善する一過性脳虚血発作（TIA）も，24〜48時間以内に脳梗塞を起こす可能性が高いため，急性脳血管症候群（ACVS）として迅速な対応が求められます．

　急性期脳梗塞患者は，一見軽症にみえても，梗塞巣拡大や再梗塞，出血性梗塞や脳浮腫に伴う頭蓋内圧亢進により神経症状が悪化する危険性があり，早期に症状の変化を見きわめることが重要です．

図1　脳梗塞の3つの病型

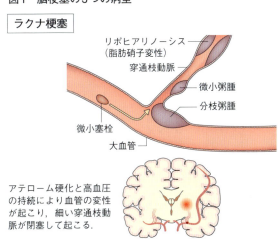

ラクナ梗塞

アテローム硬化と高血圧の持続により血管の変性が起こり，細い穿通枝動脈が閉塞して起こる．

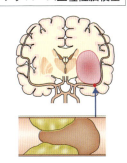

アテローム血栓性脳梗塞

主幹動脈にできたアテローム硬化が徐々に進行して起こる．側副血行路の発達により梗塞巣は小さいことがある．

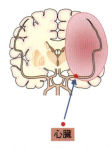

心原性脳塞栓症

心臓から遊離した血栓などが太い動脈を閉塞して起こる．突然の発症が多い．側副血行路の発達がなく梗塞巣は広範囲で重症化することが多い．

TIA：transient ischemic attack，一過性脳虚血発作
ACVS：acute cerebrovascular syndrome，急性脳血管症候群

脳梗塞の患者に接することになったら まずはおさえておきたい基礎知識

　脳梗塞患者を受け持つ際には，脳動脈の閉塞部位と神経症状との関連性を理解することが必要です．

　大脳皮質運動野から出た神経線維は錐体路(図2)として皮質延髄路，皮質脊髄路に分かれてそれぞれに運動刺激を伝えており，梗塞部位により症状が異なります．そのため頭部CT・MRI画像を確認し，病型と梗塞部位を把握する必要があります．

　皮質延髄路は，脳幹の各脳神経核を経て反対側の頸から上部に運動刺激を送ります．また皮質脊髄路は延髄で大部分が交叉をして反対側の四肢，体幹に刺激を送ります．錐体交叉より上位の梗塞では病巣と反対側に，錐体交叉より下位の梗塞では病巣と同側の上下肢に障害が起こります．

　また，脳幹梗塞では延髄上部病巣で反対側に症状を認め，延髄下部の障害では両側四肢に症状を認めます．小脳梗塞では錐体路交叉後の神経線維が障害されるので同側に失調や症状が生じます．

　血管支配領域と梗塞部位における神経症状の関連性については，図3のように前大脳動脈の梗塞では下肢を中心に，中大脳動脈の梗塞では上肢を中心に，運動・感覚障害が病巣と反対側に出現します(図4)．

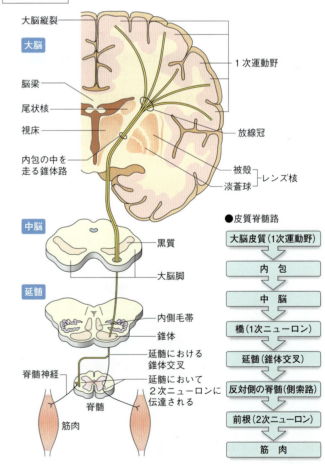

図2　錐体路

- 皮質延髄路は，脳幹の各脳神経核を経て反対側の頸から上部に運動刺激を送る．
- 皮質脊髄路は，延髄で大部分が交叉をして反対側の四肢・体幹に刺激を送る．
- 錐体交叉より上位の梗塞では病巣と反対側に，錐体交叉より下位の梗塞では病巣と同側の上下肢に障害が起こる．

図3 頭蓋内の血管支配と脳梗塞における神経症状

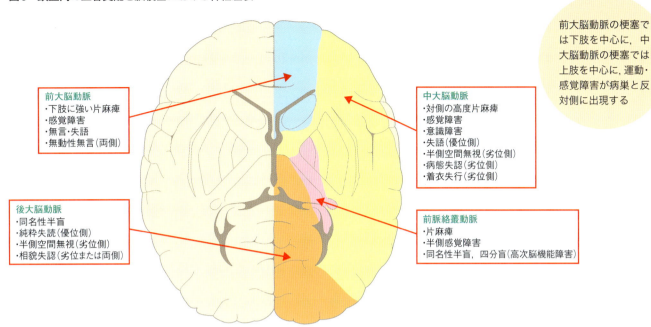

図4 麻痺の型

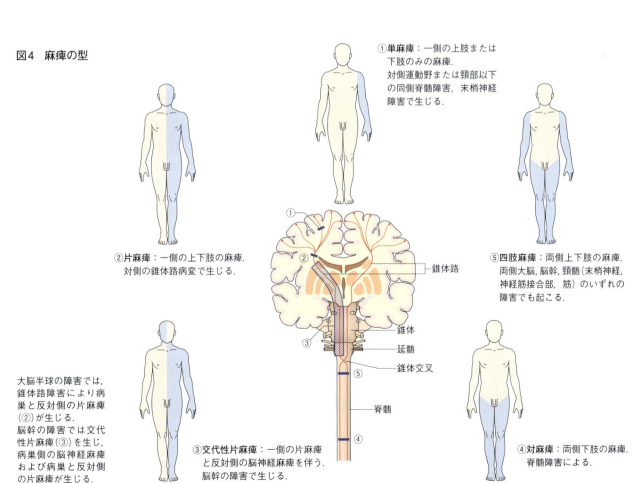

第一印象からわかること

　脳梗塞の患者を担当した際は，訪室時，患者に挨拶をしながら第一印象で外見と意識状態の把握を行います．

　顔面表情筋の左右差はないか，周囲への関心の様子，また姿勢のバランスを"パッと見て"，意識の良し悪しと麻痺の有無を見ます．視線が合わず朦朧としている状態や脱力感がある場合は意識障害が，また坐位保持で姿勢にくずれがある場合は，体幹の失調や麻痺が生じている可能性があります(写真1)．

　次に，問診を行いながら意識レベルや意識内容低下の有無，簡単な運動機能について，「開眼(E)」「言語反応(V)」「運動反応(M)」の合計点でGCS(グラスゴー・コーマ・スケール)を評価します(表1)．

写真1　外見と意識状態の評価

正面から見た姿勢のくずれ

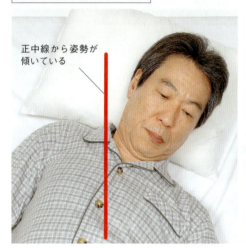

正中線から姿勢が傾いている

側面から見た姿勢のくずれ

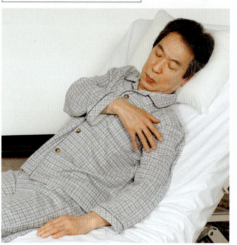

立位から見た姿勢のくずれ

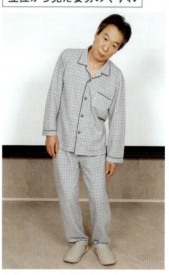

坐位保持で姿勢にくずれがある場合は，体幹の失調や麻痺が生じている可能性がある．

立位になると姿勢の傾きがわかりやすくなる場合もある．

表1　GCSで意識レベル・意識内容を評価

開眼(E) eye opening	点数	言語反応(V) best verbal response	点数	運動反応(M) best motor response	点数
自発的に開眼する	4	見当識の保たれた会話	5	命令に従う	6
呼びかけで開眼する	3	会話に混乱がある	4	合目的な運動をする	5
痛み刺激を与えると開眼する	2	混乱した会話のみ	3	逃避反応としての運動	4
開眼しない	1	理解不能の音声のみ	2	異常な屈曲反応	3
		なし	1	伸展反応	2
		挿管中・気管切開中	T	まったく動かない	1

・「言語反応(V)」の評価において，失語があれば「A」，気管挿管時は「T」と記載し，1点として評価する．
・GCSの合計14〜15点は軽症，合計8点以下は重症と評価する．

GCS：Glasgow Coma Scale，グラスゴー・コーマ・スケール

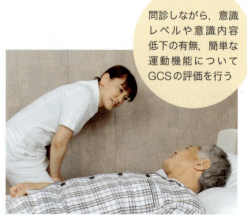

問診しながら，意識レベルや意識内容低下の有無，簡単な運動機能についてGCSの評価を行う

経過でみる悪化のサイン

問診　眩暈・吐気の有無の確認，失語や構音障害の有無を確認

視診　瞳孔所見，麻痺の有無や痺れ，四肢や半身の脱力など運動機能や感覚機能低下の有無

聴診　内頸動脈の血管雑音の有無

触診　呼吸パターンの確認，血圧の変動，脈拍数と緊張の有無，尿量，クッシング徴候の有無

検査所見　頭部CT，MRI，不整脈の有無（心房細動），採血データ，麻痺の程度

『脳卒中治療ガイドライン2009』[1)]では，「十分なリスク管理の下にできるだけ発症早期から積極的なリハビリテーションを行うことが強く勧められる（グレードA）」とされています．しかし，脳梗塞患者は離床による血圧低下や脱水，貧血，低酸素血症などにより，2次性に神経症候の悪化を認める場合があり注意が必要です．

また，脳に備わっている自動調節能は平均血圧が60～160mmHgの範囲（脳灌流圧50～150mmHg）であれば脳血流を一定に保とうとしますが，急性期脳梗塞により自動調節能が障害されることで脳虚血が進行することがあります．体温，呼吸，血圧の変動，不整脈の有無，尿量，水分出納バランスなどのバイタルサインや，各種検査データの推移をふまえたアセスメントを行います．

1. 問診

眩暈・吐気の有無を確認しながら，失語や構音障害の有無について評価します．

大脳皮質の障害では，失語症，構音障害，失認，失行などの高次脳機能障害が生じます（図5）．第一印象でGCSを評価したら，問診により，ペンや時計などを見せて物の名称を質問するなどして言語機能の評価を行います．また，失語の有無と流暢性などから病巣を予測します．

図5　高次脳機能障害の評価

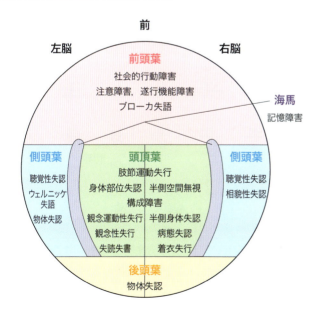

高次脳機能障害を生じる障害部位

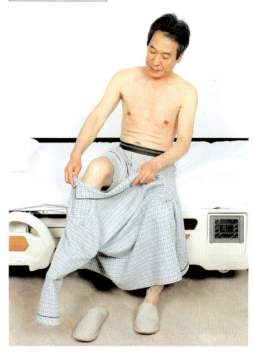

失行の有無を評価

着衣失行の例．上着を足から履こうとしている．

2. 視診

眼位（眼球の向き）や瞳孔所見の異常は，視神経や動眼神経などの異常を表しており，病巣を把握するうえで重要です．

1）眼球運動障害の評価

まずは，眼球運動障害について評価していきます．

水平性共同偏視は眼球が水平方向を向く症状で（写真2-①），大脳基底核と前頭眼野の破壊や小脳半球の破壊で生じます．橋より上の大脳病変で病巣側を向き，橋より下の小脳病変で病巣と反対側を向きます．中脳の障害では，垂直方向の眼球運動障害により鼻先を見るような下方偏位を生じます（写真2-②）．

2）対光反射，瞳孔所見を評価

続いて，対光反射で視神経と動眼神経の異常を評価します．

正常では，ペンライトで片眼に直接光を当て瞳孔が縮瞳する直接対光反射と，光を当てていない片方の瞳孔も縮瞳する間接反射が起こります．これら対光反射が消失している場合は，中脳の障害が疑われます．瞳孔不同・瞳孔散大については後述します．

3）視野障害の評価

右眼で見た情報は左脳に，左眼で見た情報は右脳に伝わります．視野障害を評価（写真3）することで，視野欠損から障害部位を予測できます（図6）．

4）運動機能（麻痺）の評価

運動麻痺は，錐体路障害によるものがほとんどです．軽い片麻痺の有無についてはバレー徴候（写真4），ミンガッツィーニ徴候（写真5）で評価し，麻痺の程度は徒手筋力テスト（MMT，写真6）で評価します．

脳梗塞でみられる運動機能障害の1つとして，舌や口蓋垂の偏位があります（写真7）．また，脳梗塞の患者は麻痺側でより多く汗が出る傾向があります．これは，汗の量や体温調節を司る脳のはたらきが脳梗塞によって十分に機能せず，寒暖のコントロールができにくくなることによるものです．

写真2　共同偏視

①水平性共同偏視

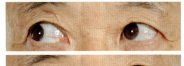

- 大脳基底核と前頭眼野の破壊や小脳半球の破壊により生じる．
- 橋より上の大脳病変で病巣側を向き，橋より下の小脳病変で病巣と反対側を向く．

②下方偏位

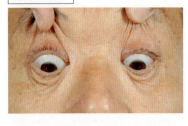

- 中脳の障害により生じる．垂直方向の眼球運動障害により鼻先を見るように眼球が偏位する．

写真3　視野障害の評価

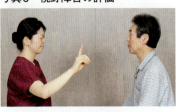
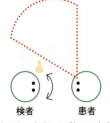

- 患者との間に指を置き，上下左右に動かす．患者には動いた方向を指で差してもらうなどして，見える範囲を確認する．

MMT：manual muscle test，徒手筋力テスト

図6　視覚伝導路の障害部位と視野異常

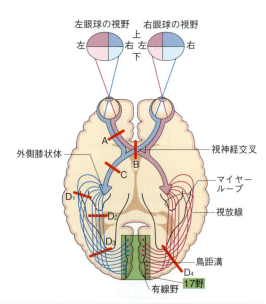

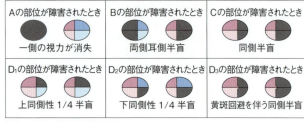

黒塗り部分が視野欠損を表している．

5）感覚障害の評価

感覚の消失，感覚低下，左右差の有無を，顔面の三叉神経各領域（額・頬・顎），上肢・下肢での近位部と遠位部の左右同じ部位に触れ，評価します．片側顔面または一肢性全体の異常で中枢病変を疑い，四肢の遠位部の異常で延髄または脳幹病変を疑います．

6）NIHSSによる評価

脳卒中重症度評価スケールであるNIHSSは，意識・注視・視野・顔面麻痺・上肢の運動・下肢の運動・運動失調・感覚・言語・構音障害・消去/無視の11項目で構成され，点数化されています．神経症状が悪化すると点数が高くなるため，急性期脳梗塞患者のrt-PA治療適応の判断や，神経症状の悪化の有無を客観的に評価できる指標として有用です．

写真4　バレー徴候

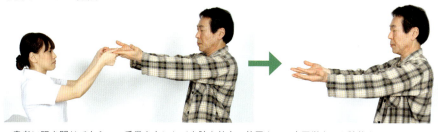

・患者に眼を閉じてもらい，手掌を上にして上肢を前方へ伸展させ，水平挙上した肢位をしばらく保つようにしてもらう．麻痺側は上肢が下降，前腕が回内し，肘関節は屈曲する．

写真5　ミンガッツィーニ徴候

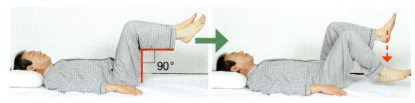

・閉眼・背臥位で股関節，膝関節ともに90°の屈曲位にして，肢位を保つようにしてもらう．
・麻痺側は大腿，下腿がともに下降する．

写真7　舌・口蓋垂の偏位

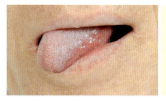 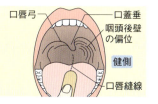

写真6　MMTによる麻痺の評価の例

肘の屈曲　支配する脊髄神経：C5

「肘を曲げることができますか？」

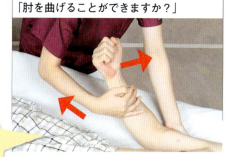

検査者が手をあてがい抵抗を加えても，肘を曲げることができるか評価する．

指（第3指）の屈曲　支配する脊髄神経：C8

「私の指を握れますか？」

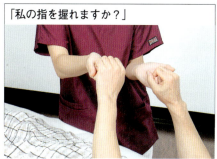

検査者の指を握れるか評価する．

麻痺側で汗が多くなるのも脳梗塞の特徴

C5〜L5のMMT

数的スコア	質的スコア	意味
5	Normal（N）	検査者が被検者の肢位持続力にほとんど抵抗できない
4	Good（G）	段階5の抵抗に対して，被検者が抗しきれない
3	Fair（F）	重力の抵抗だけに対して，運動範囲内を完全に動かせる→客観的基準
2	Poor（P）	重力を取り去れば，運動範囲内を完全に動かせる
1	Trace（T）	筋の収縮がかすかに認められるだけで，関節運動は起こらない
0	Zero（活動なし）	視察・触知によっても，筋の収縮が確認できない

NIHSS：National Institute of Health stroke scale，脳卒中重症度評価スケール
rt-PA：recombinant tissue-type plasminogen activator，遺伝子組み換え組織型プラスミノーゲン活性化因子

フィジカルアセスメント+α：脳ヘルニアへの移行とクッシング現象

　心原性脳塞栓症では梗塞巣が広範囲となる場合が多いため，高度な脳浮腫が起こりえます．また，閉塞した血管の再開通により大量の血液が供給されると，灌流圧に依存して血液成分が血管外に漏出し，出血性梗塞が起こります．

　頭蓋内圧が上昇して脳ヘルニアに移行し，脳幹機能に障害が及び重篤な意識障害や特徴的な呼吸パターン（図7），瞳孔所見の異常（瞳孔不同・瞳孔散大，図8），異常肢位（除脳硬直，除皮質硬直）などが生じます．また脳ヘルニアにより頭蓋内圧が上昇すると，脳血流はうっ血状態になります．そのため血圧を上げて脳血流を維持しようとするので代償性に副交感神経が興奮し，徐脈が生じます．このような血圧上昇と徐脈が生じる状況をクッシング現象といい，脳ヘルニアへの移行のサインです．

図7　脳ヘルニアによる障害部位と異常呼吸

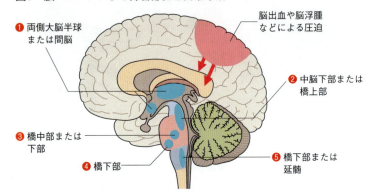
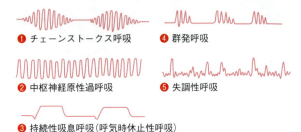

図8　瞳孔不同・瞳孔散大

瞳孔不同	●中脳に障害が及んでいるサインである． ●片側の動眼神経の圧迫により対光反射が消失し，瞳孔径が左右で不同となる．
瞳孔散大	●大脳が後頭蓋窩へ落ち込み，正中ヘルニアまたは中心性ヘルニア（両側のテント切痕ヘルニア），全脳の虚血で生じる． ●一般に，瞳孔径が5mm以上で対光反射がない状態を瞳孔散大という．

コラム
Time is Brain ～脳梗塞は時間との闘い～

　梗塞で壊死に陥った脳細胞周辺には，血流の低下はあっても，まだ壊死に陥っていないペナンブラという領域が存在します．急性期治療を行う目的は，このペナンブラの血流を守り機能障害を最小限にすることにあり，早期発見であればrt-PA（アルテプラーゼ）治療，血管内治療などが行われることがあります．

コラム
脳梗塞では心房細動（Af）との関連に注意

　脳梗塞の発症リスクとしておさえておきたいのが，心房細動です．心房内に発生した血栓が脳に飛び，心原性脳塞栓の原因となることがあり危険です．そのため，脳梗塞の患者では心電図のモニタリングにも注意を払いましょう．

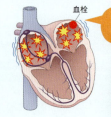

心房内の血栓が脳に飛び，心原性脳梗塞の原因となる

心房細動（Af）の心電図波形

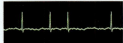

引用・参考文献
1) 篠原幸人ほか編：脳卒中治療ガイドライン2009．協和企画，2010．
2) NO! 梗塞.net. http://www.no-kosoku.net/
3) 道又元裕ほか編：クリティカルケア実践の根拠．照林社，2012．
4) 医療情報科学研究所：病気がみえるvol.7　脳・神経，第1版，メディックメディア，2011．
5) 橋本洋一郎監：決定版 まるごと一冊！ 脳梗塞［ブレインナーシング2012年夏季増刊］．メディカ出版，2012．
6) 落合慈之監，森田明夫ほか編：脳神経疾患ビジュアルブック．学研メディカル秀潤社，2009．
7) 佐藤憲明編：臨床実践 フィジカルアセスメント-急変対応力10倍アップ［ナースビギンズ］．南江堂，2012．
8) 古谷伸之編：診察と手技がみえるvol.1 第2版．メディックメディア，2007．
9) 北川泰久ほか監，飯森真喜雄ほか編：神経・精神疾患診療マニュアル［日本医師会生涯教育シリーズ］．南山堂，2013．
10) 小笠原邦昭監：病態生理から考える脳神経疾患看護ポイントQ&A200［ブレインナーシング2011年夏季増刊］．メディカ出版，2011．

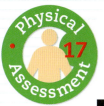

胃・十二指腸潰瘍

伊藤美穂(伊那中央病院 循環器内科・消化器内科病棟 救急看護認定看護師)

　消化性胃潰瘍は，以前からストレスが原因で発症することが多いといわれてきましたが，最近では，胃・十二指腸潰瘍の患者にピロリ菌の検査を行うと，多くのケースで感染が陽性であり，ピロリ菌が胃・十二指腸潰瘍の原因の1つであることがわかってきました．

　また，胃・十二指腸潰瘍は粘膜を保護するためのさまざまな防御因子と攻撃因子のバランスが崩れたときにも発生します．バランスが崩れ，状態が悪化すると生命にかかわることもあるため，適切な診断と治療を行うことが重要です．

　胃潰瘍と十二指腸潰瘍の違いを，図1に示します．

図1　胃潰瘍と十二指腸潰瘍の比較

	胃潰瘍	十二指腸潰瘍
年齢	40～60歳代	20～40歳代
男女比	1：1	3：1
心窩部痛	食後に多い	空腹時に多い
胃粘膜萎縮	＋～＋＋	－～＋
胃酸分泌	減少	増加

胃・十二指腸潰瘍のできやすい部位

胃・十二指腸潰瘍の患者に接することになったら　まずはおさえておきたい基礎知識

1. 胃・十二指腸潰瘍のメカニズム

　胃・十二指腸潰瘍は，胃・十二指腸粘膜に生じ，粘膜筋板を超えて粘膜下層までただれた状態です（図2）．

　食べ物を消化してくれる胃液は強酸性で，胃粘膜を溶かすほどの力があるので，胃粘膜は消化されないように粘液を出しています．胃液の胃酸を「攻撃因子」，胃粘膜の抵抗力や粘液を「防御因子」といい，普段は双方のバランスは保たれています．ところが，ピロリ菌による感染や服薬で「攻撃因子」が強くなったり，抵抗力の低下や粘液の分泌が減ることで「防御因子」が弱くなりバランスが崩れると，胃粘膜が消化されて傷つき，胃潰瘍や十二指腸潰瘍が発生します（図3）．

　このバランスを崩す2大要因が，ピロリ菌と非ステロイド性抗炎症薬（NSAIDs）です．胃潰瘍の原因の7割以上がピロリ菌とされており，十二指腸潰瘍においては9割を占めています．

2. 症状・合併症・治療

　胃・十二指腸潰瘍の主な症状には，心窩部痛，腹部膨満感，悪心などがあります．また，診断がつくまでに再発を繰り返し，慢性の経過をたどっていることも少なくありません．

　合併症としては，出血（吐血→コーヒー残渣様，下血→タール便）に伴う出血性ショックや，鉄欠乏性貧血，消化管穿孔，幽門狭窄などがあります．ショックは動脈性出血によって急激に大量出血をきたした場合に多く，鉄欠乏性貧血は高齢者などで自覚症状に乏しい慢性出血が続いている場合に多くみられます．

　急性期を脱した患者は，必ず除菌治療を行います．除菌治療を行わずにそのままピロリ菌が存在していれば，たとえ潰瘍が治っても，1年後には60％以上が再発するといわれています．また治療後は，香辛料，コーヒー，酒などの刺激物は控えてもらいます．

図2　潰瘍の深さ

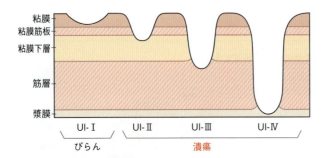

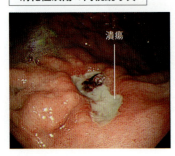

消化性潰瘍の内視鏡写真

- 胃・十二指腸潰瘍は，胃・十二指腸粘膜に生じ，粘膜筋板を超えて粘膜下層までただれた状態である．
- 潰瘍の深さによる分類では，UI-Ⅰ：粘膜のみが欠損した「びらん」とよばれるもの，UI-Ⅱ：粘膜下層まで欠損した浅い潰瘍，UI-Ⅲ：筋層まで欠損したもので，潰瘍が治癒したあとに瘢痕が残る，UI-Ⅳ：筋層を貫く潰瘍で，漿膜に達しているもの，とされる．

図3　胃・十二指腸潰瘍の発症：防御因子と攻撃因子

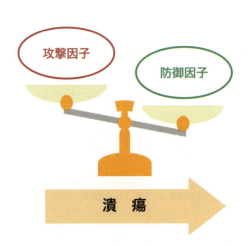

胃・十二指腸潰瘍は，粘膜を保護する防御因子と攻撃因子のバランスが崩れたときに発生する．

第一印象からわかること

1. 腹痛の特徴とアセスメント

アセスメントは入室時から始まります．まず，全身状態をすみやかに把握しましょう．

胃・十二指腸潰瘍のアセスメントでは，腹痛のアセスメントが重要になります．胃潰瘍の自覚症状の90％は腹痛で，多くの場合，上腹部の「みぞおち」に痛みを感じます．悪心を伴う場合もあるでしょう（**写真1**）．腹痛を主訴とする疾患はたくさんあります．問診から原因を推定しながら，緊急性を判断していきましょう（**表1**）．

一般的に，胃潰瘍では食後に痛みが強くなります．しかし，「食後に痛いなら胃潰瘍，空腹時に痛いなら十二指腸潰瘍」と決めつけてはいけません．アセスメントにより原因を推定するためには，腹部の解剖や体表区分を理解しておくことです（**図4**）．痛みの部位を知ることで原因疾患が推定できますし，区分を把握しておくと，報告の際も客観的に伝えることができます．

2. 吐下血によるショックの徴候を見逃さない

第一印象で見逃してはいけないのは，やはりショック状態です．胃・十二指腸潰瘍の患者がショックに陥る多くの場合は，吐下血などによる循環血液量の減少が原因です．そのため，ショックの徴候（虚脱，蒼白，呼吸異常，脈拍不触，冷汗）を認め，ショックと判断したら，ただちに初期対応に入ります．

循環血液量を回復させるため，静脈路の確保を行います．輸血が必要になることもあるため，複数のルートを確保しなければならないこともあります．大量に輸液や輸血を行う場合，体温低下もきたしやすいので保温も忘れずに行います．輸血も確保しておくとよいでしょう．

表1　腹痛の主な発生原因と発症の様子

分類	発生原因	発生の様子	随伴症状
内臓痛	胃腸炎，逆流性食道炎，胃潰瘍，十二指腸潰瘍，急性虫垂炎，胆石症など	痛みの部位がはっきりしない鈍痛	自律神経が刺激されるので悪心，嘔吐，血圧低下などの症状がみられる
体性痛	急性腹膜炎，腸閉塞潰瘍性穿孔，急性膵炎など	持続性の鋭い刺すような痛み，痛みの部位がはっきりしている．体動で増強することが多い	筋性防御や反跳痛を認める
関連痛	胃潰瘍，十二指腸潰瘍，胆道疾患，虫垂炎	皮膚や筋肉に現れる限局性の鋭い痛み．内臓痛とともに認められることもある	

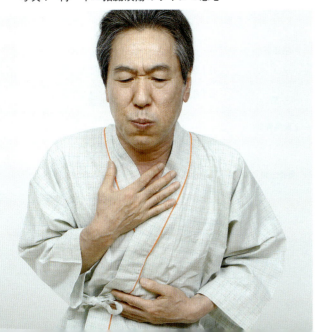

写真1　胃・十二指腸潰瘍のサイン：悪心

胃・十二指腸潰瘍の特徴として，上腹部痛や悪心がみられる．

胃・十二指腸潰瘍の腹痛の特徴

- 一般的に，胃潰瘍では食後に痛みが強くなるが，腹痛の原因は多岐にわたるため，「食後の腹痛＝胃潰瘍」とは一概にはいえない
- 胃潰瘍の自覚症状の90％は腹痛で，多くの場合，上腹部の「みぞおち」に痛みを感じる
- 腹痛を主訴とする多くの疾患のなかから，問診により原因を推定しながら緊急性を判断していく

Part1　疾患別フィジカルアセスメント

図4　腹部の解剖と体表区分

腹痛の部位別にみた原因疾患

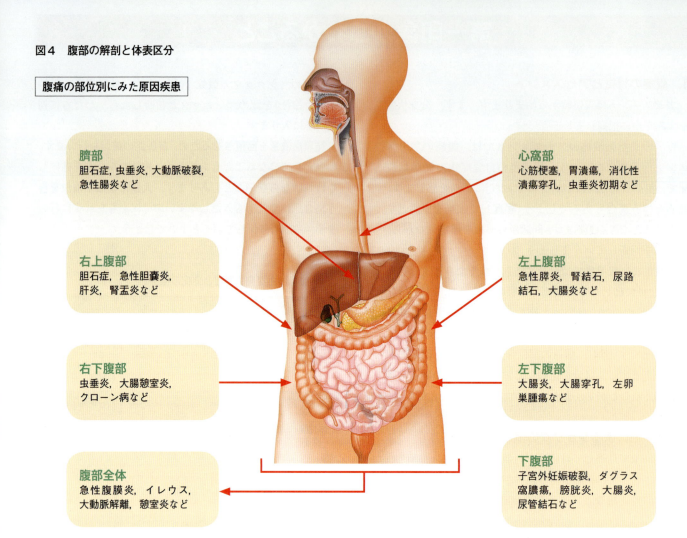

- **臍部**：胆石症，虫垂炎，大動脈破裂，急性腸炎など
- **心窩部**：心筋梗塞，胃潰瘍，消化性潰瘍穿孔，虫垂炎初期など
- **右上腹部**：胆石症，急性胆嚢炎，肝炎，腎盂炎など
- **左上腹部**：急性膵炎，腎結石，尿路結石，大腸炎など
- **右下腹部**：虫垂炎，大腸憩室炎，クローン病など
- **左下腹部**：大腸炎，大腸穿孔，左卵巣腫瘍など
- **腹部全体**：急性腹膜炎，イレウス，大動脈解離，憩室炎など
- **下腹部**：子宮外妊娠破裂，ダグラス窩膿瘍，膀胱炎，大腸炎，尿管結石など

腹部体表区分

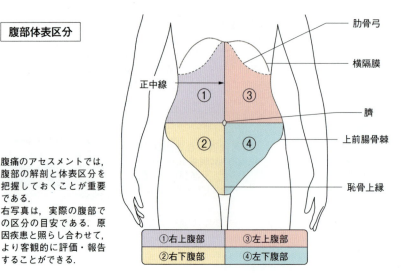

- 肋骨弓
- 横隔膜
- 正中線
- 臍
- 上前腸骨棘
- 恥骨上縁

① 右上腹部　③ 左上腹部
② 右下腹部　④ 左下腹部

腹痛のアセスメントでは，腹部の解剖と体表区分を把握しておくことが重要である。
右写真は，実際の腹部での区分の目安である。原因疾患と照らし合わせて，より客観的に評価・報告することができる。

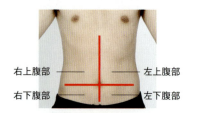

右上腹部　左上腹部
右下腹部　左下腹部

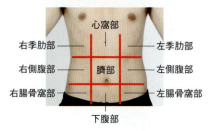

心窩部
右季肋部　左季肋部
右側腹部　臍部　左側腹部
右腸骨窩部　左腸骨窩部
下腹部

経過でみる悪化のサイン

問診 …… 患者の主訴, 現病歴の確認
視診 …… 体位(姿勢), 腹部膨満の有無
聴診 …… 腸蠕動の聴取
打診 …… 肝辺縁の打診(肝濁音界の消失)
触診 …… 心窩部～右季肋部の限局した圧痛, 筋性防御や反跳痛など腹膜刺激症状の有無

検査所見 …… 血液検査(白血球増多, 炎症反応上昇など), 画像所見(胸部X線, 腹部CT)

腹痛のフィジカルアセスメントは,「問診→視診→聴診→打診→触診」と侵襲の少ない順で行います.

1. 問診

PQRST法(表2)やSAMPLE(表3)といった指標を用いて, 患者の主訴や現病歴などを聴取します. 腹痛における問診の有用性は診断の90％を担っているともいわれており, 鑑別診断を行うためにはとくに重要なアセスメント項目です.

突然の腹部の激痛は, 消化管穿孔を疑います. 吐血・下血がある場合は, 血液の色, 服薬中の薬剤についての聴取が重要です. 下血があるときは大量の出血が予測されるので, 急変も考慮し対応していきます.

主訴は複数あるかもしれませんが, 最も重要なものは何かを見きわめ, 緊急度を判断していきましょう.

2. 視診

視診では, まず体位(姿勢)をみます. 歩行時や臥床時に丸くなっていないかをみることはポイントの1つです(写真2). これは腹筋が緊張していると痛みが強くなるため, 丸い姿勢をとり, 腹部の緊張をゆるめているためです.

腹部膨満(写真3)の有無も確認しましょう. 胃・十二指腸潰瘍の場合, 潰瘍により腸管内のガスが増えたり, 腸の動きが鈍くなることから, 腹部膨満がみられます.

3. 聴診

聴診では, 腸蠕動の聴取を行います. 腸蠕動が消失している場合は腹膜炎などの可能性も考えられ, 緊急度が高いと判断できます(写真4).

表2 PQRST法

P : Provocative (誘発因子)	どのような動作のときに症状が現れたり消失したりするのか, 症状を引き起こすような思い当たるストレス, 体位はないか, 体位, 姿勢として, どのようにしていると楽か, それともどのようにしていても楽でないのか, いてもたってもいられないのか.
Q : Quality (性質)と Quantity (程度)	症状の性質(腹痛ではキリキリ痛い, 鈍く持続的に痛い, 渋るように痛いなど, ほかにはズキズキ痛い, 割れるように痛い, 鈍痛など), 症状の程度(症状が強くなってきているのか, 軽快しているのか)はどうか.
R : Region (部位)と Radiate (放散)	どの部位の症状か, どこかに放散するのか.
S : Severity (重症度)	患者にとっての症状の強さ(がまんできるのか, じっとしていられないほどかなど)はどうか.
T : Timing (時間的要素)	症状はいつ始まったか, 突然出現したか, 徐々に出現したかなど, 疼痛発生時の状況や, 時間的にどれくらい続いているか.

表3 SAMPLE

S : Symptom	主訴
A : Allergies	アレルギー
M : Medication	内服薬
P : Past Medical History	既往歴
L : Last Oral intake	最終食事摂取時刻
E : Event	現病歴

問診では, 患者の主訴や現病歴を確認していく.

問診時に活用できる指標に,「PQRST法」や「SAMPLE」がある.

4. 打診

胃・十二指腸潰瘍では，肝辺縁の打診が重要です．消化管穿孔があると，腹腔へ漏出した遊離ガスが肝臓と腹壁の間に入ることで肝濁音界が消失します．

5. 触診

触診時の患者の体位は，仰臥位にして腹壁の緊張を和らげるため膝を屈曲させます．

消化性潰瘍が疑われる場合，心窩部〜右季肋部に限局した圧痛がないか確認します（**写真5**）．筋性防御や反跳痛などの腹膜刺激症状（**写真6**）がみられる場合は消化管穿孔が疑われます．

軽い触診で十分判断できますので，患者の負担になるような強い触診は避けましょう．消化管穿孔が疑われた場合は，緊急手術が必要になることもあります．

6. 治療後で経過観察となった患者のフィジカルアセスメント

潰瘍は大変再発・再燃しやすい疾患なので，継続的に観察していくことが必要です．

1）問診

治療前に出現していた症状の再燃はないか確認します．具体的には，腹痛，胸やけ，吐血，下血（黒色便），悪心・嘔吐，食欲不振，腹部膨満感，体重減少，便通異常の有無などです．また，処方された薬は正しく内服できているか，病院食以外は摂取していないかについても確認します．

2）視診

潰瘍により，腸管内のガスが増えたり，腸の動きが悪くなります．そのため，腹部膨満の有無を確認します．また，貧血により顔色が不良となったり，眼瞼結膜が白くなることもあります．

3）聴診

腸の動きが悪くなることにより便通異常が見られることもあるため，腹鳴聴取を行います．

4）触診

心窩部〜右季肋部に限局した圧痛がないか確認します．

写真2　患者の姿勢をチェック

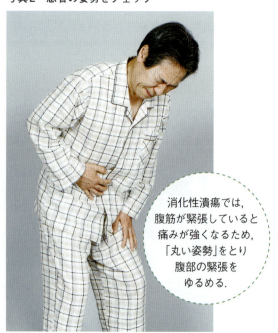

消化性潰瘍では，腹筋が緊張していると痛みが強くなるため，「丸い姿勢」をとり腹部の緊張をゆるめる．

写真3　腹部の膨満　------ 剣状突起と恥骨結合とを結ぶ仮想線

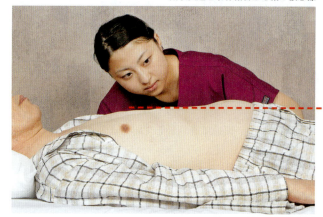

腹部膨満は腸管麻痺のサイン．炎症が腹部全体に及び，さまざまな臓器に影響を及ぼしていることがわかる．

写真4　腹部の聴診

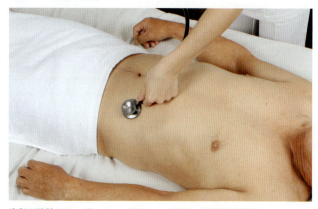

腹部の聴診では，どこか1か所をじっと聴き，腸蠕動を評価する．

7. 退院に向けてのかかわり

潰瘍は繰り返しやすい疾患であるため，退院に向けての指導も大切です．

1) 薬物療法
処方された薬を正しく内服するよう指導します．

2) 食事療法
不摂生な食生活やアルコール・香辛料は，胃粘膜の抵抗力を低下させ，胃潰瘍を起こしやすくします．下記の点について指導します．
- 規則正しい食事をする
- 消化のよい食品をゆっくりよく噛んで，腹八分目にする
- 熱すぎるものや冷たすぎるものは一気に飲み込まない
- 胃液の分泌を高める食品は控える（甘味や塩気の強いもの，酸味の強いもの，香辛料，アルコール飲料，炭酸飲料，コーヒー，紅茶）

3) 生活習慣
再発させないための日常生活の注意点として，「禁煙」「睡眠を十分にとり疲労を蓄積させない」「規則正しい生活」が挙げられます．

4) ピロリ菌の除菌
再発させないための対処として，ピロリ菌の除菌も挙げられます．

写真5　腹部の触診

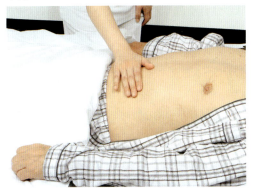

はじめは腹部全般に触れ，熱感や全体像を感じ取る．

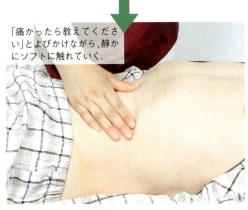

「痛かったら教えてください」とよびかけながら，静かにソフトに触れていく．

このとき，腹膜刺激症状があるかを確認する．

写真6　腹膜刺激症状の確認

筋性防御

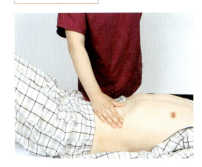

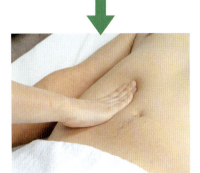

腹痛のある部位を手掌でそっと押しこみ，腹壁筋の不随意の緊張の程度（抵抗・硬直・防御）を確認する．この場合，限局した部位だけでなく，その対称部位も確認しておく．

反跳痛

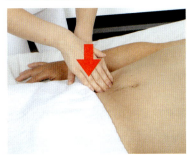

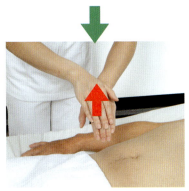

圧痛のある部位を数本の指の末節手掌側で，ゆっくり押しつけ（2～3秒くらい），その後，急に力を抜く（0.5秒くらい）．数か所行い，最も痛みが強いところを確認する．

フィジカルアセスメント＋α：胃・十二指腸潰瘍の疑問Q&A

Q1. 胃潰瘍の場合に，食後に痛みが出やすいのはなぜ？

A. 食べ物が胃に入ることで機械的な刺激が生じ，それによる胃液の分泌が亢進するためです．

Q2. 上部消化管穿孔で激しい痛みになりやすいのはなぜ？

A. 胃に穴が開いてしまった場合，強い酸性の消化液が腹腔内に流出し，腹腔内が損傷されてしまうためです．

Q3. フィジカルアセスメントのピットフォールは何ですか？

A. 腹痛は，腹腔内の臓器疾患が原因とはかぎりません．緊急性のある心筋梗塞，大動脈解離なども考えられるため，先入観を持たずにフィジカルアセスメントを進めることが大切です．また，非ステロイド性抗炎症薬や副腎皮質ステロイドを服用していると，痛みや発熱が表面に出にくいため，軽症と思い込んでしまうおそれもあり，注意が必要です．

Q4. 検査所見では，何がわかりますか？

A. 胃・十二指腸潰瘍では，血液検査や画像所見で，次のような特徴がみられます．
・血液検査：白血球増多，炎症反応上昇など
・画像所見：消化管穿孔がある場合は，X線写真やCT画像で遊離ガスを認める（**写真7**）

Q5. 吐下血や消化管穿孔など緊急度が高い場面に出会ったら，どうすればよいですか？

A. 吐下血や消化管穿孔が認められれば，緊急で内視鏡検査や手術を行うため，すみやかに関係部署に連絡します．

患者は症状が強いうえ，突然の検査や手術になるため，不安や動揺で精神状態が不安定に陥りがちです．病状と治療内容を受け止められるよう援助し，患者自身が検査に協力できるようサポートします．

また，ご家族も患者以上に不安や心配があると考えられるため，ご家族にも同様に精神的な援助を行うことが必要です．

写真7　消化管穿孔の画像所見

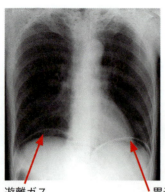

胸部単純X線像：立位

右横隔膜下の遊離ガスを認める．
遊離ガス　　胃泡

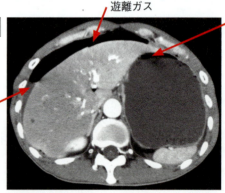

腹部CT像

遊離ガス　　胃泡
腹水

肝表面に大量の遊離ガスを認める．

引用・参考文献

1) 髙田俊彦ほか：総合外来における腹痛マネジメント．治療，90(9)：2430-2436，2008．
2) 山内豊明：フィジカルアセスメント　ガイドブック―目と手と耳でここまでわかる．第2版，医学書院，2011．
3) 山内豊明：患者さんのサインを読み取る！山内先生のフィジカルアセスメント　症状編．エス・エム・エス，2014．
4) 中村惠子監，中村美鈴ほか編：救急実践に活きるアセスメント（救急看護QUESTION BOX 2）．中山書店，2006．
5) 中村惠子監，松月みどりほか編：初期対応に活かす病態の理解（救急看護QUESTION BOX 5）．中山書店，2007．
6) 山勢博彰編著：救急看護の知識と実際（臨床ナースのためのBasic&Standard）．メディカ出版，2009．
7) 佐藤憲明編：臨床実践フィジカルアセスメント―急変対応力10倍アップ（ナースビギンズ）．南江堂，2012．
8) 溝上裕士ほか監，高橋茂樹編著：STEP内科⑥消化器・膠原病（Step series）．第2版，海馬書房，2006．
9) 日本救急医学会監：標準救急医学（標準医学シリーズ）．第4版，医学書院，2009．
10) 古谷伸之編：診察と手技がみえる vol.1．第2版，メディックメディア，2007．
11) 大橋教良ほか編：救命救急エキスパートナーシング．南江堂，2005．

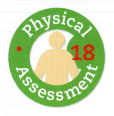

肺水腫

千葉武揚（青森県立中央病院 救命救急センター 救急看護認定看護師）

　肺水腫とは，何らかの原因により肺実質内（気管支，肺胞）に水分が貯留してしまう状態です．肺の代表的な機能としてガス交換が挙げられますが，その役割を担う肺胞が水浸しになることで，ガス交換ができず，患者は低酸素血症に陥る可能性があります．呼吸をすることで，血液中に酸素が取り込まれ，二酸化炭素が排出されます．そして，酸素化された血液が全身に循環し，私たちは生命を維持することができています．肺水腫が起こると，それらのサイクルが損なわれることになります．

　肺水腫を引き起こしている背景の病態を予測し，五感を駆使したフィジカルアセスメントを行うことで，患者の「いつもと違う」というサインに早期に気づけるようにしましょう．

肺水腫の患者に接することになったら　まずはおさえておきたい基礎知識

1．肺水腫の病態

　気道とは，気管から気管支を経由し，分岐を繰り返して肺胞に至るまでの経路をいいます（図1）．肺胞は左右の肺に3～5億個存在するといわれ，その周囲にはガス交換を行うための無数の毛細血管が走行しています．

　正常な状態では肺内の水分は，ほぼ血管内に存在し，血管内より漏出した水分はリンパ管より排出されています．しかし，胸腔内圧の変化や毛細血管の透過性亢進，リンパ管の循環障害等により，水分が細胞間質や肺胞内に漏出すると肺水腫をきたします（図2）．

　肺水腫をきたす主な原因（表1）として，心臓のポンプ機能が失調することで，肺静脈圧の上昇をきたし，肺毛細血管圧が上昇した結果，血管内の水分が血管外に漏出してしまう心原性肺水腫（図3）や，敗血症や重症外傷，全身熱傷などに起因したARDS（急性呼吸窮迫症候群）により，毛細血管の透過性が亢進することで引き起こされる血管透過性肺水腫が挙げられます．

ARDS：acute respiratory distress syndrome，急性呼吸窮迫症候群

2. 肺水腫の症状・検査・治療

病態が初期の頃は，労作時の軽度な息切れを訴える程度ですが，進行とともに呼吸困難感の増悪や起坐呼吸，努力呼吸を認めます．ガス交換が障害されるため，呼吸回数の増加や頻脈，チアノーゼもみられます．水分の漏出が肺胞にまで及ぶと，淡紅色の泡沫状痰が喀出されることもあります．

主な検査は胸部X線検査で肺水腫に特徴的な陰影所見（図4）がないかを確認し，血液ガス分析検査で低酸素血症や酸塩基平衡の程度を把握します．

治療の基本は，肺水腫を引き起こしている原因疾患の改善を目指すと同時に，血管外に漏出した水分を排出するための利尿薬，失調した心機能を補助するための強心薬や血管作動薬といった薬物療法が中心となります．また，低酸素血症に対して，酸素療法（必要に応じて，NPPVや気管挿管下による人工呼吸管理）を行います．

図1　呼吸器系の構造

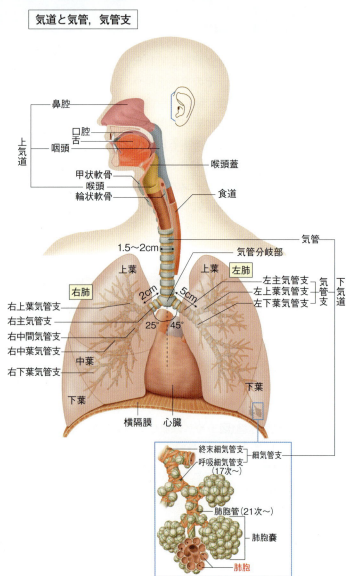

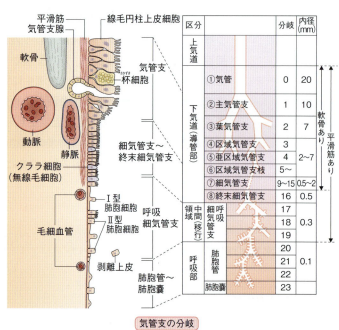

NPPV：non-invasive positive pressure ventilation，非侵襲的陽圧換気

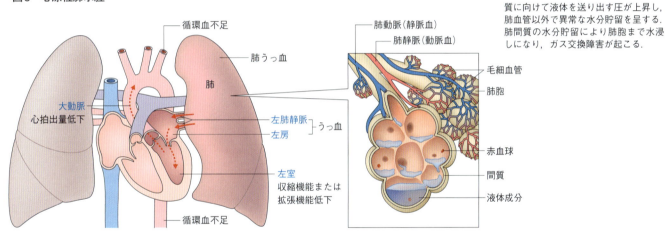

図2 肺胞性肺水腫と間質性肺水腫

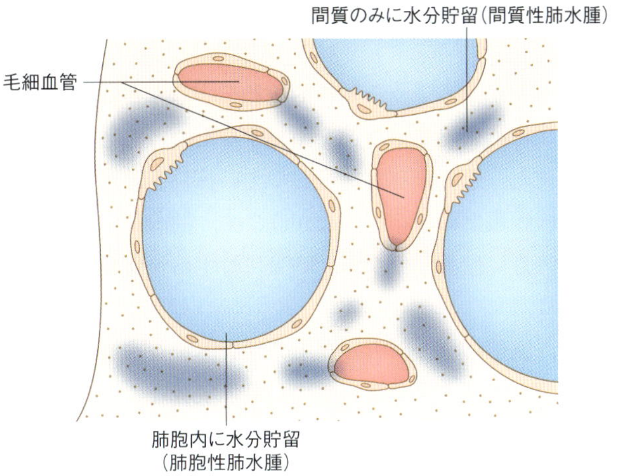

表1 肺水腫の原因

心原性肺水腫	左心機能の低下により肺静脈圧の上昇をきたす．その結果，肺毛細血管内に血液がうっ滞し，血管外に水分が漏出する． ●主な病態：左心不全
血管透過性肺水腫	肺毛細血管内に好中球が浸潤し，微小血栓を生じる．血管内皮細胞の障害による血管透過性が亢進し，血管外に水分が漏出する． ●主な病態：ARDS

図3 心原性肺水腫

左心系障害により，肺毛細血管から間質に向けて液体を送り出す圧が上昇し，肺血管以外で異常な水分貯留を呈する．肺間質の水分貯留により肺胞まで水浸しになり，ガス交換障害が起こる．

図4 肺水腫における特徴的なX線陰影所見

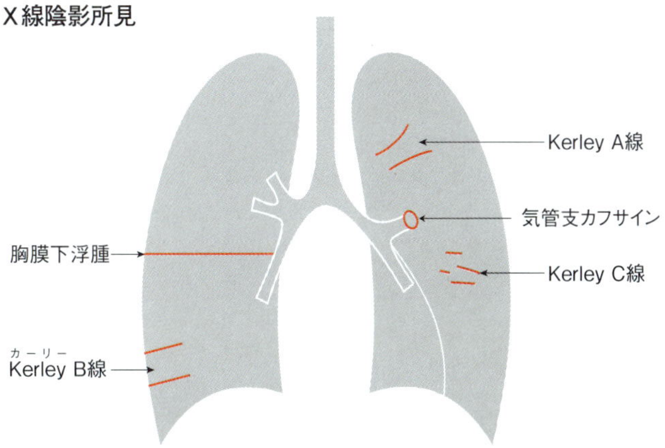

肺水腫でみられる特徴的な所見として，胸膜下浮腫，KerleyB線，KerleyA線，気管支カフサイン，KerleyC線がみられる．

第一印象からわかること

患者と接したときに「いつもと何か様子が違う」という感覚を抱いたときは、注意深く観察することが重要です。患者の言動や行動、表情、呼吸状態がふだんとどう違うのかを短時間で評価します。

労作時に息切れを感じる、ベッド上で臥位になることができず、起き上がって呼吸困難感を訴え努力呼吸を呈している、顔面蒼白で皮膚は湿潤し、喘鳴が聴かれるなどの徴候がみられた場合は、呼吸状態の悪化を示唆するサインです(**写真1**)。

患者が抱く、息ができないことによる恐怖感を理解し、安心感を抱かせるような精神的援助をすることは、不安や興奮による酸素消費量増加を阻止するためにも必要なケアです。また、患者自身が呼吸しやすい体位を設定することは、呼吸困難感の緩和につながります。問診をするにあたり、この点に配慮しながら、呼吸に対する情報収集を行いましょう。

また、胸部のフィジカルアセスメントを行う際、患者は上半身裸となりますので、露出が最小限となるようプライバシーにも十分な配慮を心がけましょう(**写真2**)。

写真1　呼吸状態の悪化のサイン

- 労作時に息切れを感じる
- 臥位になることができず、起き上がっている
- 喘鳴が聴かれる
- 呼吸困難感を訴え努力呼吸を呈している
- 顔面蒼白で皮膚は湿潤している

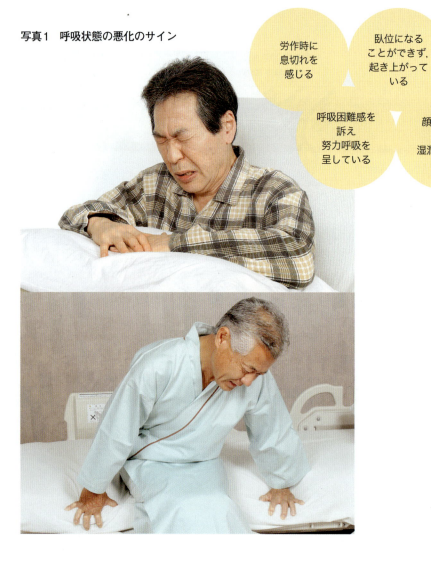

写真2　患者の露出にも配慮

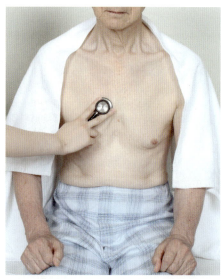

胸部のフィジカルアセスメントを行う際、患者は上半身裸となるため、タオルをかけるなど、露出が最小限となるようプライバシーにも配慮する。

経過でみる悪化のサイン

問診	視診	触診	打診	聴診
呼吸困難の重症度	努力呼吸の有無，呼吸姿勢（起坐呼吸），喀痰の質・量，皮膚状態，頸静脈の怒張や拍動・下肢の浮腫の有無	触覚振盪音の確認，皮膚の冷感や湿潤の有無	濁音の聴取	呼吸音の聴取（初期：捻髪音，進行期：水泡音，増悪時：喘鳴），心雑音の聴取

検査所見 ………… 胸部X線，血液ガス分析（低酸素血症や酸塩基平衡の程度の把握）

1. 問診

　患者の症状を問診することは，的確な評価をするために欠かせません．しかし，苦痛が強い状況で一方的に質問攻めにあったのでは，患者の安楽が障害されてしまいます．常に安全・安楽な環境の調整を念頭に置き，いつから，どのような症状が起きて，どれくらい持続しているのかを確認します．

　また，呼吸困難感は患者の主観的な症状であることから，呼吸困難の重症度を分類し，客観的な指標に置き換えて苦痛の程度を把握することが必要です．その代表的な分類として，Hugh-Jones分類があります（表2）．

2. 視診

1）呼吸の状態

　頸部や肩の筋肉を使って呼吸をする努力呼吸がみられないか，観察をします．このとき，吸気に伴って肋間が陥没していることもあります（写真3）．

2）呼吸姿勢

　患者が特定の体位で過ごしている場合には，何らかの異常があると予測します．肺水腫では，起坐呼吸が特徴的です．その理由は，仰臥位では静脈還流量が増加することで，肺毛細血管内圧が上昇した結果，肺胞内がさらに水浸しとなり，ガス交換の障害を助長してしまうからです．

表2　Hugh-Jones分類

Ⅰ度	同年齢の健常者と同様の労作ができ，歩行，階段昇降も健常者並みにできる
Ⅱ度	同年齢の健常者と同様に歩行できるが，坂，階段は健常者並みに歩行できない
Ⅲ度	平地でさえ健常者並みに歩けないが，自分のペースなら（1.6km以上）歩ける
Ⅳ度	休みながらでなければ50m以上歩けない
Ⅴ度	会話，衣服の着脱にも息切れがする．息切れのため外出できない

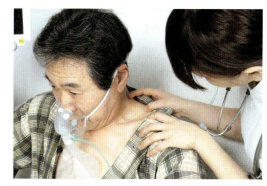

写真3　呼吸補助筋を用いた努力呼吸の様子

通常は使用されない呼吸補助筋（胸鎖乳突筋，斜角筋群，僧帽筋）を総動員し，吸気時に首や肩を大きく動かして，呼吸しようとする．

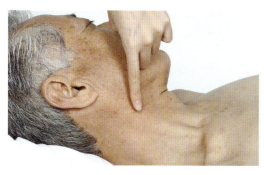

写真4　頸静脈の怒張・拍動

患者が可能であれば45°の半坐位をとり，安静にする．観察時の目線は頸部を水平に見るようにし，左右の頸静脈を観察する．解剖学的には右頸静脈が中心静脈から右房へ直線的であるため，右側が視診には適しているといえる．
頸静脈に怒張や拍動を認める場合には，中心静脈圧が上昇している可能性がある．

3）喀痰の性質や量

　喀痰が多い場合は，その性状を必ず確認しましょう．血液が混入した喀痰であれば，それが喀血であるのか，吐血であるのかの鑑別も必要です．肺水腫では，肺毛細血管から漏出した血液成分が混入した淡紅色泡沫状の喀痰が特徴的です．

4）皮膚の状態

　ガス交換の障害により，低酸素血症が進行すると口唇や爪床にチアノーゼを認めます．しかし，もともと貧血状態にある場合には，チアノーゼが生じにくいので注意が必要です．

5）頸静脈の怒張や拍動・下肢の浮腫

　頸静脈の怒張は右心不全の重要な徴候の1つです（**写真4**）．肺水腫は左心不全により引き起こされますが，時間の経過とともに右心不全も合併し，両心不全（慢性心不全）へと進行していきます．右心不全では，体循環を経て右心系に戻ってくる血液が滞るため，頸静脈の怒張や下肢の浮腫を認めます．

3．触診

　患者に発声してもらい，音の伝わる感覚を胸郭上から触診で把握することができます（**図5**）．これを触覚振盪音とよび，減少や欠落，増強があれば，その部位の肺組織が正常とは異なる状態にあることを示します（**写真5**）．触覚振盪音は胸水の貯留や気胸で減弱し，肺気腫など肺の硬化では増強します．肺水腫において胸水貯留を合併する場合もあるため，触診で観察することが必要です．

　また，触診により皮膚の冷感や湿潤を感じた場合，ショック状態を呈している可能性があります．

4．打診

　胸部を叩くことで，その部位の直下5〜6cmの深部に振動が伝わり，肺の含気状態や体液貯留，横隔膜の位置関係などがわかります．肺水腫では，肺内の含気量が低下しているために濁音を認めることが予測されます．

　打診の部位と順序は，解剖学的な臓器や骨格の部位を予想しながら，胸部前面の肺尖部より左右交互に下方に向けて，次に背面を上方から順に左右交互に行います（**図6**）．

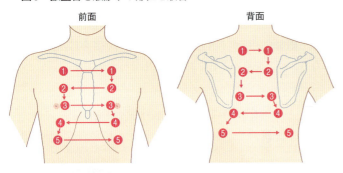

図5　振盪音を触診する部位と順番

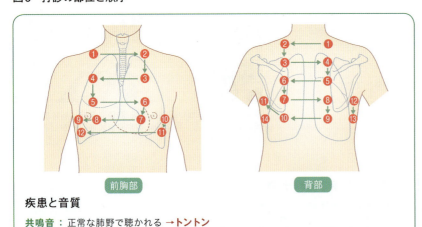

図6　打診の部位と順序

疾患と音質
- 共鳴音：正常な肺野で聴かれる　→トントン
- 鼓音：肺の過膨張や密度が小さい部位で聴かれ，喘息や肺気腫，気胸がある　→ポンポン
- 濁音：空気の含量が減少している部位で聴かれ，胸水や肺炎，無気肺がある　→ドンドン

※胸水は一般に400mL程度の貯留で濁音として聴かれる

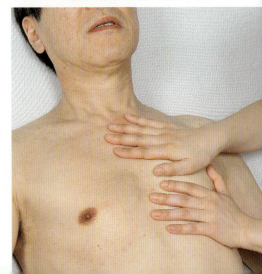

写真5　触覚振盪音のアセスメント方法

図5で示した位置と順番で，片方の手掌の中手指節関節（指の付け根）で触診を行う．患者に「ナインナイン」と1か所につき1回発声してもらい，振動の様子を把握する．

高い声の場合は振動を触知しにくいので，できるだけ低い声で発生してもらう．振動の様子を正確に把握するためにも，触診は同一の手で行うとよい．

5. 聴診

呼吸音の聴診は，呼吸機能の確認と気道分泌物の存在を確認したり，気道が狭窄していないかどうかをアセスメントすることにつながります．正常な呼吸音と異常呼吸音（副雑音）の聴き分けを行い，聴診する部位に異常呼吸音が聴かれた場合，どのような異常が生じているのかを判断していきます．聴診の部位と方向は，打診の順序と同じです．

1）呼吸音の聴取

肺水腫では，病態初期において，血管から滲み出た水分で閉塞していた肺胞や呼吸細気管支が吸気時に再開通したときに生じる音（捻髪音）が聴取されますが，進行すると増加した液体成分が気道内を移動したり，気流で破裂した際に生じる音（水泡音）が聴取されます．

心不全が進行し，肺水腫も増悪してくると，聴診器を用いなくても，吸気や呼気を問わず「ゴロゴロ」といった喘鳴が聴かれる場合があります（写真6，図7）．

喘息発作時の喘鳴と鑑別が必要になりますが，喘息発作時の呼吸音は，呼気時に「ヒューヒュー」といった高い連続した音（笛音）が特徴です．受け持ち患者の聴診を経時的に行うなかで，捻髪音が聴取された時点で，ほかのフィジカルアセスメントの結果を統合し，肺水腫の病態が進行するのを予防しなければなりません．

2）心音の聴取

心原性肺水腫の場合には，心音の聴取も必須となります．心音は，心臓にある房室弁（三尖弁，僧帽弁）が開閉する際に生じる音であり，解剖学的な心臓や弁の位置を予測して聴診することで，異常の有無を聴き分けやすくなります（図7，8）．

心音を聴取する際は，心拍数やリズム，音の強弱や高さ，心雑音の有無を確認することが重要です．心雑音は，血流の乱れによって引き起こされる音であり，心音と心音のあいだで聴かれます．心原性肺水腫の場合，心不全に由来していることから，心雑音の所見を確実に聴診しましょう．

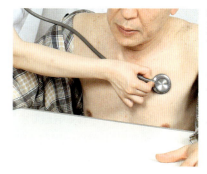

写真6　聴診の方法

打診と同じ位置（図6）を聴診し，異常呼吸音が聴取されないかを確認する．1か所を1呼吸以上聴診し，同位置における両肺の呼吸音を比較する．
患者が肥満や筋肉質であったり，十分に深く息を吸えなかったりする場合には，呼吸音は減弱するので注意が必要である．

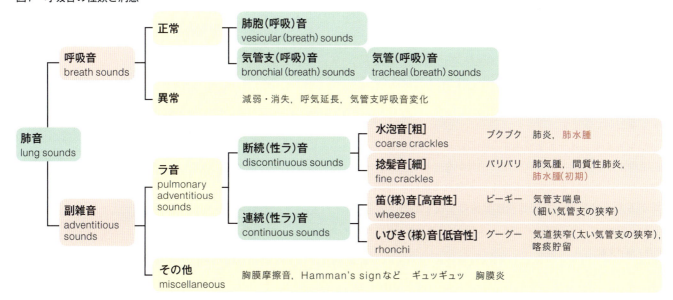

図7　呼吸音の種類と病態

図8 心音の聴取

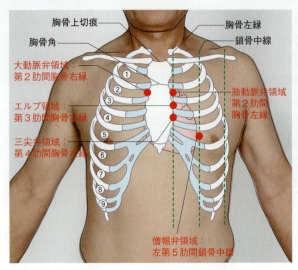

I音	三尖弁，僧帽弁が閉じるときに生じる音で，収縮期の初めに聴かれる．呼気時に聴診しやすい．僧帽弁領域と三尖弁領域で聴取する
II音	大動脈弁，肺動脈弁が閉じるときに生じる音で，収縮期の終わりに聴かれる．吸気時にエルプ領域で最もよく聴取できる
III音	心室への血液の急激な充満により生じる音で，拡張期の早期に聴かれる．僧帽弁領域でII音の後に低音で弱く聴取される
IV音	心房から心室への血液の流入（心室への負荷）により生じる音で，拡張期の終わりに聴かれる．僧帽弁領域でI音に先行して低く聴取される

聴診部位

① 大動脈弁領域	第2肋間胸骨右縁
② 肺動脈弁領域	第2肋間胸骨左縁
③ エルプ領域	第3肋間胸骨左縁
④ 三尖弁領域	第4肋間胸骨左縁下部
⑤ 僧帽弁領域	左第5肋間鎖骨中線上付近

患者は坐位または，可能であれば仰臥位とする．聴診部位にまずは膜型聴診器を密着させ，以下の順番で聴診する．
①僧帽弁領域，②三尖弁領域，③エルプ領域，④肺動脈弁領域，⑤大動脈弁領域．次にベル型聴診器を軽く胸壁に押す程度に密着させ，①～⑤の部位を順番に聴いていく．

フィジカルアセスメント＋α：パルスオキシメータを味方にしよう！

　肺水腫とは，そのものが単独で発症するのではなく，表1（p.137）のような原因により引き起こされる病態です．肺水腫への対症療法を行いながら，原因となっている疾患の治療も合わせて行われます．肺水腫という病態を点でとらえるのではなく，原因疾患の病態も把握しておくことが重要です．

　私たちはフィジカルアセスメントの結果から必要なケアを予測しますが，臨床の現場ではモニタも日常的に用いられており，上手に活用すれば強い味方となってくれます．

　呼吸困難感を訴える患者に対し，パルスオキシメータを装着して酸素飽和度を確認しますが，その値が90％以下であれば酸素療法の適応となります．参考として，SpO_2が90％であれば，動脈血の酸素分圧（PaO_2）は60Torrと予測することができます．

　パルスオキシメータを使用する際に注意したい点は，末梢循環が不良であったり，血流に拍動がない場合には測定できないこと，装着してまもなく表示される値は，実際と異なるために装着して30秒程度は値の変化を観察することが挙げられます．SpO_2値に影響を及ぼす因子を表2に示します．また，プローブを同一部位に長時間装着しておくと，装着部位の皮膚トラブルや血流障害を起こす可能性もあるため，皮膚状態の観察や定期的な装着部位の交換が必要です．

　パルスオキシメータの装着部位については，心臓に近い部位を選択したほうが，タイムリーな酸素飽和度の値をすばやく反映してくれます．したがって，循環が障害されていない場合には，手指のほうが足趾より適しています．循環障害がある場合には，前額部や耳朶での測定を試みてみましょう．

表2　SpO_2値に影響を及ぼす因子

要因	SpO_2値
一酸化炭素中毒	高めに測定表示
末梢循環不全	測定不能
マニキュアの使用	低めに測定表示
プローブの装着不良	低めに測定表示
体動・電気メスの使用	測定不能

引用・参考文献

1) 中村惠子監：Nursing Selection10　救急ケア．p.25-44，学研メディカル秀潤社，2003．
2) 小野田千枝子監，高橋照子ほか編：実践！フィジカルアセスメント—看護者としての基礎技術．改訂第3版，p.73-100，金原出版，2008．
3) 道又元裕ほか編：クリティカルケア実践の根拠．p.36-49，照林社，2012．

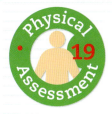

白血病

五十嵐佳奈（京都第一赤十字病院 看護師長 救急看護認定看護師）

　白血病は，遺伝子変異を起こした造血幹細胞（白血病細胞）が増殖し，進行性に正常な造血を障害する疾患です．また，白血病細胞は全身の臓器へと浸潤し障害を与えていきます．

　白血病は組織形態と細胞生化学，染色体，遺伝子所見などで分類され（図1），がん化した細胞の種類により「骨髄性」と「リンパ性」に大別されます．また，それぞれが「急性」と「慢性」に区別され，タイプにより治療方法も異なります．化学療法の進歩と支持療法の改善に伴って寛解率が向上し，さらに骨髄移植により根治が期待されていますが，病態の進展と治療に伴う急性反応や合併症を起こしやすく致死的となりやすいため，予測性を持った予防的ケアと観察が重要です．

白血病の患者に接することになったら まずはおさえておきたい基礎知識

1．症状

　正常造血の抑制に伴う症状として，白血球減少に伴う易感染症状，赤血球減少に伴う貧血，血小板減少に伴う易出血症状が出現します．また，各臓器へ白血病細胞が浸潤することでさまざまな症状が出現します（表1）．

2．診断と治療

　白血病の診断のためには，血液および骨髄検査は不可欠です．急性白血病では多くの場合，白血球数は高値となりますが，低値となることもあります．白血球分画検査で，異常細胞の出現の有無を検査します．最終的な診断には骨髄穿刺が必要であり，顕微鏡で細胞の形態などをみる検査に加えて，染色体検査，表面マーカー検査，遺伝子検査によって白血病細胞の特徴を明らかにします．

　急性白血病の治療は，すべての白血病細胞の根絶（total cell kill）を達成するために段階的な化学療法を行います（図2）．選択される薬剤は，白血病の種類によって異なりますが（表2），化学療法の成功のためには副作用に対する支持療法も重要となります．また，造血幹細胞移植の適応となる場合は，大量化学療法や，全身放射線照射の前処置から移植後まで，移植関連合併症の管理が重要となります．

図1 造血細胞の分化と腫瘍の分類

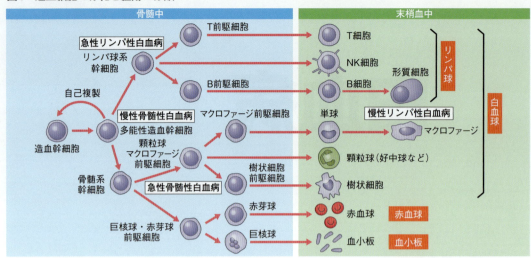

表1 白血病の症状

正常造血の抑制	好中球減少（感染，敗血症） 貧血（全身倦怠感，息切れ，顔面蒼白） 血小板減少（出血傾向）
白血病細胞の臓器浸潤	脾腫 リンパ節腫脹 骨痛 歯肉腫脹 精神・神経症状 皮疹
白血球停滞（leukostasis） （白血球数5万以上）	肺塞栓（低酸素血症，肺浸潤） 脳塞栓
その他	スウィート（Sweet）病

文献1）より引用

図2 白血病の治療経過

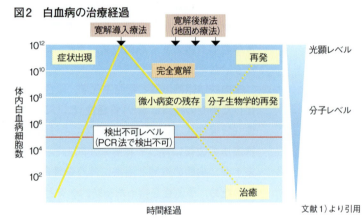

文献1）より引用

表2 白血病の治療法

病名	治療法
急性骨髄性白血病	1. 化学療法 ①寛解導入療法 　骨髄の中の白血病細胞の数を減少させるための治療．白血病細胞の数を全体の約5％にまで減らす 　多剤併用療法：アントラサイクリン系薬とシタラビンの2薬併用が標準的 ②寛解後療法 　はじめの抗がん薬治療により寛解となった後，寛解を確実にするために白血病細胞を根絶に導くために行う抗がん薬治療 ・地固め療法：シタラビン大量療法 ・維持療法（強化療法） 　地固め療法に続いて行われる治療．寛解の状態を維持するため，あるいは再発予防のため量の少ない薬の服用を続ける（近年は地固めを強化し省略される傾向） 2. 造血幹細胞移植：若年者の再発・難治例や予後不良群の第一寛解期に対して行われる
急性リンパ性白血病	1. 化学療法 ①寛解導入療法 　多剤併用療法：アントラサイクリン系薬，ビンクリスチン，プレドニゾロン，L-アスパラギナーゼ，シクロホスファミドなど ②寛解後療法：寛解導入に用いなかった薬剤を中心とした多剤併用療法，中枢神経での再発予防のためのメトトレキサート髄注など 2. 造血幹細胞移植：予後不良例に対して，寛解が得られれば考慮
慢性骨髄性白血病	1. 薬物療法：イマチニブ（グリベック®） 　　　　　　 IFN-α，ハイドロキシウレア 2. 同種造血幹細胞移植：イマチニブに抵抗性がある，50〜55歳未満の症例
慢性リンパ性白血病	1. 無症状なら経過観察 2. 全身症状や貧血，血小板減少，リンパ節・肝脾腫による圧迫症状があれば，化学療法（フルダラビン） 3. 自己免疫性溶血性貧血合併時にはプレドニゾロン

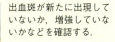

第一印象からわかること

　白血病の進行および化学療法の副作用による感染や出血（貧血），臓器浸潤の進行における重症感をとらえます．

　第一印象で呼吸・循環・意識の評価を行い，敗血症やアナフィラキシーによる血液分布異常や循環血液量減少によるショックの徴候と，中枢神経浸潤（とくに急性リンパ性白血病）による精神・神経症状がないか早期に見きわめることが重要です．ショック徴候の有無，肉眼的出血の有無・増強，神経学的評価を行います（**写真1**）．

写真1　ショック徴候と出血の有無，神経学的評価

●ショック徴候の観察ポイント

観察事項	ショックの場合どうなるか
顔色はどうか？	蒼白あるいは紅潮
皮膚の状態はどうか？	湿潤冷汗あるいは乾燥・熱感，悪寒戦慄
反応はどうか？（意識状態と会話の状態）	無欲，無関心，虚脱あるいは不穏
呼吸はどうか？	頻呼吸あるいは呼吸抑制
脈拍はどうか？	速く弱い

●出血斑などの出血傾向

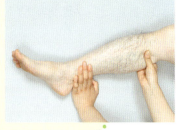

出血斑が新たに出現していないか，増強していないかなどを確認する．

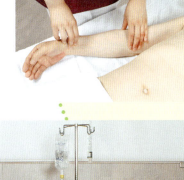

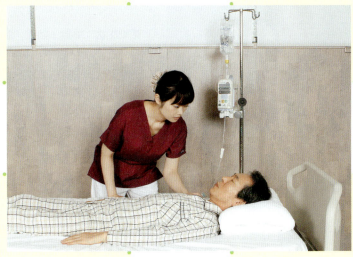

●アナフィラキシー症状

・口内異常感
・口唇のしびれ
・喉が詰まった感じ
・まぶたや顔のむくみ

●神経学的評価

・前述の反応（意識状態）に加え，呂律がまわっているか？
・顔の表情やゆがみはないか？
・姿勢や肢位の異常，麻痺はないか？
・歩行の状態はどうか？
・嘔吐していないか？
・痙攣，不随意運動はないか？

経過でみる悪化のサイン

問診	視診	聴診	打診	触診
感染症状，出血の有無・量，貧血症状，臓器浸潤による症状	口腔粘膜，歯肉，点滴・中心静脈ライン刺入部の観察	呼吸音の聴取，腸蠕動音の評価	肝臓，脾臓(Traube三角)の打診，叩打診	頭頸部リンパ節の触診，腹部(打診で濁音が認められたとき)

検査所見 …… 血液検査，骨髄検査，染色体検査，表面マーカー検査，遺伝子検査

白血病は，各治療時期と内容に応じた副作用や合併症のリスクを理解し，個別に予測性を持った観察とアセスメントが必要です．また，臓器浸潤の徴候を早期に見つけて対処するために全身のフィジカルアセスメントが重要です．

ここでは，急性白血病における白血病細胞の増幅による症状の増悪，化学療法の副作用症状，臓器浸潤症状を中心に，経過に沿った悪化のサインをみていきましょう．

1. 問診

問診によって自覚症状の変化をとらえます．感染症状，出血の有無や量，貧血症状，化学療法に伴う症状，臓器浸潤による症状を確認していきます(**写真2**)．

発熱の原因は，腫瘍熱や薬剤性，アレルギーなど多岐にわたりますが，約7割は何らかの感染症です．感染部位を特定するため，問診で疼痛や不快感のある部位を確認します(**表3**)．

写真2　問診により自覚症状の変化をとらえる

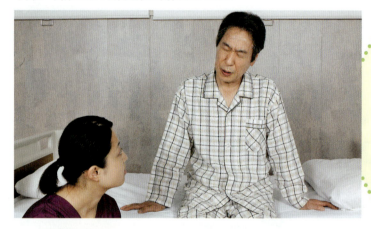

> 感染症状：疼痛・熱感・瘙痒感
> 　　　　　出血の有無や量
> 貧血症状：全身倦怠感，易疲労感，めまい，息切れ，動悸，ふらつき，頭痛，四肢冷感
> 化学療法に伴う症状
> 臓器浸潤による症状

> 感染部位を判定するため，問診で疼痛や不快感のある部位を確認する．

表3　感染部位別症状と特徴

感染部位	症状と特徴
眼球結膜	瘙痒と発赤
口内炎・歯肉炎	疼痛，発赤・腫脹
咽頭炎	広範囲の損傷による疼痛，嚥下困難，粘膜の発赤・腫脹
副鼻腔	頬部の疼痛・腫脹
呼吸器	胸痛，咳嗽，喀痰
尿路感染	頻尿，排尿時痛，出血，悪臭，膿尿
皮膚炎	疼痛，熱感，腫脹，発赤，紅斑，水疱
消化管粘膜	頻回の下痢
CVカテーテル感染	挿入部の疼痛，発赤

がんの骨髄での増殖や浸潤，抗がん薬投与などの薬剤性，放射線照射後はとくに好中球が減少し，その際に発症する感染症は，しばしば急速に進展し重症化するため注意が必要です．とくに発熱性好中球減少症(FN)では，症状や所見が表面に現れにくく，発生すると進行が早い場合があること，さらに，通常見られない部位や，稀な微生物による感染症が起こるといった特徴があります．

また，白血病の化学療法時は，口腔粘膜が広範囲に損傷を起こすことが多いため，毎日の観察とアセスメントも重要です(表4)．

化学療法に伴う症状は，経過日数に応じて出現することを考慮します(表5)．臓器浸潤による症状は，白血病の種類や時期，年齢から，好発する臓器浸潤を予測します(表6)．

2. 視診

1)感染徴候

全身の皮膚粘膜の発赤，腫脹を観察します．とくに口腔粘膜，歯肉(写真3)や点滴・中心静脈ライン刺入部(写真4)を注意して観察します．そのほか喀痰の性状，色調，尿便の性状，挿入物周囲からの排膿など肉眼的な感染徴候をとらえます．

表4 口腔粘膜炎の評価(CTCAE v4.0)

	Grade1	Grade2	Grade3	Grade4	Grade5
口腔粘膜炎の評価	症状がない，または軽度の症状がある；治療を要さない	中等度の疼痛；経口摂取に支障がない；食事の変更を要する	高度の疼痛；経口摂取に支障がある	生命を脅かす；緊急処置を要する	死亡

有害事象共通用語規準 v4.0 日本語訳JCOG版より引用

表5 発現時期による化学療法の副作用

投与直後〜翌日	アナフィラキシーショック，アレルギー，発疹，発熱，悪心・嘔吐，不整脈，腫瘍崩壊症候群，抗がん薬の血管外漏出
投与後数日〜数週	口内炎，下痢，便秘，骨髄抑制(白血球減少，血小板減少，貧血)，感染症，肝障害，出血性膀胱炎，脱毛
投与後数週〜数か月	心不全，腎不全，末梢神経障害，肺線維症，色素沈着
投与後数年	二次発がん，性腺機能障害，白質脳症

文献1)より引用

表6 白血病細胞による臓器浸潤の症状

中枢神経	頭痛，悪心，嘔吐，複視，運動・知覚麻痺など
リンパ節	リンパ節腫大，リンパ節の疼痛
肝臓	肝腫大，腹部膨満，黄疸，出血傾向
脾臓	脾腫大，腹部膨満，脾膜伸展による疼痛
腎臓	腎不全，浮腫，尿量減少
腸管	イレウス，腹部膨満，腹痛
歯肉	歯肉腫脹，歯肉痛，歯肉出血
骨・関節	腫脹，疼痛，叩打痛
皮膚	皮疹
そのほか	腫瘤の形成

文献6)p.137より引用

写真3 口腔内の視診

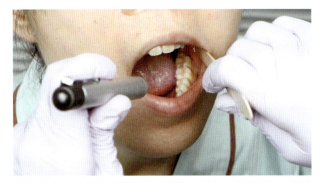

炎症，出血，歯肉増生を観察する．口を開けてもらい，舌圧子とペンライトを用いる．舌圧子は利き手で扱い，ペンライトはもう一方の手で保持する．

写真4 中心静脈ライン刺入部の観察

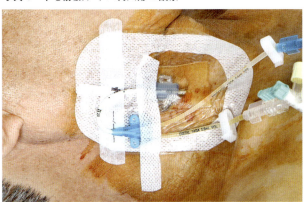

刺入部の出血の程度，変化などに注意して観察する．

FN：febrile neutropenia，発熱性好中球減少症
CTCAE：Common Terminology Criteria for adverse events，有害事象共通用語規準

2) 出血徴候

皮膚粘膜の出血・出血斑の有無，増強を観察します．皮膚の紫斑・点状出血斑や口腔粘膜や歯肉出血，眼球・結膜の充血，採血・注射部位からの出血および出血斑，鼻出血，血尿，喀血・吐血・下血，消化管出血など視覚で情報をとらえます．

3) 貧血所見

ふらつき，皮膚・眼瞼結膜(写真5)の蒼白などを確認します．

4) 臓器浸潤の所見

リンパ節腫脹(図3)，皮疹，中枢神経症状(麻痺の有無，嘔吐，痙攣など)，歯肉増生などを確認します．

3. 聴診

化学療法や放射線療法による肺障害(間質性肺炎)をきたすと，呼吸音で捻髪音(fine crackles)が聴取できます．また，抗がん薬による腸蠕動の低下から，機械的イレウスが起こるため，腸蠕動音の評価も行います．化学療法の副作用のほか，臓器浸潤のリスクを考慮した観察を行います．

4. 打診

肝臓・脾臓の腫大は，白血病の代表的な症状の1つです．打診はこの肝臓・脾臓の腫大の有無を調べるために行い，触診の際の目安とします．

1) 肝臓の打診

右鎖骨中線上を打診し，肝臓の上界および下界を調べます(写真6)．正常肝はほぼ右側腹部肋骨籠にあるため，肝腫大があれば，肋骨弓の下方にせり出しています．

2) 脾臓の打診

脾臓の打診は，Traube(トラウベ)三角(左第6肋骨，左前腋窩線，左肋骨弓下縁の3辺で構成される三角形)を正中より側背部方向に行います(写真7)．脾腫がなければ鼓音となりますが，濁音の場合に必ずしも脾腫があるとは限りません．

3) 叩打診

腫大による叩打痛の有無を調べます．それぞれ下記位置に手掌を置き，反対の手拳でやさしく叩きます．そのほか，胸骨の叩打痛は骨浸潤の所見です．

- 肝臓：右側腹部肋骨籠上
- 脾臓：Traube三角後縁背側

写真5 眼瞼・眼球結膜の視診

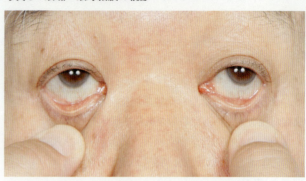

充血，蒼白，浮腫，黄染を観察する．眼瞼結膜を視診する際は，下眼瞼を母指で引き下げ眼瞼結膜を露出させる．

図3 主なリンパ節

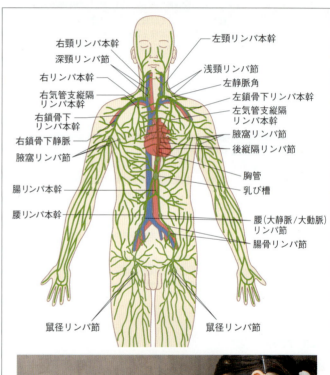

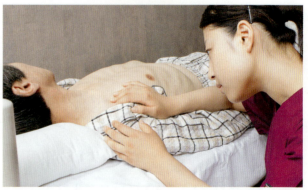

白血病細胞による臓器浸潤の症状として，リンパ節の腫脹や疼痛がみられる．

写真6　肝臓の打診

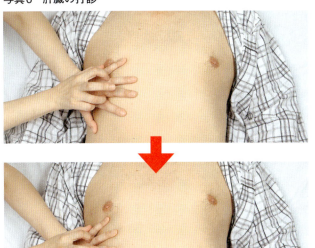

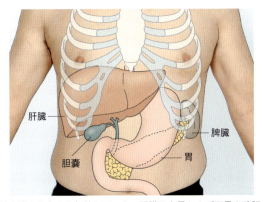

右鎖骨中線上を上から打診していき，肝臓の上界および下界を確認する．打診音が共鳴音（トントン）から濁音（ドンドン）に変わるところが肝臓の境界であり，濁音部位は12cm程度である．肝腫大があれば，肋骨弓の下方にせり出している．

5. 触診

体の冷感はショックを，熱感は感染症を示唆するサインです．頭頸部リンパ節の触診（**写真8**）では，リンパの径・可動性・硬さ・表面の性状・圧痛を継続的に評価します．

リンパ節の腫脹に関しては，痛みはありませんが，硬く，大きさは鶏卵大に及ぶこともあります．周囲の組織との癒着はほとんどありません．場所は，頸部と鎖骨上のリンパ節が最も多く，腋下や鼠径部のリンパ節の腫脹もよくみられます（**図4**）．

腹部の触診は，打診で濁音が認められたときに行います（**写真9，10**）．

写真7　脾臓の打診（Traube三角）

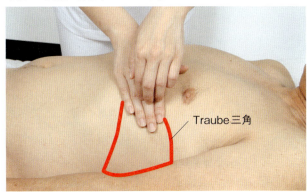

Traube（トラウベ）三角（左第6肋骨，左前腋窩線，左肋骨弓下縁の3辺で構成される三角形）を正中より側背部方向に打診していく．鼓音（ポンポン）であれば，脾腫がないという目安になる．

フィジカルアセスメント＋α：オンコロジックエマージェンシー

がんの局所浸潤や全身転移など，病態の進展と治療に伴う急性反応（オンコロジックエマージェンシー）は，局所的な症状から全身的な症状まで多様ですが，アセスメント時には「緊急を要するか否か」という視点で観察することが重要です．

早急に対応しなければ，不可逆的な臓器障害や生命の危機に直結します．病期や治療内容によって，出現する急性反応は異なります．とくに重篤な病態を理解し，ア

写真8 頸部リンパ節の触診

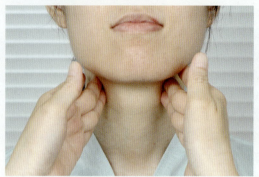

リンパの径，可動性，硬さ，表面の性状，圧痛を継続的に評価する．

図4 リンパ節腫脹の発症部位

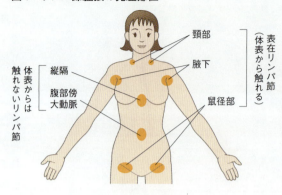

リンパの径・可動性・硬さ・表面の性状・圧痛を継続的に評価する．
症状が発生する場所は，頸部と鎖骨上のリンパ節が最も多く，腋下や鼠径部のリンパ節の腫脹もよくみられる．

写真9 肝臓の触診

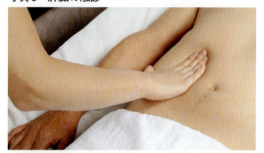

肝臓の触診は，打診で濁音が認められたとき腫大を疑って行う．位置は打診した場所を目安として，肝下縁より尾側から行う．

写真10 脾臓の触診

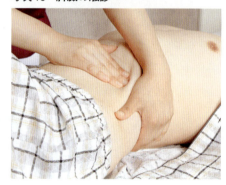

脾臓の触診も，打診で濁音が認められた場合に腫大を疑って行う．脾臓は肋骨弓の内部におさまっているので，通常の触診では触れない．左手で脾臓の後ろ側を支持するようにし，右手で触れていく．腫大した脾臓の鑑別には脾切痕がポイントとなる．脾臓の前縁には3〜5つの切痕（notch）があり，脾腫大があると触れることで目安となる．

セスメントに活かしましょう．

1. 播種性血管内凝固症候群（DIC）

　白血病におけるDIC発症は，腫瘍細胞中の組織因子（TF）による外因系凝固因子の活性化が原因と考えられています．化学療法を行うと，腫瘍細胞の崩壊時に大量のTFが血中へ流入するため，高頻度にDICを発症します（図5）．

　血液がんのDICは急性かつ非炎症性で，線溶亢進を呈し，重篤な出血をきたします（とくに急性骨髄性白血病）．出血傾向のある患者については，脳出血・肺出血・大量出血・ショック等を起こす可能性があることを常に念頭に置いた観察を行います．

2. 敗血症性ショック

　敗血症性ショックは，がん化学療法後の骨髄抑制の時期に発症しやすくなります．抗がん薬投与開始後多くは7〜14日前後で白血球が減少し，その後7〜10日前後で最低値（nadir）から回復します（図6）．nadirの時期には非常に感染症にかかりやすいので，とくに適切な支持療法と観察が必要です．好中球の減少の程度や回復のしかたは抗がん薬の種類や投与量によって異なり，個人差もあります．そのため，血液データに基づく情報のアセスメントが必要です．最低値からの回復が遷延している場合は，とくに注意が必要です．

　敗血症性ショックは，初期には末梢血管が拡張するwarm shockですが，血管透過性の亢進による循環虚脱が起こるとcold shockに変化します（表7）．

3. 腫瘍崩壊症候群

　急速な腫瘍細胞の破壊により血液中にカリウム，リン，核酸が放出され，不整脈や神経筋症状，腎機能障害を誘発する腫瘍崩壊症候群は，生命に危険を及ぼす可能性のある代謝バランス異常です（表8）．多くは化学療法後に発症しますが，放射線治療やステロイド，インターフェロン療法などでも起こります．

DIC：disseminated intravascular coagulation，播種性血管内凝固症候群
TF：tissue factor，組織因子

図5　播種性血管内凝固症候群（DIC）の病像

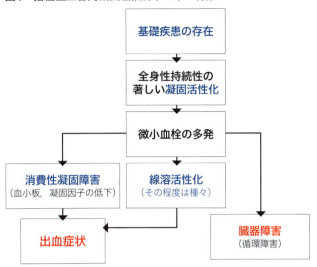

図6　化学療法による白血球数低下の推移

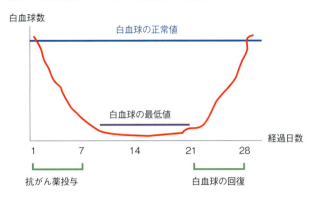

表7　敗血症性ショックの症状

ショック初期（高循環動態期）	高熱，頻尿，過呼吸，軽度血圧低下，温かくピンク色の乾燥した皮膚，倦怠感，軽い意識障害，認知障害，高血糖
ショック晩期（低循環動態期）	チアノーゼ，四肢冷感，血圧低下，頻脈，過呼吸，乏尿，代謝性アシドーシス，出血傾向（DIC），昏睡，意識障害，低血糖

表8　腫瘍崩壊症候群でみられる症状

徴　候	好発時間	症　状
高カリウム血症 （血清K＞5.0mEq/L）	治療開始後 6〜72時間	下痢，悪心・嘔吐，脱力感，しびれ，感覚異常，筋肉の痙攣，徐脈・心室性頻脈・心室細動などの不整脈，心電図異常（T波の先鋭化，QT間隔の短縮，QRS幅の増大）など
高リン血症 （血清P＞5.0mg/dL）	治療開始後 24〜48時間	尿量の減少，乏尿，浮腫，高血圧，急性腎不全など
低カルシウム血症 （血清Ca＜8.5mg/dL）		テタニー，筋肉の痙攣，しびれ，精神症状，心室性不整脈など
高尿酸血症（血清尿酸値7.0mg/dL以上）		悪心・嘔吐，倦怠感，乏尿，浮腫，腎不全など

引用・参考文献
1）小澤敬也監：図説・臨床看護医学 デジタル版．5．血液・造血器，DMP-ヘルスバンク，2013．
2）医療情報科学研究所編：病気がみえる Vol.5 血液．p.68-95，p.176-178，メディックメディア，2008．
3）山本彩有里：特集 オンコロジックエマージェンシー．腫瘍崩壊症候群．がん看護，14(1)：56-59，2009．
4）石田里美ほか：特集 オンコロジックエマージェンシー．敗血症性ショック．がん看護，14(1)：60-62，2009．
5）徳永美和子：事例から学ぶ がん急変対応のプラクティス（第6回）血液がんのDIC．がん看護，17(3)：419-423，2012．
6）中島和子：総特集 チームで行うがん化学療法：安全・安楽な治療と患者支援．3．白血病化学療法の看護．ナーシング・トゥデイ，23(12)：135-140，2008．

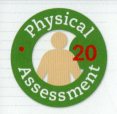

肝炎・肝硬変

古地敬利（香川大学医学部附属病院 看護部 救急看護認定看護師）

　肝臓の疾患は，原因や経過，重症度によってウイルス性肝炎（A，B，C，D，E型肝炎など），薬剤性肝障害，アルコール性肝障害などに分けられます（図1）．何らかの原因で肝臓に炎症が起きるのが肝炎，慢性の肝障害が進行し，肝細胞が死滅・減少し線維組織によって置換され，結果的に肝臓が硬く変化し，肝機能が減衰した状態を肝硬変といいます．肝炎ウイルスによる慢性肝炎は徐々に進行しますが，肝硬変にいたった場合，肝細胞がんへの進展が多くみられます．

　肝機能を測定する主な指標として，トランスアミナーゼ（AST，ALT）があります．急性肝炎の回復相および慢性肝炎，肥満による脂肪肝などでは，血液検査はAST＜ALTとなります．アルコール性肝障害，肝硬変，肝がん，急性肝炎極期，劇症肝炎では，血液検査はAST＞ALTとなります．

図1　肝疾患の原因と臨床経過

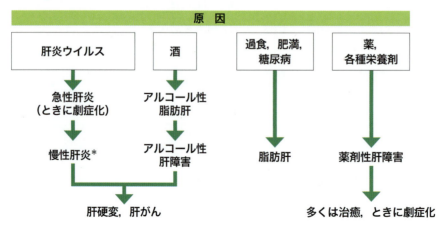

肝臓の疾患は，原因や経過，重症度によってウイルス性肝炎，薬剤性肝障害，アルコール性肝障害などに分けられる．

＊A型とE型は急性のみ

AST：aspartate aminotransferase，アスパラギン酸アミノトランスフェラーゼ（旧名称：GOT）
ALT：alanine aminotransferase，アラニンアミノトランスフェラーゼ（旧名称：GPT）

| 肝炎・肝硬変の患者に接することになったら | まずはおさえておきたい基礎知識 |

肝臓の構造を図2に示します．肝臓は，肝小葉の集まりで構成されています．肝小葉は肝細胞索と類洞で構成され，中央に中心静脈があります．

以下に，主な肝疾患別の基礎知識を示します．

1. 急性肝炎

急性肝炎は，肝細胞に急性炎症をきたし，全身倦怠感，黄疸，発熱などの症状と，血液検査で肝酵素（トランスアミナーゼ）の上昇を認める疾患です．原因としては肝炎ウイルス，急性ウイルス性肝炎によるものが多いですが，そのほかのウイルスや自己免疫性肝炎，薬剤性肝障害，アルコール性肝炎などもあります．通常，炎症は6か月以内におさまります．

2. 急性ウイルス性肝炎

肝炎ウイルスによる急性肝炎です．一般的に保存的治療で軽快することが多いですが，劇症化や慢性化の可能性も考慮する必要があります．

図2　肝臓の構造

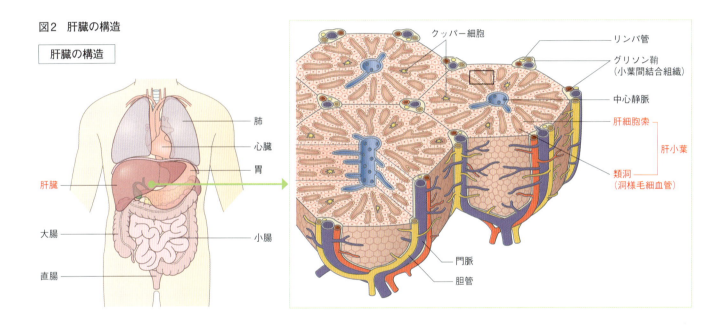

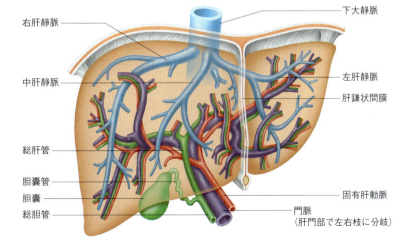

3. 慢性肝炎

一方，肝臓の炎症が6か月以上持続する状態を慢性肝炎とよびます．慢性肝炎とは，排除しきれないウイルスを排除しようと，肝細胞の破壊と再生が繰り返される状態です．

日本では，70％強がC型肝炎ウイルス，20％弱がB型肝炎ウイルスによるものです．B型・C型ともに慢性化状態が継続すれば，徐々に肝臓の線維化が進行し，肝硬変へと移行します．また，持続的な炎症により肝細胞がん発症のリスクも高くなります（図3）．

4. 慢性ウイルス性肝炎

慢性ウイルス性肝炎とは，肝炎ウイルスによる慢性肝炎です．抗ウイルス療法などにより炎症を鎮静化し，肝硬変や肝細胞がんへの進展を防ぎます．

5. 肝硬変

肝硬変とは，あらゆる慢性進行性肝疾患の終末像であり，一般的に非可逆的な経過を呈し，最終的には肝不全にいたります．病理学的には，高度の線維化を伴うため，肝臓は小さくなります（図4）．

臨床的には，肝機能がある程度保たれている「代償期」と，肝機能障害が進行した「非代償期」に分けられます．代償期では，症状をほとんど訴えることなく経過します．一方，非代償期では高度の肝機能障害や門脈圧亢進症をきたし，さまざまな症状や合併症を呈します．

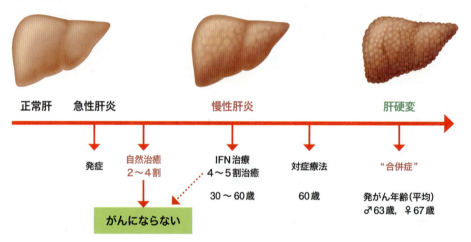

図3　肝炎の自然経過

慢性肝炎は，日本では70％強がC型肝炎ウイルス，20％弱がB型肝炎ウイルスによるものである．
B型・C型ともに慢性化状態が持続すれば，徐々に肝臓の線維化が進行し，肝硬変へと移行する．持続的な炎症により肝細胞がん発症のリスクも高くなる．

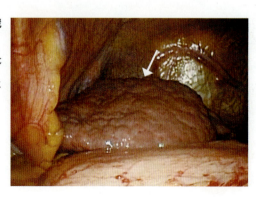

図4　腹腔鏡でみた肝硬変の肝臓

中央に線維化した肝臓がみられる．一般に，肝硬変では高度の線維化を伴うため，肝臓は小さくなる．非可逆的な経過を呈し，最終的には肝不全に至る．

第一印象からわかること

1. 肝炎の症状

肝炎の主な症状としては，全身倦怠感，食欲不振，悪心・嘔吐や発熱などがあります（**写真1**）．血液検査では，AST，ALT，ビリルビン（直接ビリルビン優位）が上昇し，プロトロンビン時間（PT）延長なども認めます．

2. 肝硬変の症状

肝硬変の症状としては，くも状血管腫，手掌紅斑，黄疸などがあります（**図5**）．

1）くも状血管腫

多数の拡張した毛細血管が放射線状に伸び，あたかも，くもが長い脚を広げたようにみえます．圧迫すると消失します．好発部位は，頸，顔，肩，前腕，手首など上大静脈領域です．

2）手掌紅斑

くも状血管腫と同様，肝臓での異化が低下し，エストロゲン過剰になることで毛細血管が拡張して生じる病態です．両側手掌の母指球や小指球にみられることが多いです．

3）黄疸

肝細胞が障害されると，生成した胆汁（直接ビリルビン）を胆管へ運搬する機能が低下するため，直接ビリルビンが血中へ溢れだし，黄疸が出現します．また，ウロビリノゲン処理機能も低下するため，尿中のウロビリノゲンが上昇します．

PT：prothrombin time，プロトロンビン時間

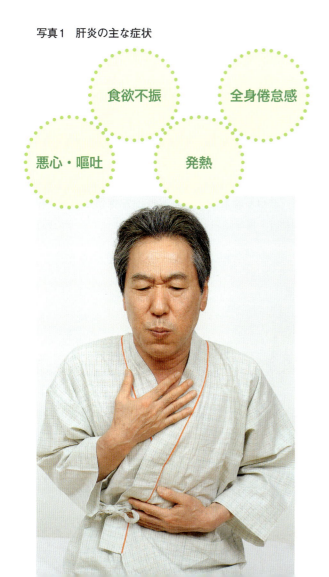

写真1 肝炎の主な症状

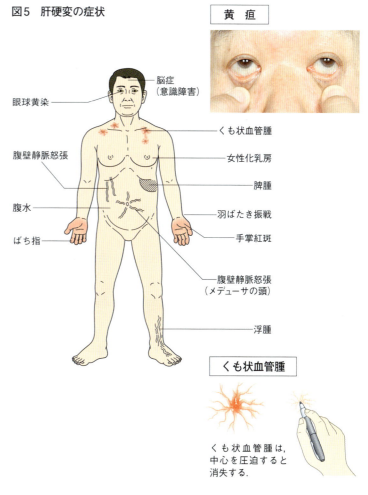

図5 肝硬変の症状

経過でみる悪化のサイン

問診：全身倦怠感の有無，食欲不振の確認，悪心・嘔吐や発熱の有無

視診：腹部膨満感の有無，くも状血管腫の確認，手掌紅斑の有無，黄疸出現の確認，腹水の有無

触診：腫大の有無，肝辺縁の鋭鈍・硬さの確認，表面の性状の確認

検査所見：血液検査（AST，ALTの上昇，PT延長），腹水検査（好中球の増加の確認）

肝炎の場合，臨床症状の時間経過はウイルス型によって異なりますが，症状そのものにはあまり差はありません（AST，ALTの上昇と肝炎重症度は相関しない）．

しかし，急性肝炎のなかで約1%は，急激で広範な肝細胞壊死により高度の肝不全症状を呈すると劇症肝炎へと移行し，予後不良となります．急性肝炎の場合は黄疸が出現し，1週間ほど経過すると自覚症状が和らいできますが，劇症肝炎の場合は，ますますひどくなり，肝性脳症という意識障害が出るのが特徴です（表1）．

肝性脳症は，8週間以内に高度の肝機能異常に基づいて，Ⅱ度以上の肝性脳症をきたし，プロトロンビン時間が40%以下を示します．劇症肝炎は脳浮腫，感染症，消化管出血，腎傷害などの重い合併症を引き起こすことが多く，多臓器不全の病態を示します．劇症肝炎は，肝臓病のなかでも死亡率がきわめて高いものです．

1. 視診

1）「代償期」の肝硬変にみられる症状

肝硬変の場合，代償期は壊された肝細胞があまり多くないため，残された肝細胞でなんとか必要な働きをしている時期です．破壊された肝細胞の働きを，ほかの肝細胞で代償しているため，ほとんど症状はありません．

2）「非代償期」の肝硬変にみられる症状

非代償期は壊された肝細胞が多く，残された肝細胞では身体が必要としている仕事が十分にできなくなった状態です．非代償性肝硬変に現れる症状としては，全身倦怠感，顔や手足のむくみ，腹部膨満感，食欲減退，くも状血管腫，手掌紅斑，黄疸や腹水などがあります（**写真2**）．また，肝性脳症，食道・胃静脈瘤や腹壁静脈怒張（メデューサの頭

表1　肝性脳症の昏睡度分類

Ⅰ度	軽度の障害なので気がつきにくい．昼夜逆転などの症状がある
Ⅱ度	判断力が低下する．人や場所を間違えるなどの症状がある
Ⅲ度	錯乱状態や混迷に陥る
Ⅳ・Ⅴ度	意識がなくなる．深昏睡

写真2　非代償期肝硬変にみられる主な症状

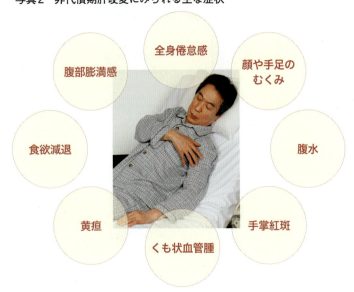

腹部膨満感／全身倦怠感／顔や手足のむくみ／腹水／手掌紅斑／くも状血管腫／黄疸／食欲減退

腹水の評価

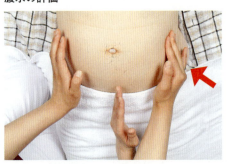

仰臥位の患者の腹部正中線上に介助者の手を置き，一方の側腹部を軽く叩く（→）．腹水があると，介助者の手で波動を阻止しているにもかかわらず，腹水の波動がもう一方の手に感じられる．

を中心とした，さまざまな合併症が出現します（図6）．

また，この時期にみられる腹水を伴った腹膜炎を特発性細菌性腹膜炎（SBP）といいます．低アルブミン血症などに伴う腸管浮腫や細菌に対する粘膜防御機構の低下により，腸管から細菌が侵入することで生じるといわれています．症状としては，発熱や腹痛がみられますが，無症状の場合も少なくないため，腹水検査などで好中球の増加をみることが重要です．

2. 触診

1) 触診の目的

腫大の有無のほか，肝辺縁の鋭鈍・硬さ，表面の性状を調べます．もし明らかに肝臓が触れたり，硬いと感じた場合は，肝硬変や肝肥大の可能性があります．

2) 触診の手順（図7）

患者に腹部の力を抜いてもらい，リラックスした状態で行います．両膝を軽く曲げた状態で行ってもよいでしょう．

図6 腹壁静脈怒張（メデューサの頭）

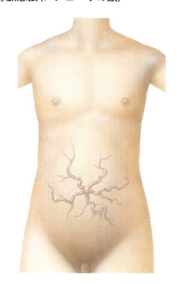

門脈圧亢進により，門脈を通るべき静脈血が臍傍静脈と腹壁の静脈を通り還流する．その結果，臍周囲から放射線状に静脈が怒張する．

図7 肝臓の触診の手順

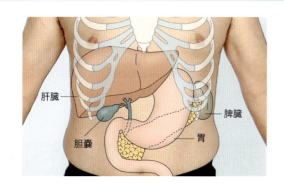

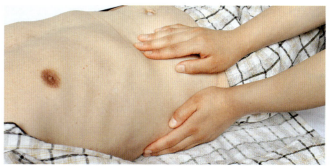

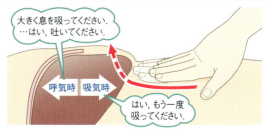

呼気時に，指先をすり上げるように触知する．

● 患者に腹部の力を抜いてもらい，リラックスした状態で行う．両膝を軽く曲げた状態で行ってもよい．

① 右（左）手を腹側に，反対の手を背側に置く．背側に手を添えるのは肝を持ち上げるためである．肝を持ち上げない場合には，片手あるいはもう一方の手を重ねるように添える．
② 患者に腹式呼吸をしてもらう．
③ 呼気時に示指，中指の指先もしくは示指の側面を（指を少し右季肋部の頭側に差し入れながら）深く押しこむ．
④ 吸気時に腹壁に触れている指を持ち上げ，肝の下縁を触れる．指の挙上は腹壁の上がりよりも少し遅らせる．
⑤ 手を置く部位を少しずつ頭側に近づけながら，③と④を繰り返す．

〈ここにも注意〉
・最初の呼気で指を入れると，患者はたいていそこでビクッとして呼吸を止め，腹壁の緊張を招いてしまうため，1回目の呼吸では腹壁を軽く触れる程度にとどめ，2回目以降で肝臓に触れるほうがよい．
・「腹式呼吸をしてください」と直接的によびかけると，患者は意識してしまうことがある．これを避けるために，「大きく息を吸ってください」とよびかけると，自然と腹式呼吸となり，正しく触診することができる．

SBP：spontaneous bacterial peritonitis，特発性細菌性腹膜炎

3）触診のポイント

- 吸気時に肝は尾側に移動するため，指先をすり上げるようにして触知します．この際，決して腹部を圧迫しないようにします（図7）．
- 腹直筋部は，とくに男性では硬いことが多いので，その外側のやわらかい部分から肝下縁を触れていくのがよいでしょう．腹直筋の外側で肝下縁を触れたら，肝縁をたどって心窩部の方向に指先を右方移動させて，肝右葉，左葉の下縁を確認します（図8）．
- 肝辺縁は，示指，中指の指先，または肋骨弓に平行に置いた示指の側面で触れていきます（図9）．

4）フッキング法

肝臓の触診方法には，ほかに「フッキング法」とよばれるものがあります．これは，患者の頭側より右示指〜小指をそろえて曲げ，患者の右肋骨弓に引っかけるようにして差し入れる方法です（図10）．

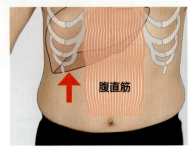

図8　腹直筋部の触診

腹直筋の外側のやわらかい部分から肝下縁を触れていくのがよい（➡）．心窩部の方向へ指先を移動させ，肝右葉，左葉の下縁を確認する．

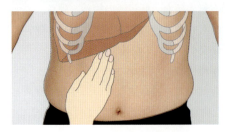

図9　肝辺縁の触診

示指，中指の指先，肋骨弓に平行に置いた示指の側面で触れる．

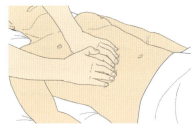

図10　フッキング法

患者の頭側より右示指〜小指をそろえて曲げ，患者の右肋骨弓に引っかけるようにして差し入れる．

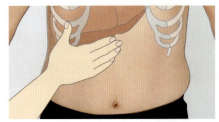

フィジカルアセスメント+α：非アルコール性脂肪性肝炎（NASH）

非アルコール多飲者の脂肪肝のうち，組織所見でアルコール性肝炎に類似した炎症細胞浸潤や肝線維化を認めるものを非アルコール性脂肪性肝炎（NASH）といいます．

NASHはアルコール性肝炎と同じく，肝硬変に進展し，肝細胞がんの原因となりえます．メタボリックシンドロームの合併が約半数にみられ，インスリン抵抗性が基礎にあると考えられています．

治療は減量や運動が重要で，メタボリックシンドロームの治療も合わせて行います．

NASH：non-alcoholic steatohepatitis，非アルコール性脂肪性肝炎

引用・参考文献

1) 菅野健太郎ほか編：消化器疾患最新の治療2013-2014．南江堂，p.295-340，2013．
2) 医療情報科学研究所編：病気がみえるvol.1消化器．第4版，メディックメディア，p.176-228，2010．
3) 中谷壽男編：看護のための最新医学講座．第25巻，救急．第2版，中山書店，p.220-223，2007．

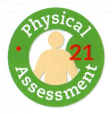

敗血症(SIRS)

森山美香(島根大学医学部 臨床看護学講座)

　敗血症は，感染による炎症が局所から全身に広がった状態です．重症化すると感染部位とは別の臓器障害を併発し，重症敗血症，敗血症性ショックや多臓器不全から死に至る病態です(表1)．急性進行性の病態で緊急性が高く，感染症の治療に加え，臓器障害の出現・悪化を進行させないような迅速な治療が必要とされます．

　敗血症では，全身に炎症が波及する結果，発熱あるいは低体温，頻呼吸，頻脈，白血球数増加もしくは減少などの生体反応がみられます．この反応を「全身性炎症反応症候群(SIRS)」といいます．敗血症は「感染症に起因するSIRS」と定義され，「感染症」と「SIRS」の両者を満たすことが診断の条件となります(図1)．また，血液中に病原体が検出されない場合でも血液培養陽性(菌血症)を示すこともあるため，血液中から病原体が検出されなくてもよいとされています．

　敗血症は病態により，初期の敗血症から，重症敗血症，敗血症性ショックの3つに分類されます．

敗血症の患者に接することになったら　　まずはおさえておきたい基礎知識

1. 敗血症の病態と進行

　敗血症では，サイトカインなどの作用により早期から心筋障害が起こり，心収縮力が低下します．また，過剰に産生された一酸化炭素や各種の血管拡張物質により血管抵抗が減弱した血液分布異常性ショックの様相を呈し，末梢が温かい「ウォームショック(warm shock)」の状態になります．

　病態の進行とともに血管拡張物質の産生の低下や血管収縮作用も加わり，末梢循環が損なわれ，「コールドショック(cold shock)」へと移行し，循環不全をきたします．

　呼吸では，白血球が肺微小循環に集積して急性呼吸窮迫症候群(ARDS)が発症します．凝固系では，血液凝固系が活性化され臓器の微小血管に多数の血栓を形成しますが，

SIRS：systemic inflammatory response syndrome，全身性炎症反応症候群　　ARDS：acute respiratory distress syndrome，急性呼吸窮迫症候群

その血栓の線溶を阻止する物質が増加し，血栓形成をさらに助長させて播種性血管内凝固症候群（DIC）を発症します．これらを経て，最終的には多臓器不全症候群（MODS）に至ります．

2. 重症度評価

重症敗血症の臓器障害の判断には，SOFA（sequential organ failure assessment）スコア（表2）などを用います．

まず，臓器障害・臓器不全への進行予防・改善効果に注目して評価します．SOFAスコアは，6つの臓器系の臓器障害の程度を0～4までの5段階でスコア化（合計24点）したもので，臓器ごとの点数と，その合計点で評価します．これにより，臓器ごとの治療効果の判定や経時的な評価も可能となります．

3. 原因

原因となる感染症は，市中感染症では，細菌性髄膜炎，肺炎，感染性心内膜炎，尿路感染症，腹腔内感染症，皮膚・軟部組織感染症が多いです．医療関連感染症では，尿路感染症（主に尿道留置カテーテル），肺炎（人工呼吸器関連肺炎，院内肺炎など），血流感染症（血管留置カテーテルに関するもの，図2），手術部位感染症（消化器外科，心臓

表1　敗血症の重症度分類

敗血症 （Sepsis）	SIRS＋感染症，または疑われる状態
重症敗血症 （Severe Sepsis）	臓器障害や臓器灌流低下または低血圧を呈する状態 乳酸アシドーシス，乏尿，意識混濁などがある
敗血症性ショック （Septic shock）	重症敗血症で十分な輸液負荷を行っても低血圧（収縮期血圧＜90mmHgまた通常よりも＞40mmHgの低下）が持続する状態

図1　SIRSとSepsisの関連図

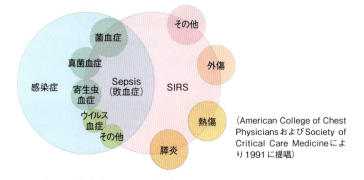

（American College of Chest PhysiciansおよびSociety of Critical Care Medicineにより1991に提唱）

SIRSの診断基準（成人）

① 体温＜36.0℃または＞38℃
② 心拍数＞90回/分
③ 呼吸数＞20回/分またはPaCO$_2$＜32Torr
④ 白血球数＜4,000/μLもしくは＞12,000/μL，または未成熟好中球＞10％
4項目中2項目が基準を満たすときをSIRSとする

日常行っている観察や検査データから容易に評価できることが特徴である．重篤化する前に治療が開始できるように，基準は非常にゆるやかに設定されている．

表2　SOFAスコア

	0	1	2	3	4
呼吸器系 PaO$_2$/F$_I$O$_2$（mmHg）	x＞400	400≧x＞300	300≧x＞200	200≧x＞100 呼吸補助下	100≧x 呼吸補助下
凝固系 血小板数（×10^3/mm^2）	x＞150	150≧x＞100	100≧x＞50	50≧x＞20	20≧x
肝機能 ビリルビン値（mg/dL）	＜1.2	1.2～1.9	2.0～5.9	6.0～11.9	＞12.0
循環系 血圧低下	血圧低下なし	平均動脈圧 ＜70mmHg	ドパミン≦5γあるいはドブタミン投与（投与量を問わない）（少なくとも1時間以上の投与）	ドパミン＞5γあるいはアドレナリン≦0.1γあるいはノルアドレナリン≦0.1γ	ドパミン＞15γあるいはアドレナリン＞0.1γあるいはノルアドレナリン＞0.1γ
中枢神経系 Glasgow Coma Scale	15	13～14	10～12	6～9	6未満
腎機能 クレアチニン値（mg/dL）	1.2未満	1.2～1.9	2.0～3.4	3.5～4.9あるいは尿量が500mL/日未満	＞5.0あるいは尿量が200mL/日未満

尾野敏明：多臓器障害の理解と看護 多臓器障害における重症度評価．重症集中ケア，11（5）：52-55，2012．のp.54より引用

DIC：disseminated intravascular coagulation syndrome，播種性血管内凝固症候群　　MODS：multiple organ dysfunction syndrome，多臓器不全症候群
BT：bacterial translocation，バクテリアルトランスロケーション

血管外科,整形外科手術など)です.

免疫力が低下している低出生体重児や高齢者,重症患者などは,腸内常在菌が粘膜を通過して血中に侵入するバクテリアルトランスロケーション(BT)により,容易に敗血症に罹患してしまいます.

4. 検査

敗血症と認識したら,原因となる病原体を同定するためにさまざまな検査が行われます.血液培養2セット,尿一般・沈渣,①尿培養,②痰培養,③胸部X線の3つは必須検査です.そのほか,必要に応じて超音波検査,胸腔穿刺,腰椎穿刺,CTなども行われます.感染巣の特定が困難な場合には,CTは有用です.

5. 治療

敗血症の治療は全身(循環)管理と感染対策に大別され,初期蘇生と並行して抗菌薬投与,感染巣のコントロールを行います.

敗血症と認識したら,血液培養,尿,痰培養のための検体を採取し,原因感染症を推定し,広域抗菌薬を経静脈的に投与します.また,ただちに初期輸液を開始すると同時に,敗血症ショックを合併していないかの判断を行います.

重症敗血症/敗血症ショックと認識した場合は,ただちに初期蘇生(図3)を開始します.初期蘇生では,代謝性アシドーシスと血中乳酸値の改善を目標(表3)として,初期輸液は晶質液の細胞外液中心の輸液を投与します.それでも血圧維持が困難な場合に,血管作動薬としてノルアドレナリン,ドパミン,バソプレシンを使用し,敗血症

図2　敗血症の原因検索:
　　　血管留置カテーテル刺入部の確認

末梢静脈ライン刺入部

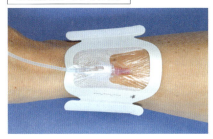

中心静脈ライン刺入部

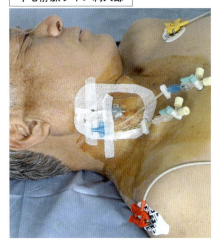

図3　敗血症の初期蘇生の例

平均動脈圧<65mmHg
血中乳酸値上昇,代謝性アシドーシスの進行
酸素投与,非侵襲的人工呼吸・人工呼吸導入の検討
輸液療法:晶質液≧2L/時,5%アルブミン液≧1L/時,輸液ボーラス投与の検討
血液培養検査:2検体以上の採取と提出
抗菌薬の1時間以内の投与
心エコー評価
中心静脈カテーテル挿入

中心静脈圧≧8mmHg → NO → 輸液療法継続
YES ↓
平均静脈圧≧65mmHg → NO → ノルアドレナリンあるいはバソプレシン併用
YES ↓
尿量≧0.5mL/kg/時
乳酸クリアランスの評価
ScvO₂>70% → NO → Hb<7g/dL → NO → 血液浄化法の検討
YES ↓ 　　　　　　　　YES ↓
目標達成　　　　　　　赤血球輸血 → 尿量≧0.5mL/kg/時 → NO
代謝性アシドーシスの改善
血中乳酸値の正常化

文献1)p.146より引用

表3　初期蘇生の目標

① 中心静脈圧>8〜12mmHg
② 平均動脈圧>65mmHg
③ 中心静脈酸素飽和度(ScvO₂)>70%
④ 尿量0.5mL/kg/時

診断後6時間以内に血行動態の安定化をはかります．

敗血症ショックは，血管拡張物質による体血管抵抗が減少して起きているため，ノルアドレナリン，ドパミン，バソプレシンが投与されます．感染巣のコントロールでは，手術やドレナージが必要な場合は，循環動態の改善をはかりながら手術や処置を行います．

初期治療後は，ステロイド投与，血液製剤の投与，人工呼吸管理，血糖コントロール，血液浄化療法，栄養管理，抗凝固療法などの治療も必要に応じて行われます．

第一印象からわかること

敗血症は，急速に進行し重篤化してショックに至る可能性の高い病態です．早期に血液分布異常性ショックの徴候と重症感を把握します．

このとき自覚症状として，発熱やそれに伴うエネルギー消費による倦怠感，脱力感，熱感の有無を確認します．また，血圧低下，組織の低酸素血症などによる呼吸困難感，悪心の有無を確認します．さらに，患者のカルテから，糖尿病の既往や化学療法後の免疫機能が低下した状態など重篤化しやすい要因について情報収集しておくことも必要です．

1. 視診（写真1）

患者の姿勢・表情などから元気がない，具合が悪そうな状態であるか，意識障害や不安・不穏状態など精神症状の変化の有無を確認します．意識障害はJCS（ジャパン・コーマ・スケール）またはGCS（グラスゴー・コーマ・スケール）で評価します．

呼吸では低酸素により呼吸中枢が刺激されて起こる頻呼吸の有無，循環では，皮膚蒼白や冷汗などの交感神経の過緊張を示唆する症状の有無を観察します．また，高熱とそれに伴って生じる悪寒戦慄，疲弊，全身の皮膚の紅潮の有無も確認します．

2. 触診

四肢末梢を触れたときの皮膚の温感・冷感，乾燥・湿潤，脈拍の強さと速さを確認します（写真2）．また，バイタルサインを測定し，血圧低下，SpO₂の低下，SIRSの診断基準の変化を確認します．

写真1　敗血症の第一印象：視診ポイント

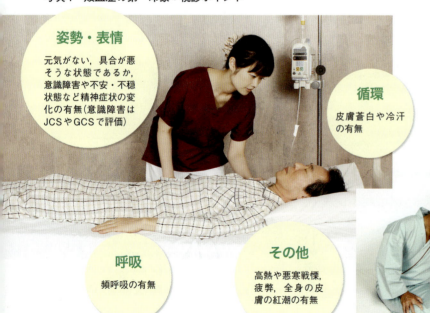

写真2　敗血症の第一印象：触診ポイント

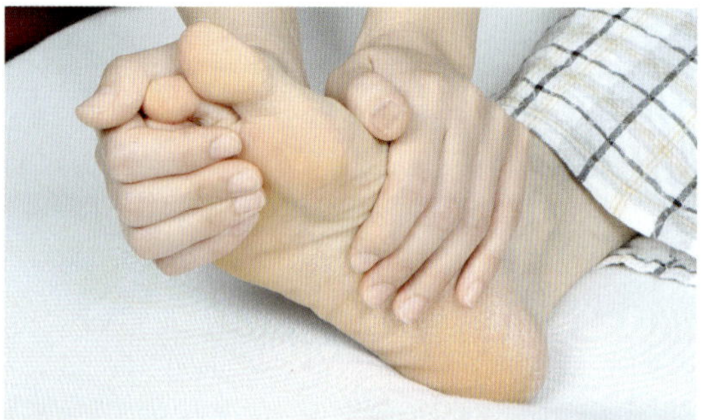

四肢末梢を触れたときの皮膚の温感・冷感，乾燥・湿潤，脈拍の強さと速さを確認する．

経過でみる悪化のサイン

視診: 精神症状の変化の有無, 頻呼吸の有無, 過緊張を示唆する症状の有無, 悪寒戦慄, 疲弊, 全身の皮膚の紅潮の有無

触診: 四肢末梢の触診

聴診: 呼吸音の聴取, 腸蠕動音の聴取

検査所見: 血液検査, ショック徴候の確認, 収縮期血圧の確認, 各種感染症の検査

　第一印象の確認後は, 敗血症による循環不全の各臓器に及ぼす影響を詳細に観察し, 経時的に変化を評価することが必要です.

1. 脳神経の評価

　意識障害の程度を観察します. 意識障害を認めたときは, 瞳孔の左右差, 対光反射の有無を確認します（**図4**）. DICを併発したときは脳出血を起こしやすいため, 観察が必要です.

2. 呼吸の評価

1) 呼吸様式・回数の観察

　SIRSによる酸素消費量の増加から, 呼吸は浅く速くなります. 敗血症では好中球が肺へ集積しやすいことなどから, 急性呼吸窮迫症候群（ARDS）が惹起されることがあります.

　低酸素血症やアシドーシスの進行による呼吸補助筋などを使用した努力呼吸（**写真3**）がないか, 呼吸数の減少, SpO_2の低下がないかを観察します.

図4 対光反射の見かた

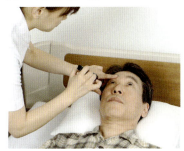

- 瞼を指で開ける.
- 視野の外側からペンライトなどで光を当て, 瞳孔の縮瞳をみる.
- 正常な瞳孔径は2.5〜4mm程度である.

写真3 努力呼吸

吸気時に胸鎖乳突筋, 斜角筋群, 僧帽筋などの呼吸補助筋を使用した上部胸式呼吸であり, 呼吸回数が上昇する. 首に力が入ったような呼吸の仕方をする. 上気道閉塞の徴候を示す.

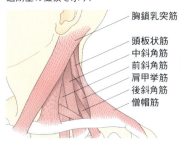

胸鎖乳突筋 / 頭板状筋 / 中斜角筋 / 前斜角筋 / 肩甲挙筋 / 後斜角筋 / 僧帽筋

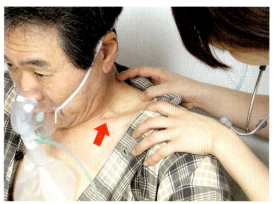

図5 呼吸音の聴取部位と順序

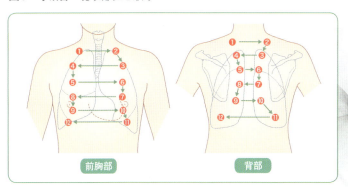

前胸部 / 背部

写真4 臥位での背部聴診

マットレスを手で押して空間を作り, 聴診する.

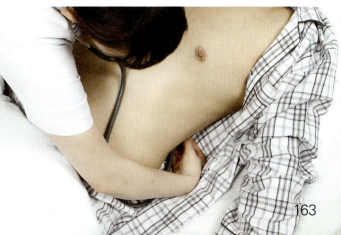

2) 呼吸音の聴取

呼吸音は，図5のように前胸部の上から左右交互に聴診します．呼吸は促迫となるため，肺野全体に酸素が取り込めているか確認します．

ARDSによる影響で肺うっ血の状態になれば，気道内分泌物が増加して呼吸音は水泡音が聴取されます．水泡音の特徴は，比較的細い気管支や末梢気管支に流動性の強い液体が吸気・呼気の空気が通過していくときに発する破裂音で，主として吸気に聴取されます．

また，重症患者では臥床による影響で背側に無気肺が起きやすいため，呼吸音の減弱・消失がみられます．そのため，胸部の前面だけでなく背部の聴診を行います．臥位のまま行うには，**写真4**のようにマットレスを手で押して空間を作り，聴取します．

3. 循環の評価
1) 外頸静脈の虚脱・怒張の観察

ショック時は仰臥位でいることが多いですが，このときに外頸静脈の波動がなければ，循環血液量の低下によって外頸静脈の虚脱が起きていると考えられます．敗血症初期では血液は血管拡張により各組織に停滞するため，有効な循環血液量は減少し，外頸静脈は虚脱します．また，発熱による体液喪失，体液のサードスペースへの移行も循環血液量減少の要因となります．

ショックが進行すれば，徐々に心収縮力も低下し，末梢循環障害がみられ，左心拍出量が低下し，肺うっ血を起こし心不全にいたることが予測されます（**図6**）．そこで，外頸静脈の怒張（**写真5**）の観察が必要となります．

図6 ショックの進行と心不全

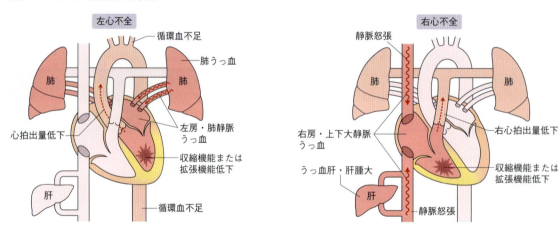

ショックが進行すると心収縮力も徐々に低下し，末梢循環障害がみられ，左心拍出量が低下→肺うっ血を起こし心不全に至る．

写真5 外頸静脈の怒張

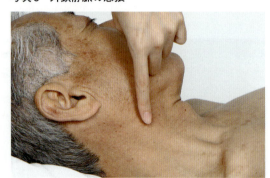

外頸静脈の怒張はショックのサインである．

写真6 浮腫の観察

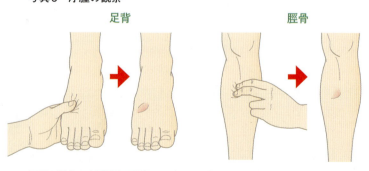

両側の足背や内果後方，脛骨を5秒間，母指でしっかり，かつていねいに押し，その際の圧痕を確認する．表面が窪んでいるようであれば，浮腫を考える．

2）末梢循環の観察

ショック初期のウォームショックでは，皮膚はピンク色を呈し，温かく乾燥しており，頻脈です．ショックの進行に伴いコールドショックとなり，皮膚の蒼白，斑点，チアノーゼを認めます．コールドショックの際も頻脈で，皮膚は冷たく，冷汗のため湿潤しています．末梢の皮膚温の変化は重篤化のサインです．

3）浮腫の観察

浮腫は，SIRSに伴うサードスペースへの移行により全身に出現します．浮腫は状態が安定すれば，リンパ管等を介して静脈に戻ります．しかし，継続あるいは増強することもあります．また，心不全によっても浮腫が出現するため観察が必要です（写真6）．

4．発熱のパターン評価（図7）

大部分の感染症では特異的な熱型は示しませんが，敗血症では弛張熱がみられます．弛張熱では，体温の日内変動が1℃以上で大きく上下し，体温が下がったとしても平熱（37℃以下）にはならない熱型を示し，この状態が数日間続きます．

日々に数回測定する体温を単に「高い」「低い」といったその1点で見るのではなく，1日の中での体温変化に注意し，その日の最高体温と最低体温を確認します．そして，日内変動が1℃以上であり，かつ平熱（37℃以下）ではないかを把握することで敗血症を予測することができます．

5．尿の量・性状の評価

循環血液量の減少のため腎血流量も低下し，尿量は減少し，濃縮尿となります．尿比重を測定した際，尿道留置カテーテルが留置されていれば，1時間あたりの尿量を観察して，乏尿・無尿状態なのかを評価します．腎臓はショックに弱い臓器の1つであるため，腎機能障害・腎不全へ移行しないように観察します．

6．肝臓の評価

肝腫大（写真7），全身の皮膚や眼球強膜の黄染の有無（写真8）を観察します．肝機能が低下し，血清ビリルビンが2mL/dL以上になると皮膚等が黄色調になります．

7．腹部の観察

1）腹部膨満の有無

SIRSよる交感神経優位の状態や腸への血流低下の影響や，感染の原因が腹腔内感染であれば，腸管麻痺が起こりガスの貯留などにより腹部膨満が観察されます．

2）腸蠕動音の聴取

腸蠕動音は腹部全体に伝播するため1か所で1分間に何回蠕動音が聴取できるかを確認します．正常では5〜15秒間で1回の割合で柔らかい音が聴こえますが，腸管麻痺では腸蠕動音の減弱・消失を認めます．この状態が持続すれば，イレウス症状として，悪心・嘔吐などが出現します．

8．DICによる影響

DICに至れば，易出血状態となるためルート刺入部の出血の有無，点状出血の有無の観察もします．

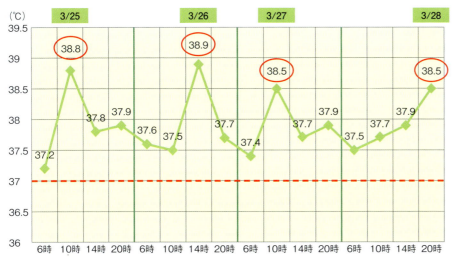

図7　敗血症患者の熱型例

敗血症では，弛張熱が見られる

弛張熱とは，体温の日内変動が1℃以上で大きく上下し，体温が下がったとしても平熱（37℃以下）にはならない熱型である

写真7 肝腫大の見かた

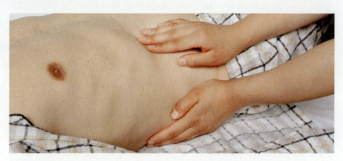

患者に腹部の力を抜いてもらい，リラックスした状態で行う．
両膝を軽く曲げた状態で行ってもよい．

①右(左)手を腹側に，反対の手を背側に置く．背側に手を添えるのは肝を持ち上げるためである．肝を持ち上げない場合には，片手あるいはもう一方の手を重ねるように添える．
②患者に腹式呼吸をしてもらう．
③呼気時に示指，中指の指先もしくは示指の側面を(指を少し右季肋部の頭側に差し入れながら)深く押しこむ．
④吸気時に腹壁に触れている指を持ち上げ，肝の下縁を触れる．指の挙上は腹壁の上がりよりも少し遅らせる．
⑤手を置く部位を少しずつ頭側に近づけながら，③と④を繰り返す．

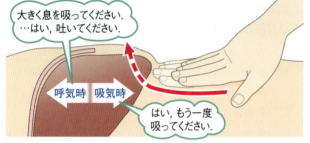

● 呼気時に，指先をすり上げるように触知する．
● 肝の辺縁に触れ，腫大の有無や程度を確認する．

写真8 眼の黄疸の観察

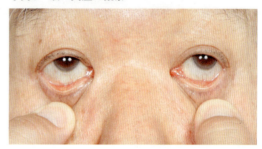

両下瞼を母指で押し下げて，両眼を観察する．

フィジカルアセスメント＋α：SIRSの診断基準を満たさない敗血症

　敗血症は体温，脈拍数，呼吸数，白血球数の4項目のうち2項目が診断基準を満たせばSIRSと診断します．

　しかし，すべての敗血症患者がSIRSの診断基準を満たすとはかぎりません．高齢者は生体反応が低下しているため，若年者に比較して発熱，白血球増加，頻脈などの項目は認められにくく，SIRSの基準を満たしていなくても重症感染症に罹患していることもありうるので注意が必要です．

　SIRSの診断基準を満たさずに，敗血症であるかを判断しにくい場合には，表4に示す補助的診断指標を参考に考えます．敗血症の診断基準を念頭に置いて，バイタルサインに注目し敗血症を早期にとらえることは非常に重要ですが，診断基準を満たさない敗血症もあることを認識しておく必要があります．

表4 敗血症診断のための補助的指標

全身的指標
発熱（深部温＞38℃）
低体温（深部温＜36℃）
心拍数（＞90/分，または年齢の基準値よりも＞2SD：標準偏差）
頻呼吸（＞20/分）
精神状態の変化
著明な浮腫または体液増加（24時間で＞20mL/kg）
高血糖（血糖値＞120mg/dL，ただし非糖尿病患者）

炎症反応の指標
白血球増多（WBC＞12,000/μL）
白血球減少（WBC＜4,000/μL）
白血球数正常で未熟型白血球＞10％
CRP（＞2.0mg/dL*）
PCT（＞0.5ng/mL，重症敗血症＞2.0ng/mL）
IL-6（重症敗血症＞1,000pg/mL*）

循環動態の指標
低血圧（成人では収縮期血圧＜90mmHgもしくは平均血圧＜70mmHg，または収縮期血圧40mmHg以上の低下，小児では年齢基準値よりも2SD以上の低下）

臓器障害の指標
低酸素血症（$PaO_2/F_IO_2 < 300$）
急な尿量減少（尿量＜0.5mL/kg/時）
Creの上昇（＞0.5mg/dL）
凝固異常（PT-INR＞1.5またはAPTT＞60秒）
イレウス（腸蠕動音の消失）
血小板数減少（＜100,000/μL）
高ビリルビン血症（T-Bil＞4mg/dL）

臓器灌流の指標
高乳酸血症（2mmol/L）
毛細血管再充満時間の延長，またはまだらな皮膚

*参考値：測定法により異なる

APTT：activated partial thromboplastin time，活性化部分トロンボプラスチン時間
Cre：creatinine，クレアチニン　　IL：interleukin，インターロイキン　　PCT：procalcitonin，プロカルシトニン
PT-INR：prothrombin time-international normalized ratio，プロトロンビン時間国際標準比
SD：standard deviation，標準偏差　　T-Bil：total bilirubin，総ビリルビン

文献1）のp.128，Table Ⅲ-1-1より引用

引用・参考文献

1) 日本集中治療医学会Sepsis Registry委員会：日本版敗血症診療ガイドライン．日本集中治療医学会雑誌，20(1)：124-173，2013．
2) 高橋章子編著，太田宗夫医学監：救急看護－急性期病態にある患者のケア．医歯薬出版，p.199-211，2001．
3) 大野博司：DIC・SIRS・敗血症の病態理解と管理のポイント SIRS・敗血症の基礎知識と臨床現場での注意点．呼吸器・循環器急性期ケア，12(4)：18-23，2012．
4) 遠藤祐子：フィジカルアセスメントとモニタリングデータの統合・評価 敗血症患者．重症集中ケア，12(1)：89-96，2013．
5) 森兼啓太：感染症診療のポイントⅠ総論 医療関連感染症．救急医学，38(2)：147-150，2014．
6) 大野博司：集中治療領域における重症感染症と抗菌薬療法の基礎と実践 集中治療領域における発熱患者へのアプローチ．ICUとCCU，37(12)：869-875，2013．
7) 医療情報科学研究所編：病気がみえる vol.6 免疫・膠原病・感染症．第1版，メディックメディア，2009．
8) 医療情報科学研究所編：病気がみえるvol.2 循環器．第3版，メディックメディア，p.58，2010．

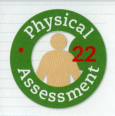

Part1 疾患別フィジカルアセスメント

大動脈瘤

小澤美津子（聖マリアンナ医科大学横浜市西部病院 救急看護認定看護師）

　大動脈は，心臓から拍出された血液が通る大きな血管で，横隔膜を境に「胸部大動脈」と「腹部大動脈」に分かれます．脳・腎臓・肝臓などの臓器に栄養を運ぶ役割があり，心臓から上向きに頭や腕などに血液を送る3本の血管に枝分かれしながら弓状に左後方へ大きく曲がり，背面の前方に沿って腹部方向へ血液が流れる血管です（図1）．

　動脈壁の一部が局所的に拡張して瘤を形成する場合や，直径が正常径の1.5倍を超えて拡大した場合に動脈「瘤」と称されており，その原因の多くは動脈硬化です（表1）．通常は無症状で，瘤の拡張，疼痛を引き金に発見されることが多く，症状が出現しているときは破裂のリスクが高い状態にあります．もし破裂したならば，救命率は20％以下という重篤な状態に陥ります．

大動脈瘤の患者に接することになったら　まずはおさえておきたい基礎知識

1．分類

　大動脈瘤は，瘤の部位と病理によって診断名称がつけられます（図2）．病理による分類のうち，解離性大動脈瘤には「Stanford（スタンフォード）分類」と「DeBakey（ドベーキー）分類」があります（p.170・図3）．

2．治療

1）内科的治療（降圧・疼痛緩和療法）

　大動脈瘤は血管壁が脆弱な状態であるため，圧を下げて破裂を予防します．降圧薬を投与し，収縮期血圧を100～120mmHgにコントロールします．また，疼痛の除去とし

て麻薬の投与を行います．

2) 外科的治療（手術）

外科的治療として，瘤のある部分の狭窄した部分を取り除き人工血管に置き換える「人工血管置換術」と，血管内に人工血管を挿入し瘤のある部分で内側から拡げる「ステントグラフト留置術」があります（p.170・図4）．また，上行大動脈解離による心膜腔内出血から心タンポナーデに至った場合は，心タンポナーデに対する穿刺を行います．

図1　大動脈の解剖と大動脈瘤

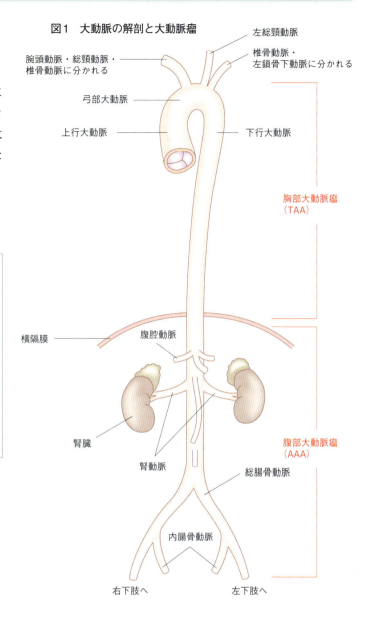

表1　大動脈瘤の原因

- 動脈硬化
- 高血圧
- 脂質異常症
- 喫煙
- 糖尿病
- マルファン症候群
- エーラス・ダンロス症候群（先天性結合組織異常）
- 感染：梅毒性，大動脈弁閉鎖不全症
- 外傷：左鎖骨下動脈起始部の仮性大動脈瘤

図2　大動脈瘤の分類

部位による分類

胸部大動脈瘤
（TAA：thoracic aortic aneurysm）
- 上行大動脈瘤
- 弓部大動脈瘤
- 下行大動脈瘤

腹部大動脈瘤
（AAA：abdominal aortic aneurysm）

病理による分類

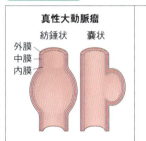

真性大動脈瘤

血管壁の3層が保たれたまま，瘤が拡張する．瘤の形には紡錘状と嚢状があり，紡錘状は均等・対称的に膨らみができる．

仮性大動脈瘤

大動脈壁の一部が欠けて漏れた血液が，周囲の組織を圧迫してコブになり，裂けやすく破裂の可能性が高い状態である．

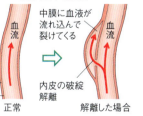

解離性大動脈瘤

内膜に亀裂が生じ，内膜と中膜のあいだに血液が流れ込み，2枚の膜のあいだが剥がされる．その剥がされた部位に，血圧により血液が流れ込み，裂け目が広がっていく状態である．血管が裂けるために，疼痛を伴うことが多い．

図3 解離性大動脈瘤のStanford分類とDeBakey分類

	A型　上行大動脈に解離がある		B型　上行大動脈に解離がない	
Stanford分類	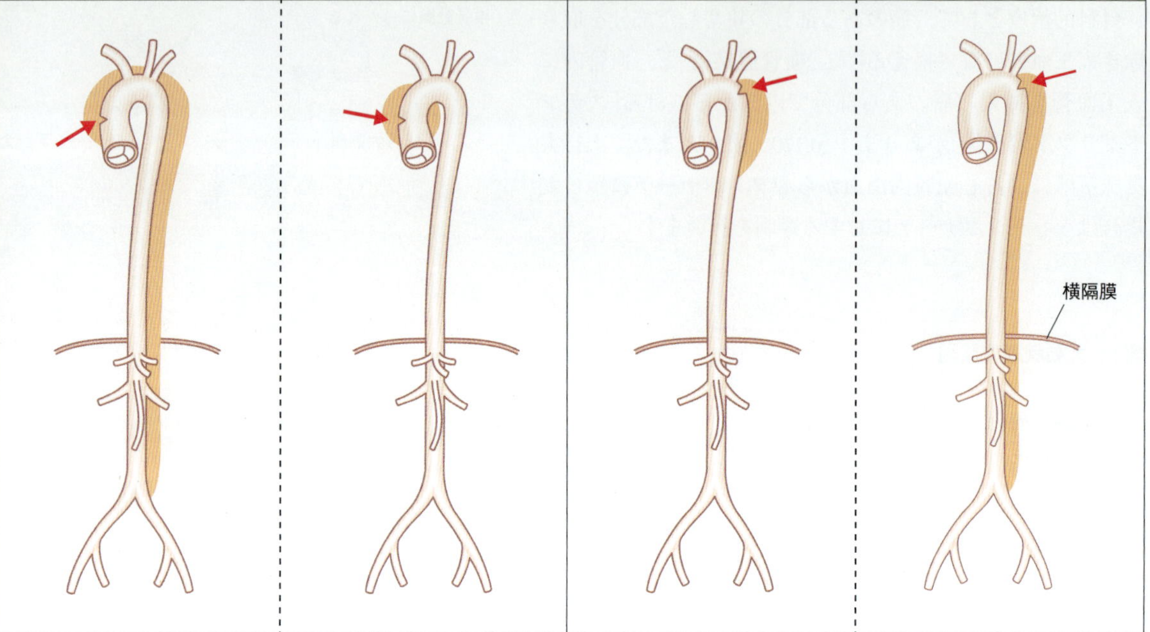			
DeBakey分類	I型 入口部が上行大動脈にあり，腹部大動脈まで広範囲に解離が及ぶもの	II型 入口部が上行大動脈にあり，解離が上行大動脈の局限	IIIa型 入口部が鎖骨下動脈にあり，解離が胸部下行大動脈の局限	IIIb型 入口部が左鎖骨下動脈長下にあり，解離が下行大動脈から腹部大動脈まで及ぶもの

生存率　低 ←――――――――――――――→ 高

図4　大動脈瘤の外科的治療

人工血管置換術（上行基部置換）

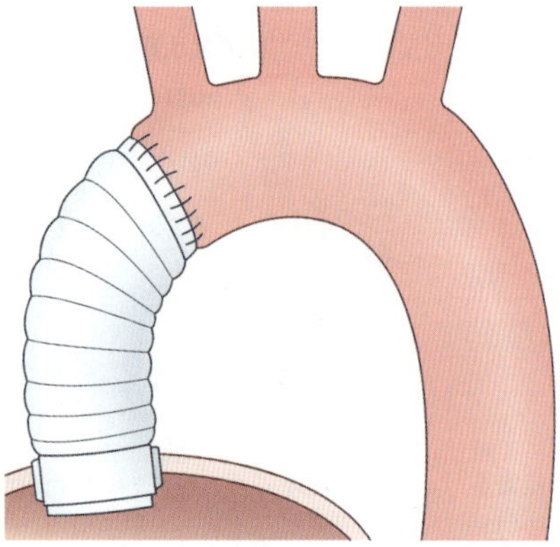

解離のある血管を切除して，人工血管に置換する．

ステントグラフト留置術

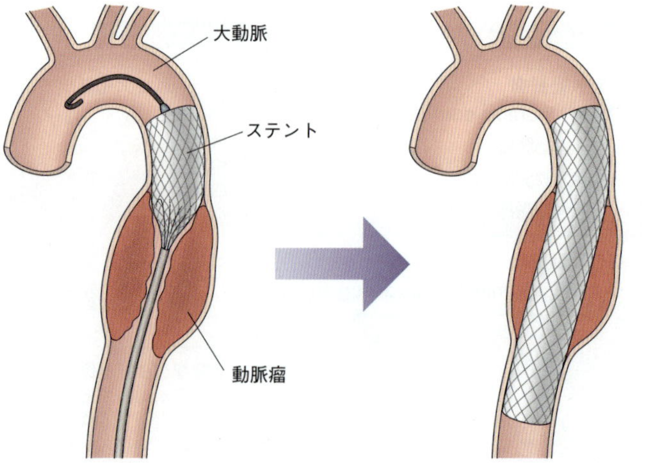

大動脈瘤の部位にステントグラフトを挿入し，瘤の破裂を防ぐ．

第一印象からわかること

1. 大動脈瘤のサインを見抜く

大動脈瘤にみられる症状を図5に示します．

肥満，高血圧，高脂血症，喫煙，糖尿病などの生活習慣病のある人は血管が脆くなり，動脈硬化による動脈瘤のリスクが高まります．初老期の男女で動脈瘤に伴う図5のような症状がみられ，突然の胸腹部の激痛，貧血，ショックがみられた場合は，大動脈瘤の破裂を疑います．瘤の大きさが5cmを超えると，破裂リスクが増大します．

大動脈瘤は，破裂すると致死的な状況に陥ります．生命維持のために破裂予防が必要ですが，無症状のことがあり，自覚症状が出たときはすでに危険な状態です．

2. 「もしかして」が早期発見の鍵

動脈瘤を見抜くには，患者の日常生活背景の把握とアセスメントが必要です．生活習慣病対象者では動脈瘤のリスク因子を意識し，症状がない場合でも「もしかしたら」と考えて，小さな症状でも見逃さないことが早期発見につながります．

具体的な事例を図6に示します．この事例では，腰痛を主訴に，生活背景・既往歴として喫煙，高血圧，高コレステロール血症から動脈硬化のリスクがありました．転倒が原因の腰痛と考え，骨折のみの原因検索になりましたが，もし整形外科での受診時に動脈瘤疾患の疑いを持ち，腹部の診察やCT検査などから動脈瘤の徴候に気づくことができていれば，ショック状態に至る前に対処し，重篤化は避けられたかもしれません．

「もしかしたら大動脈瘤があるかもしれない」と疑うことから早期発見でき，重篤化する前に対応することができます．大動脈瘤ではとくに，この「もしかして」によって発見されるケースが多いことを覚えておきましょう．

3. 大動脈「破裂」の発見に至るまでの特徴

大動脈瘤は破裂してショック状態になる前段階で発見されることが望ましいですが（真性動脈瘤の場合は大きくならなければ無症状のことが多い），無症状のことが多く，発見されたときは進行していることがあります．何らかの受診の際にたまたま発見されることが多いのが特徴です．

たとえば，先の事例（図6）のようなケースや，「心筋梗塞の診断を受けていたが，胸痛の訴えでCT検査をしたところ胸部大動脈瘤が発見された」，また「断続する強い痛みで来院し，CT検査で発見された」といったケースです．「未破裂」と「破裂」では，図7のような症状の特徴がみられます．

図5　大動脈瘤にみられる症状

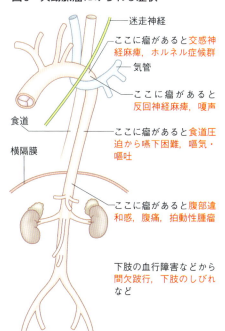

- 迷走神経
- ここに瘤があると **交感神経麻痺，ホルネル症候群**
- 気管
- ここに瘤があると **反回神経麻痺，嗄声**
- 食道
- 横隔膜
- ここに瘤があると **食道圧迫から嚥下困難，嘔気・嘔吐**
- ここに瘤があると **腹部違和感，腹痛，拍動性腫瘤**
- 下肢の血行障害などから **間欠跛行，下肢のしびれ** など

図6　事例にみる大動脈瘤の早期発見

【事例】
- 患者：57歳，男性．職業：営業職．喫煙歴，飲酒歴あり．会社の健康診断で高血圧とコレステロールが高いことを指摘され，内服治療を始めていた．
→ 病院で継続治療を受けている
- 数日前に転倒し，腰痛があったため，整形外科を受診．X線撮影で骨折はないと判明し，湿布を処方され，様子をみていた．
→ 「腰が痛い」という訴えから骨の原因検索になったが，動脈瘤の破裂症状は出現していた
- しかし疼痛は改善せず，冷や汗をかくほどの腰痛で自制できず，救急搬送された．ショック状態であり，検査をしたところ，腹部大動脈瘤の破裂があった．
→ 早期発見にならず，重篤な状態になった

図7　未破裂・破裂の発見経過

未破裂での発見経過	破裂での発見経過
・ほかの疾患の精査のなかで偶然に発見 ・瘤の増大中に圧迫による症状にて発見	・刺されるような強い痛みで，断続している ・痛みにより血圧が上昇する ・破裂して，出血が大量になるとショック状態

経過でみる悪化のサイン

問診 … 胸部違和感の有無，胸部・腹部の痛みの部位・程度・有無，嗄声の有無

視診 … ホルネル症候群の有無，乏尿の有無

触診 … 脳虚血の有無，対麻痺の有無，腹痛の有無，血管性拍動の有無，下肢の虚血の有無

検査所見 … X線，CT，MRI，エコー，血液検査（止血機能検査）

　図5で挙げた大動脈瘤の症状を見きわめるためのフィジカルアセスメントを進めていきます．

1. 問診（写真1）

　胸部の違和感（胸のつかえ感や嚥下困難感など）や胸部・腹部の痛みについて確認していきます．一般に，動脈瘤は痛みを生じません．胸のつかえ感や嚥下困難感は，瘤の拡大により神経が圧迫されたことによる症状です．嗄声も同様です．問診時に嗄声があれば反回神経麻痺が考えられ，弓部大動脈瘤を疑うサインとなります．

　痛みの出現は，瘤の破裂のサインです．破裂の直前には激しい痛みを伴います．腹痛を訴える場合は，腹部大動脈瘤により腹腔動脈や上腸間膜動脈の狭窄や閉塞が考えられます．

2. 視診

　腹部大動脈瘤では，瘤の拍動が視診で確認できることがあります（写真2）．その他，ホルネル症候群（眼瞼下垂，瞳孔収縮などの症状をきたす）の有無，乏尿の有無などを確認します．

- ホルネル症候群：腹部の特定の神経が圧迫され，頸部の交感神経が障害されることで生じる
- 乏尿：腎不全，腎動脈の狭窄や閉塞により生じる

3. 聴診

　心音の聴取で，心膜摩擦音（表面をひっかくような高い音）は胸部大動脈瘤破裂のサインです（写真3）．腹部の聴診で，腹部大動脈瘤がある場合は，大動脈や腎動脈の狭窄により血管雑音が聴取されることがあります（写真4）．

4. 触診（写真5～9）

　腹部大動脈瘤は腎動脈下に発生することが多く，触診で瘤が血管性拍動として確認できます．

　左右橈骨動脈に触れ，収縮期圧で左右差が10mmHg以上の差があるときは解離性大動脈瘤を疑います．また，腹部の腸骨動脈などに触れ，下肢の虚血の有無を確認します．

写真1　大動脈瘤の問診ポイント：痛みのアセスメント

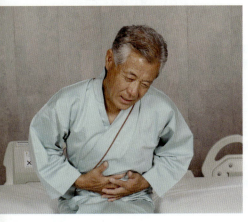

写真2　腹部の視診

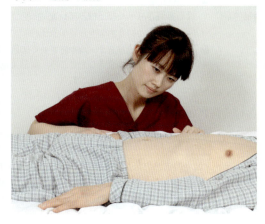

写真3　心膜摩擦音の聴取

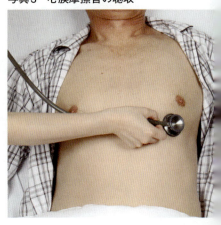

対麻痺は解離性大動脈瘤のサインです．下行大動脈の解離に伴う胸椎下部から腰椎上部で脊髄に入る全椎骨動脈の障害により，胸部脊髄の運動神経領域が虚血になり，対麻痺が生じます．

図8に大動脈瘤早期発見のフローチャートを，図9に急性大動脈解離の診断と治療の流れをまとめます．

写真4　腹部の聴診

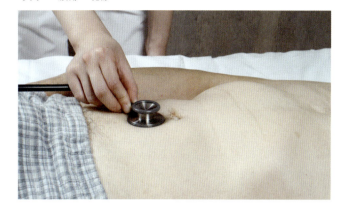

写真5　腹部の触診

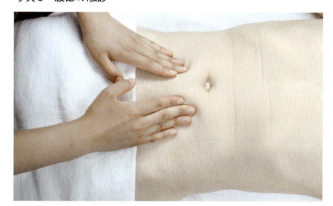

写真6　橈骨動脈の触診

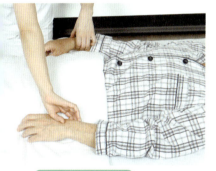

血圧の左右差の確認

左右差が収縮期圧で10mmHg以上の差があるときは，解離性大動脈瘤を疑う

写真7　腸骨動脈の触診

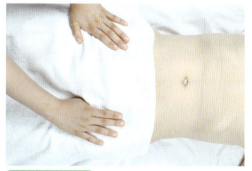

下肢の虚血の確認

腸骨動脈の狭窄や閉塞の確認

写真8　足背動脈の触診

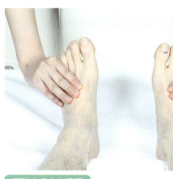

下肢の虚血の確認

足背動脈の狭窄や閉塞の確認

写真9　対麻痺の確認

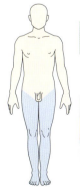

股関節の屈曲　支配する脊髄神経：L2

「太腿の付け根から足を上げることができますか？」

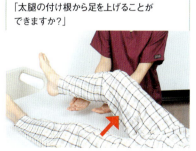

股関節の屈曲ができるか評価する．

膝関節の伸展　支配する脊髄神経：L3

「膝を持ち上げることができますか？」

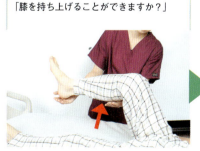

膝を上げてもらう．

「そこから膝を伸ばすことができますか？」

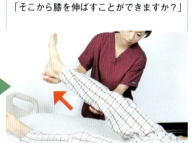

持ち上げた膝関節が伸展するか評価する．

対麻痺　下行大動脈の解離に伴う胸椎下部から腰椎上部で脊髄に入る全椎骨動脈の障害により胸部脊髄の運動神経領域が虚血になる

Part1　疾患別フィジカルアセスメント

図8　大動脈瘤の早期発見フローチャート

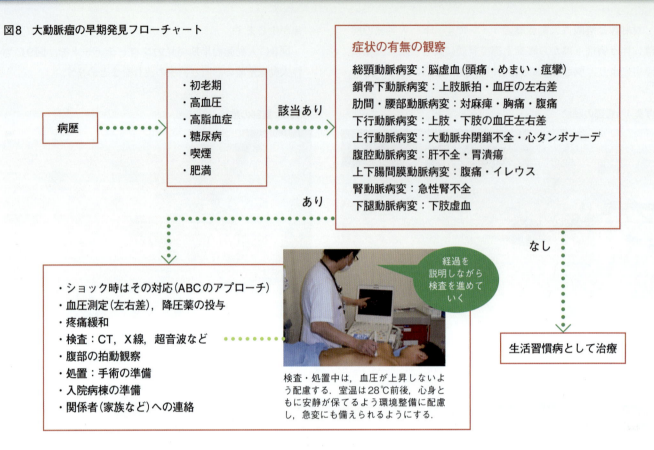

図9　急性大動脈解離の診断と治療の流れ

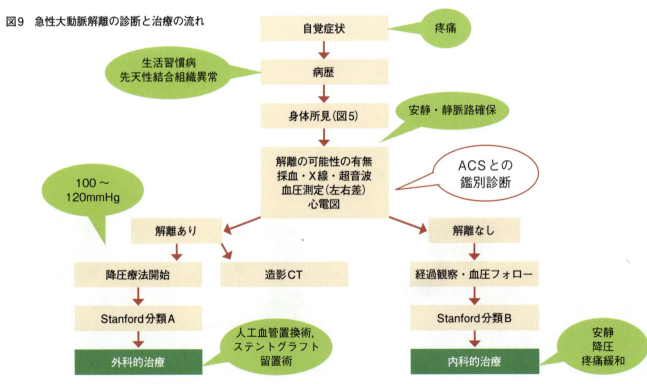

ACS：acute coronary syndrome，急性冠症候群

5. 大動脈瘤で入院中の患者のフィジカルアセスメント

大動脈瘤で入院したが，外科的治療，保存的に経過をみて安定した患者のフィジカルアセスメントについても示します．観察の前に血圧の上昇を予防し，正確な問診を得るようにします．

1) 観察による患者の緊張をほぐす

これから観察をすることを患者に説明します．一般的に「瘤」という言葉を聞くだけで，「再破裂したらどうしよう」と不安になったり，精神的な影響で血圧の上昇をきたし悪化することや，過度な安静保持がADLの低下を招くことがあります．「観察される＝何かあるのではないか」と不安が生じると正確な回答が得られないこともあるため，環境を整えることが必要です．

2) 室内の環境調整

患者に病衣を脱いでもらい観察を行います．その際は，室温を確認しておきましょう．プライバシーの保護はできているか，観察時の会話を他者に聞かれても大丈夫であるかの判断も行います．

①視診（写真10）

患者の膝は進展した状態で，患者の右側に立ちます．

● 皮膚の観察

皮膚の色，手術痕，皮膚線条の有無を観察します．

● 腹部の形状の観察

基本的には左右対称です．隆起や腫瘤，膨満の有無の観察をします．

● 腹部大動脈の拍動の観察

痩せた体格であれば，上腹部の正中線上，やや左側に拍動がみられます．

②聴診（写真11）

聴診器を用いて，腸蠕動音と血流音を確認します．

● 腸蠕動音

下腹部に聴診器をあて，15秒以上かけて腸蠕動音の有無を聴きます．

「音が聴こえない」「音が減弱している」「5分以上かけても聴こえない」ときは，腸蠕動の麻痺やイレウス，腹膜炎の可能性があります．腹膜炎は生命にかかわるショック状態に陥ることもあるので，視診時の腹部膨満を合わせて確認します．

● 血流音

聴診器で，以下の部位を聴取します．血管雑音が聴かれれば，動脈瘤，血管の拡張，狭窄を示唆します．

・腹部大動脈：剣状突起と臍を結んだ正中線のやや左側を走行
・腎動脈：剣状突起と臍を結んだ中間点で左右を走行

③触診（写真12）

腹壁の緊張をとるためにも，患者の膝を曲げた状態をとり，口呼吸でリラックスした環境で行います．

はじめに，患者にどこに違和感や疼痛があるのかを聞きます．また，視診や聴診で異常を判断した部位や疼痛部位は最後に触診します．方法としては，腹部全体を浅くさするように行います．

④打診

打診は，腹部壁全体を行います．患者にはあらかじめ疼痛部位があれば聞いておき，痛みのない部位から始めます．動脈瘤のある場合には，打診が刺激になることもあるので，視診，聴診で瘤が疑われる場合や，手術直後，保存的に観察している状態のときは必要最低限に，愛護的に行います．

打診部位は，右季肋部・心窩部・左季肋部・右腹部・臍部・左腹部・右鼠径部・下腹部・左鼠径部です．

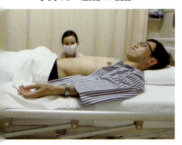

写真10　腹部の視診

患者の腹部の高さの位置に視線を落として観察する．

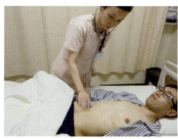

写真11　腹部の聴診

腸蠕動音や血流音を確認する．

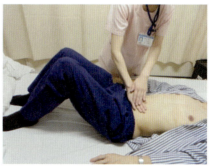

写真12　腹部の触診

・吸気時に腹壁が上がるので，そのタイミングで触診している手を沈めるようにする．
・利き手の手掌全体で感じることに集中し，反対の手で押す．
・触診の圧迫による悪化を防ぐために，進行性の瘤の残存，手術直後は必要最低限とし，聴診やバイタルサインから病状を把握する．

フィジカルアセスメント＋α：画像でみる大動脈瘤

大動脈瘤の検査・診断では，X線撮影，CT，MRI，超音波検査（エコー）などの画像所見が有用です．3次元CT像では，よりはっきりと瘤の状態を確認することができます．図10〜13に，胸部大動脈瘤および腹部大動脈瘤の破裂・未破裂のそれぞれの画像所見を示します．

図10　胸部大動脈瘤「未破裂」

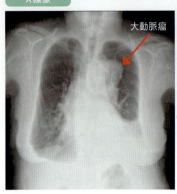
X線像（大動脈瘤）

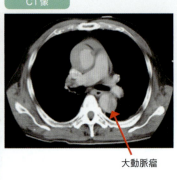
CT像（大動脈瘤）

図11　胸部大動脈瘤「破裂」

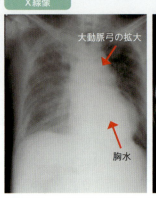
X線像（大動脈弓の拡大，胸水）

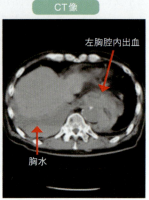
CT像（左胸腔内出血，胸水）

出血に伴い，血性の胸水が貯留している．

図12　腹部大動脈瘤「未破裂」

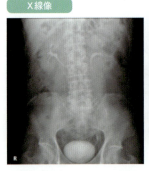
X線像

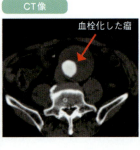
CT像（血栓化した瘤）

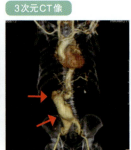
3次元CT像

X線像での判別はむずかしいが，CT，3次元CT像では，瘤が血栓化して破裂していない状態が確認できる．

図13　腹部大動脈瘤「破裂」

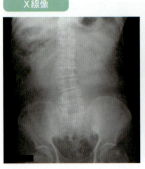
X線像

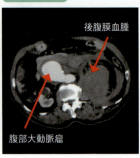
CT像（後腹膜血腫，腹部大動脈瘤）

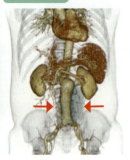
3次元CT像

X線像での判別はむずかしいが，CT，3次元CT像では，瘤が破裂して出血し，血性腹水が貯留している様子がわかる．

図10〜13の画像提供：聖マリアンナ医科大学横浜市西部病院放射線科

引用・参考文献
1) 日野原重明ほか監，中谷壽男編：看護のための最新医学講座 第25巻．救急．第2版，中山書店，2007．
2) 医療情報科学研究所編：病気がみえる vol.2 循環器．第3版，メディックメディア，2010．
3) 日本循環器学会ほか：大動脈瘤・大動脈解離診療ガイドライン（2011年改訂版）．2011．http://www.j-circ.or.jp/guideline/pdf/JCS2011_takamoto_h.pdf（2014年11月閲覧）
4) Mark H. Beersほか著，福島雅典監：メルクマニュアル 第18版 日本語版．第7節 心血管疾患．日経BP社，2006．

熱傷

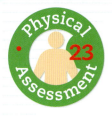

伊藤敬介（高知医療センター 救命救急センター 看護科長 救急看護認定看護師）

　熱傷は，主として熱の物理的作用によってもたらされる皮膚や生体の損傷であり，ありふれた皮膚外傷の1つですが，受傷面積や深度によってさまざまな病態を呈します．軽症例では局所治療のみで治癒しますが，中等症から重症例では全身管理を必要とします．局所治療においても，植皮が必要となる症例は多いです．

　熱傷は，皮膚や粘膜の損傷範囲にほぼ比例して重要臓器にさまざまな変化をもたらすため，不適切な治療やケアは経過に悪影響を及ぼす可能性があります．そのため，的確な重症度判定と初期治療・ケアが重要です．

熱傷の患者に接することになったら　まずはおさえておきたい基礎知識

　熱傷の患者に遭遇した際には，まず「重症度判定」が前提となります．重症度判定基準は生命予後に大きな影響を与える因子の組み合わせで構成され，有力な因子に「熱傷面積」と「熱傷深度」があります．

1. 熱傷面積の評価

　熱傷の全体表面積に対するパーセンテージ（% TBSA）の推定方法として，「9の法則」「5の法則」，および「lund & browderの法則」があります（図1）．成人に対しては，9の法則と5の法則のあいだに大差はありませんが，四肢が短い乳幼児では，5の法則を使用すべきです．lund & browderの法則は最も正確な測定法ですが，複雑であるため，法則を記載した用紙（Burn Sheet）を用意しておきます．

　局所的な熱傷面積の推定方法として，傷病者の全指腹と手掌の面積を1％として概算する手掌法もあります．

% TBSA：% of total body surface area，熱傷の全体表面積に対するパーセンテージ

2. 熱傷深度（肉眼的観察法による評価）（図2）

1) Ⅰ度熱傷（EB：epidermal burn）
表皮のみに障害がとどまっているものを指します。臨床的には、発赤（紅斑）と軽度の浮腫をきたすのみで、瘢痕を残さず治癒します。通常2～3日で治癒するので、基本的には局所の炎症とそれに伴う疼痛を制御します。

2) Ⅱ度熱傷
真皮に達するもので、臨床的には水疱形成が特徴です。Ⅰ度熱傷よりも受傷部位の炎症が高度で、疼痛も強いことが多いです。Ⅱ度熱傷は、深達度により2つに分類されます。

①浅達性Ⅱ度熱傷（SDB：superficial dermal burn）
障害が、真皮の有棘層から基底層に及ぶものをいいます。表面に水疱を認め、強い疼痛と灼熱感を有します。1～2週間で治癒し、瘢痕は残りません。

②深達性Ⅱ度熱傷（DDB：deep dermal burn）
障害が、真皮の乳頭層から乳頭下層にまで及ぶものをいいます。受傷部位の知覚が麻痺、または鈍くなっています。

図1　熱傷面積算定法

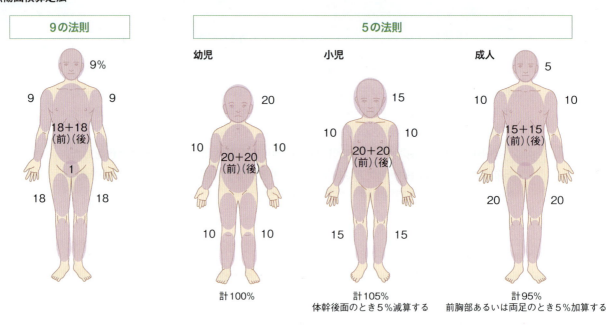

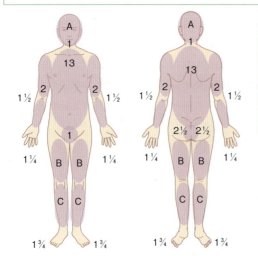

	年齢					
	0歳	1歳	5歳	10歳	15歳	成人
A―頭部の1/2	9½	8½	6½	5½	4½	3½
B―大腿部の1/2	2¾	3¼	4	4¼	4½	4¾
C―下腿部の1/2	2½	2½	2¾	3	3¼	3½

受傷面積の割合の算定として、体の部位を9、5を単位としてそれぞれ分割した「9の法則」「5の法則」がある。幼児・小児では各部位の体表面積比率が成人と異なるため、「5の法則」を用いる。

文献1）p.243より引用

治癒に3〜4週間以上を有し，治癒肥厚性瘢痕を残しやすいです．

3) 浅達性Ⅱ度熱傷(SDB)と深達性Ⅱ度熱傷(DDB)を見分けるフィジカルアセスメント

深達性Ⅱ度熱傷(DDB)から手術適応となるため，浅達性Ⅱ度熱傷(SDB)と深達性Ⅱ度熱傷の鑑別は重要です．

針先を潰した針などで熱傷創を痛覚刺激し，痛覚の有無を確認します(pin prick test，写真1)．痛みを感じれば浅達性(SDB)，痛覚の麻痺あるいは鈍麻があれば深達性(DDB)です．また，体毛が簡単に抜けたり，赤い熱傷創面でも圧迫による褪色がなく血行の再分布が不良ならば深達性Ⅱ度熱傷(DDB)と判断できます．

4) Ⅲ度熱傷(DB：deep burn)(写真2)

皮下組織まで達するものを指します．痛みがなく，熱障害により白色や黒褐色となり，羊皮紙様の皮膚を呈します．皮膚は自己再生しないため，植皮が必要となります．瘢痕拘縮による障害を残すことがあります．

図2　臨床症状による熱傷深度分類

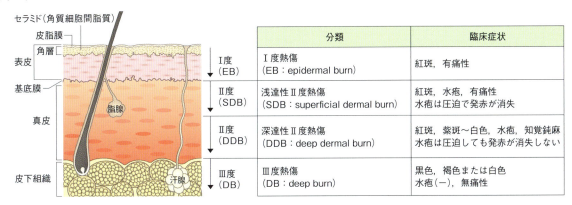

	分類	臨床症状
Ⅰ度(EB)	Ⅰ度熱傷(EB：epidermal burn)	紅斑，有痛性
Ⅱ度(SDB)	浅達性Ⅱ度熱傷(SDB：superficial dermal burn)	紅斑，水疱，有痛性 水疱は圧迫で発赤が消失
Ⅱ度(DDB)	深達性Ⅱ度熱傷(DDB：deep dermal burn)	紅斑，紫斑〜白色，水疱，知覚鈍麻 水疱は圧迫しても発赤が消失しない
Ⅲ度(DB)	Ⅲ度熱傷(DB：deep burn)	黒色，褐色または白色 水疱(−)，無痛性

Ⅰ度熱傷の例

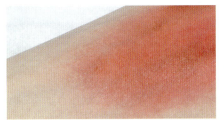

Ⅱ度熱傷の例

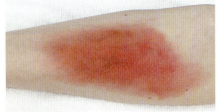

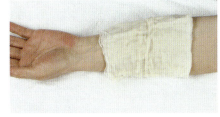

一般的に，熱傷創には清潔なガーゼなどで保護をするが，深度が深い創部では滲出液が大量に漏出してしまう．

写真1　SDBとDDBの鑑別：pin prick test

熱傷創を痛覚刺激し，痛覚の有無を確認する(→)．痛みを感じれば浅達性(SDB)，痛覚の麻痺あるいは鈍麻があれば深達性(DDB)の可能性が高い．

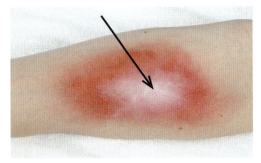

DDBより手術適応となるため，SDBとDDBの鑑別が重要

3. 重症度判定基準

1) Artzの基準

Artzの基準とは，熱傷面積や深さ，合併症などによって重症度を分類し，どの施設で治療すべきかを示した基準です（表1）．

2) 熱傷指数（BI：Burn Index）

死亡率とよく相関します．ただし，受傷早期の熱傷深度の評価が困難であるため，精度上の問題があります．
【計算式】BI＝Ⅲ度熱傷面積＋1/2×Ⅱ度熱傷面積
【評価】BI 10〜15以上：重症

3) 熱傷予後指数（PBI：Prognostic Burn Index）

実用性が高く，高齢者のリスクをよく反映します．ただし，乳幼児のリスクは考慮されないため注意を要します．
【計算式】PBI＝BI＋年齢
【評価】PBI 70以上：重症，PBI 100以上：予後不良

写真2　Ⅲ度熱傷

痛みがなく，熱障害により白色や黒褐色となり，羊皮紙様の皮膚を呈する．

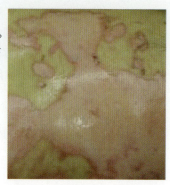

第一印象からわかること

重症熱傷などの傷病者を目のあたりにすると，熱傷部位に目を奪われがちですが，第一印象において，まずprimary survey（生理学的評価）におけるABCDEアプローチによる生理学的機能を迅速に評価することが重要です．熱傷に特異的なprimary surveyの評価項目を表2に示します．

A（気道）の評価では，気道熱傷による上気道の浮腫性狭窄や，頸部熱傷による皮下組織の浮腫による気道の圧迫狭窄などの有無を観察します．

B（呼吸）の評価では，一酸化炭素ガスやシアン化合物などの有毒ガスの吸入による呼吸障害や，体幹部の深熱傷による呼吸運動抑制の有無を観察します．

C（循環）の評価では，四肢の全周性深熱傷による四肢循環障害の有無を観察します．

D（意識）の評価では，ほかの外傷，有毒ガスの中毒，薬物，低酸素などによる意識障害の有無を評価します．

E（脱衣と体温）の評価では，大量の水による冷却や創洗浄を施されている傷病者もいるため，低体温の有無を評価する必要があります．

表1　Artzの基準

重症熱傷：熱傷専門施設での入院加療を要する ・Ⅱ度熱傷 30％以上 ・Ⅲ度熱傷 10％以上 ・Ⅲ度熱傷（顔面，手，足） ・気道熱傷が疑われる ・軟部組織の損傷や骨折の合併 ・電撃傷，化学熱傷
中等症熱傷：一般病院での入院加療を要する ・Ⅱ度熱傷 15〜30％ ・Ⅲ度熱傷 10％未満（顔，手，足以外）
軽症熱傷：外来通院可能なもの ・Ⅱ度熱傷 15％未満 ・Ⅲ度熱傷　2％未満

表2　熱傷患者の初期評価

A：気道	上気道の浮腫性狭窄，頸部皮下組織の浮腫性圧迫による気道閉塞に注意
B：呼吸	有毒ガス吸入による呼吸不全，体幹部の深熱傷による胸郭運動抑制に注意
C：循環	浮腫形成による四肢循環不全に注意
D：意識	外傷・中毒・薬物・低酸素などによる意識障害に注意
E：脱衣と体温	大量の水による冷却や創洗浄によって引き起こされる低体温に注意

経過でみる悪化のサイン

問診
〈気道熱傷〉受傷機転，咽頭痛の有無
〈CO中毒〉CO曝露のエピソード

視診
〈気道熱傷〉口腔内または痰の中のスス，鼻毛先端の焦げ，顔面熱傷，SpO₂の低下
〈胸郭熱傷〉チョークサイン，胸郭運動の制限
〈CO中毒〉動脈血CO-Hb濃度，顔色・血液検体色

聴診
〈気道熱傷〉喘鳴，嗄声，呼吸促迫，咳嗽，水泡音の聴取(肺実質型気道熱傷)
〈胸郭熱傷〉吸気時喘鳴，嗄声，呼吸抑制

検査所見
受傷面積(9の法則，5の法則)，熱傷深度(Ⅰ～Ⅲ度)，重症度(Artzの基準，BI〈熱傷指数〉，PBI〈熱傷予後指数〉)

　ここでは，熱傷の代表的な例として気道熱傷，胸郭熱傷，一酸化炭素(CO)中毒について，それぞれのフィジカルアセスメントポイントを示します．

1. 気道熱傷のフィジカルアセスメント
1)気道熱傷とは
　気道熱傷は，火災や爆発による煙，高圧水蒸気，有毒ガスなどを吸引し，咽頭・喉頭や気管・気管支の粘膜損傷あるいは肺胞の損傷などをきたしたものをいいます．

　熱傷患者の管理上，気道熱傷の合併例は予後不良です．また，気道熱傷は上気道の浮腫によって気道閉塞を引き起こす可能性があるため，患者へのアプローチとして，まず気道熱傷の可能性を確認します．

　気道熱傷が疑われる場合，上気道浮腫による窒息の危険

図3　気道熱傷の観察ポイント

鼻毛先端の焦げの観察

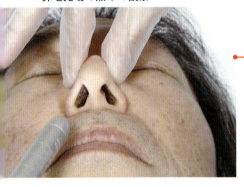

●以下の所見があれば気道熱傷の存在を疑う

上気道型気道熱傷
・口腔内または痰の中のスス
・鼻毛先端の焦げ
・顔面熱傷
・喘鳴
・嗄声
・呼吸促迫
・咳嗽
・酸素飽和度(SpO₂)の低下
・咽頭痛

肺実質型気道熱傷
・酸素飽和度(SpO₂)の低下
・coarse crackles(水泡音：粗い断続性ラ音)の聴取

口腔内・咽頭部の発赤・腫脹の観察

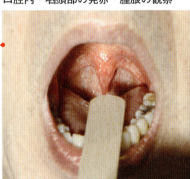

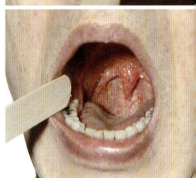

図4　ススが混じった痰

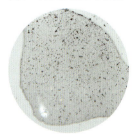

があるため予防的気管挿管の適応となります。これは、気道の浮腫が生じると、経過とともに挿管困難となるためです。

2) 気道熱傷の分類

障害を受ける部位により、「上気道型気道熱傷(咽頭、声門、喉頭の損傷)」と「肺実質型気道熱傷(気管、気管支、肺胞の損傷)」に分類されます。熱(気体)による損傷は上気道までにとどまるのが一般的であり、上気道型気道熱傷がこれにあたります。肺実質型気道熱傷は、煙中の化学物質(刺激性の有毒ガスなど)によって引き起こされます。

①上気道型

口腔、咽喉頭粘膜、喉頭蓋などの炎症、浮腫、分泌物の増加などによって呼吸障害が引き起こされます。上気道閉塞による換気障害が病態の主体であり、緊急性が非常に高いです。受傷直後から2～3時間は、気道熱傷による上気道の浮腫性狭窄が問題となります。

②肺実質型

末梢気道まで到達する煙・ススや有毒ガスの吸入による障害で、一酸化炭素ガスやアルデヒド類、シアン化合物、塩素ガスがその原因となります。受傷直後から数日の経過で、気管支炎や肺炎による肺実質障害が発生します。

3) 気道熱傷の観察ポイント

図3に示す所見が認められれば、気道熱傷の存在を疑います。上気道型気道熱傷では、火災や爆発の煙などにより、口腔内または痰の中にススが見られます(図4)。また、鼻腔を観察すると、鼻毛の先端が焦げていたり、鼻毛がすべて抜けて真っ黒になっている様子が観察できます。

表3 気道熱傷における気管挿管の適応

- 意識障害による上気道閉塞
- 意識障害を有するCO中毒あるいはシアン中毒
- 上気道狭窄
- 顔面熱傷に頸部熱傷を伴う
- 口唇・鼻部のⅢ度熱傷
- 直視下で咽喉頭の浮腫が明らか

> まず疑うべきは挿管！その後に気管支鏡による観察を

4) 受傷機転の確認

受傷機転について患者に確認し、「閉所での受傷」「熱い蒸気または液体の吸引などでの受傷」があれば、気道熱傷の存在を疑います。

5) 気管支鏡による検査

臨床所見から気道熱傷が疑われる場合、気管支鏡による検査が行われます。そのため、迅速に気管支鏡検査が実施できるよう準備と調整が必要です。気管支鏡の所見で、気管支内のススの付着、粘膜の蒼白と潰瘍化などが認められる場合、気道熱傷が強く疑われます。

6) 気管挿管の適応

表3に示す所見が認められれば、気管挿管の適応となります。なお、気管支鏡による観察より、まず気管挿管の適応かどうかを判断するほうが優先されます。

図5 減張切開のための皮膚切開線

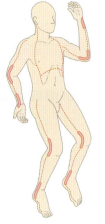

胸部体幹・四肢の減張切開に対する皮膚切開線

太い赤線は皮下脂肪組織が乏しく皮下に神経・血管・腱・関節包がすぐにあるため注意を要する。

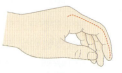

手指の減張切開に対する皮膚切開線

手背と手掌の境目を切開する。

> 全周性のⅢ度熱傷を見逃さない、減張切開が必要！

文献2)p.95より引用

2. 胸郭熱傷のフィジカルアセスメント

1) 胸郭熱傷とは
頸部もしくは胸部に，広範囲あるいは全周性にⅢ度熱傷を負うと，浮腫によって皮下組織が緊満します．そのため，上気道閉塞症状や胸郭の著明な運動制限が起こり，換気量の低下をきたします．

2) 胸郭熱傷の観察ポイント
まず，頸部または胸部において広範囲のⅢ度熱傷の有無を観察します．それを認めれば，上気道閉塞症状（吸気時喘鳴，嗄声，チョークサイン）や胸郭運動の制限，呼吸抑制などの臨床所見を経時的に観察していきます．

3) 胸郭熱傷の処置
熱傷皮膚伸展不良による胸郭運動，換気障害が起こる可能性があれば，減張切開を行います（図5）．減張切開とは，熱傷皮膚に切開を1～2か所加えて減圧をはかることです．四肢全周性熱傷の場合も同様に組織内圧上昇によるコンパートメント症候群の可能性があるため，必要に応じて減張切開を行います．

3. 一酸化炭素（CO）中毒のフィジカルアセスメント

1) 一酸化炭素（CO）中毒とは
閉所における火災などで熱傷を受傷した場合，CO中毒を合併することがあります．COはヘモグロビンへの親和性が酸素より200倍以上高いため，ヘモグロビンに結合しやすい性質をもっています．そのため，COに曝露された場合，多くのCO-Hb（一酸化炭素ヘモグロビン）が生まれます．

CO-Hbは酸素を運搬しないため，CO-Hb濃度が50％になると，50％のHbが酸素運搬機能を失うことになります．また，末梢組織での酸素の取り込みも障害し（酸素解離曲線左方移動），著しい組織酸素代謝障害を主体とした呼吸不全による中枢神経症状を中心とした臨床所見を呈します．

2) CO中毒の観察ポイント
急性CO中毒の診断は，「①状況評価：CO曝露のエピソード」「②来院時動脈血CO-Hb濃度≧10％」「③発見現場からの組織低酸素症状および身体所見」により行われます．受傷時のエピソードから急性CO中毒が疑われる場合は，③の臨床症状の有無を確認します（表4）．

また，CO中毒のフィジカルアセスメントのポイントとして，以下が挙げられます．

①酸素飽和度（SpO_2値）
低酸素状態の指標としてパルスオキシメータを思い浮かべるかもしれませんが，CO-Hbは酸素を結合したHb（O_2Hb）と同程度の吸光度を示すため，パルスオキシメータでは識別できません．そのため，SpO_2の値ではCO中毒を鑑別できません．CO中毒が疑われる場合は，迅速に動脈血CO-Hb濃度を測定する必要があります．

②顔色と血液検体色
HbはCOと結合すると鮮紅色を呈します．そのため，顔色がピンク色のような「よい」場合や，血液検体が通常より赤い場合はCO中毒を疑う必要があります．

3) CO中毒の初期治療
急性CO中毒治療の基本は，全身状態の安定化と酸素治療です．酸素治療は，高分圧酸素によるCOの洗い出しと低酸素組織における酸素代謝の改善を目的とします．

CO曝露の可能性がある場合，意識障害の有無やSpO_2値にかかわらず，高濃度酸素（リザーバー付き酸素マスクで10L/分以上）を投与します（写真3）．高度の意識障害を認める場合は，気管挿管下で純酸素投与を行います．

表4　CO-Hb濃度と臨床症状

CO-Hb濃度	臨床症状
～10％	なし
10～20％	前頭部頭重感，皮膚血管拡張
20～30％	頭痛（拍動性），倦怠感
30～40％	激しい頭痛，悪心，嘔吐，脱力感
40～50％	同上，呼吸促迫，頻脈
50～60％	昏睡，痙攣，ときに死亡
60～70％	同上，呼吸微弱
70％～	呼吸停止，循環虚脱，死亡

写真3　CO中毒には高濃度酸素投与

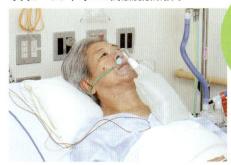

受傷早期からの意識障害はCO中毒を疑う．CO中毒の拮抗薬は酸素！

CO曝露の可能性がある場合，意識障害の有無やSpO_2値にかかわらず高濃度酸素（リザーバー付き酸素マスクで10L/分以上）を投与する．

フィジカルアセスメント＋α：熱傷の超急性期は急性腎不全に注意

重症熱傷患者では，しばしば急性腎不全を合併します．主に，熱傷ショック期に発症する循環血液量減少による腎前性腎不全を主体としたものと，敗血症期に発症する感染を契機とした臓器不全の1つとして起こる腎性腎不全を主体としたものがあります（表5）．

1. 尿量の評価

熱傷ショック期においては，急性腎不全の治療または予防として尿量の確保が重要となります．尿量を確保するための輸液量の調節が必要となるため，尿量の経時的な評価は非常に重要です．

初期輸液には等張電解質輸液（乳酸リンゲル液，酢酸リンゲル液など）を用い，初期輸液量はParkland法を用いて算定します．受傷初期8時間に総輸液量の50％を投与し，次の16時間で残り50％を投与します．

【Parkland法（Baxter法）】
受傷24時間の総輸液＝4mL×熱傷総面積（%TBSA）×体重（kg）

2. 尿色の評価

重症熱傷では血管内皮障害や播種性血管内凝固症候群（DIC）によって溶血が起こり，遊離ヘモグロビンが血液中に放出されます．

血液中に遊離ヘモグロビンが大量に放出されると，尿中に排出されヘモグロビン尿となり，急性尿細管壊死の原因となります．また，電撃傷や筋肉にまで熱の作用が達する深い熱傷の場合，筋組織からミオグロビンが血液中に放出されると，尿中に排出されミオグロビン尿となり，腎障害をきたすおそれがあります．

ヘモグロビン尿，ミオグロビン尿とも肉眼的血尿となり，赤色から褐色の排尿を認めます（写真4）．そのため，尿色の経時的な確認が重要です．ヘモグロビン尿とミオグロビン尿の鑑別は肉眼的には容易でないので，尿中ミオグロビン濃度を測定することで鑑別を行います．両者とも尿量の確保が重要であり，ヘモグロビン尿には，肉眼的血尿が消失するまで献血としてハプトグロビン（血漿分画製剤）を投与するなどの治療が行われます．

DIC：disseminated intravascular coagulation，播種性血管内凝固症候群

表5 急性腎不全の原因と治療法

原因	発生の機序	治療法
熱傷ショックによる腎不全	・循環血漿量低下に伴う腎前性腎不全	・Parkland法を目安とした輸液療法 ・尿量（0.5mL/kg/時）を指標とした輸液量の調整
	・腎組織への灌流障害に伴う腎細胞障害	・腎血流を念頭に置いた循環管理
腎毒性物質による腎不全	・溶血による遊離ヘモグロビンや横紋筋融解に伴うミオグロビンなどの腎毒性物質による急性尿細管壊死	・通常よりも多い尿量（1.0〜1.5mL/kg/時）を維持する輸液療法
敗血症による腎不全	・循環血漿量低下に伴う腎前性腎不全 ・高サイトカイン血漿による組織障害	・EGDTに基づいた適切な輸液療法 ・血液浄化法によるサイトカイン除去
薬剤による腎不全	・抗菌薬など腎傷害をきたしやすい薬剤	・原因薬剤の減量や中止

EGDT：early goal-directed therapy，早期目標指向療法

文献1）p.131 より引用

写真4 尿量の評価：ヘモグロビン尿の色の例

赤色の尿　　赤褐色の尿

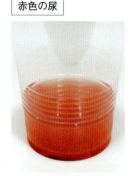
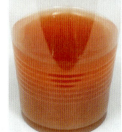

肉眼的血尿となり，赤色から赤褐色の排尿を認める．尿の色と量のチェックは重要である．

引用・参考文献

1) 田中裕編著：熱傷治療マニュアル．改訂2版，中外医学社，2013．
2) 三宅康史編：Q&AでわかるシリーズA 救急医療 適切な診断と治療のためのQ&A－今すぐ正しい処置が必要な患者への対応がわかる一問一答！．羊土社，p.91-95, 2003.
3) 日本皮膚科学会 創傷・熱傷ガイドライン策定委員会編：創傷・熱傷ガイドライン．金原出版，p.238-275, 2012.
4) 日本中毒学会編：急性中毒標準診療ガイド．じほう，p.179-186, 2008.

全身観察のための視診のスキル

佐藤憲明（日本医科大学付属病院 看護師長 急性・重症患者看護専門看護師）

フィジカルアセスメントは，異変や異常などの原因を知るために必要な情報を収集するための手段ですが，その基本は視診を中心とした観察力です．触診や聴診，打診といったフィジカルイグザミネーションを学ぶことも必要ですが，患者の症状を観察する手順とコツをつかむことが大切です．

ここでは，全身を観察するための視診に焦点を当て，その方法について具体的に解説していきます．

第一印象からわかること

1. 外観を見わたして瞬時に異常に気づく

視診は，フィジカルイグザミネーションのなかでも最も基本的な技法であり，患者の外観や姿勢を見た瞬間から始まります．

視診には，患者に触れることなく外観を観察する方法と，身体の動きや腹部の緊張状態を診るために衣類を除き，その局所を詳細に観察していく方法があります．単に部位を観察するだけでなく，ペンライトなどの道具を使用して，瞳孔所見や血管の拍動など動的な動きを観察することもあります．

視診の手順としてはまず，外観を見わたして瞬時に異常に気づくための技術が必要です．外観を瞬時に観察する手法を「ファーストインプレッション」，もしくは「第一印象」ともいいます．第一印象をつかむには，「どこかに異常がないだろうか」「いつもとは違う」などの意識をもって患者に接していくことが必要です．たまたま出会う患者の異常ではなく，顔色や意識状態，呼吸や循環状態などを系統的かつ短時間で観察して異常所見を見抜くものです．

2. 表情や姿勢をみる（写真1, 2）

患者がいま抱えている身体的な問題は表情に出やすく，苦痛表情，顔面蒼白，眼瞼の位置の均一性などを観察することは重要です．

顔色とともに口唇を観察しますが，うっ血性心不全や肺炎などではチアノーゼを呈することが多くあります．呼吸不全や循環器疾患では，皮膚の色，浮腫の有無，発汗を観察しますが，心拍出量が低下し臓器への血流量が減少すると，代謝的に四肢の末梢が収縮するため，末梢は暗赤色になり冷汗を伴います．

患者の姿勢にも注目しましょう．麻痺や身体に障害があれば姿勢が崩れています．立位やベッド上坐位など，さまざまな場面で特徴的な姿勢がみられることがあります．これらの観察は必ずしも正面からではなく，患者の側面や背面にまわることも必要です．

写真1　顔色，表情を観察する

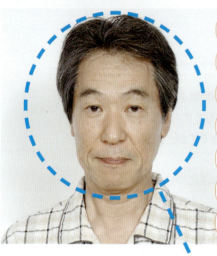

- 苦痛表情の有無は？
- 顔面蒼白ではないか？
- 眼瞼の位置は均一か？
- 口唇のチアノーゼの有無は？
- 皮膚の色は？
- 浮腫の有無は？
- 発汗（冷汗）の有無は？

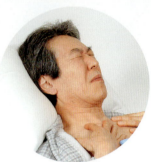

痛みを伴う表情の例
心筋梗塞，狭心症，気胸などさまざまな疾患でみられる

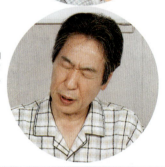

倦怠感を伴う表情の例
腎不全，肺炎，白血病などさまざまな疾患でみられる

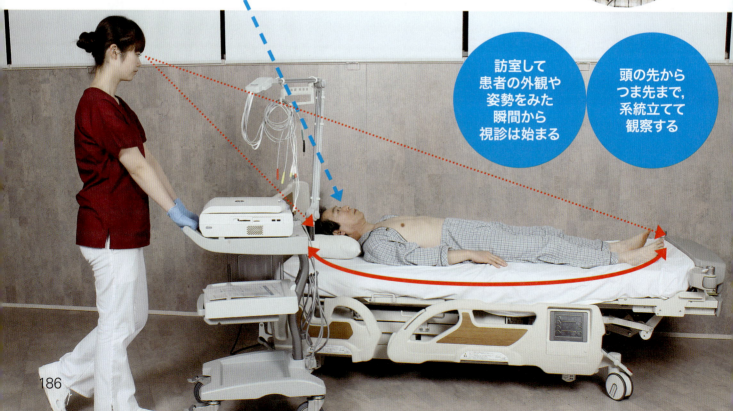

訪室して患者の外観や姿勢をみた瞬間から視診は始まる

頭の先からつま先まで，系統立てて観察する

全身観察のための視診のスキル

写真2 患者の全体像からみる

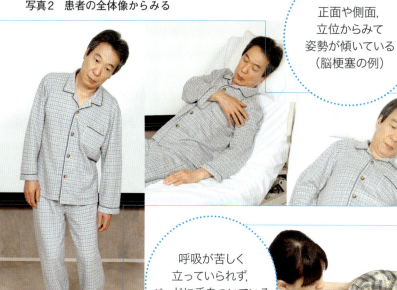

正面や側面，立位からみて姿勢が傾いている（脳梗塞の例）

前傾姿勢ですり足歩行，ゆっくりとした足取りである（虫垂炎の例）

呼吸が苦しく立っていられず，ベッドに手をついている（COPDの例）

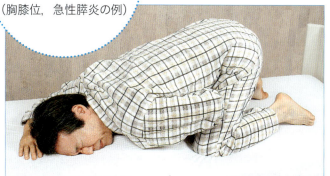

激しい痛みにより，背中を丸めて身体を抱え込むような姿勢をとっている（胸膝位，急性膵炎の例）

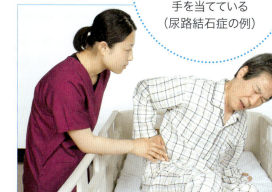

上半身をやや前屈させた姿勢で，疼痛のあるほう（または両方）の側腹部に手を当てている（尿路結石症の例）

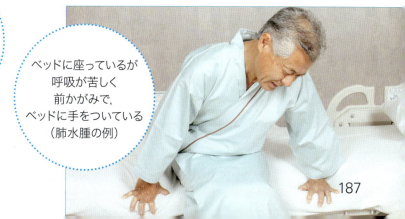

苦痛表情で，臥位になっていることができず，坐位になっている（心筋梗塞の例）

ベッドに座っているが呼吸が苦しく前かがみで，ベッドに手をついている（肺水腫の例）

経過でみる悪化のサイン

胸部の視診	頸静脈の観察	皮膚の観察	四肢末梢の観察	腹部の観察	眼の観察
呼吸のリズム, 呼吸様式, 呼吸運動	右内頸静脈拍動の観察(JVP)	冷汗, チアノーゼ	浮腫, ばち状指	全体の輪郭(膨隆, 陥没), 皮膚の状態, 臍の状態, 腹壁静脈怒張	眼の色, 瞳孔の観察(直接反射, 輻輳反射, 間接瞳孔反応, 共同偏視)

1. 胸部の視診

　胸部の視診では，呼吸や循環状態のアセスメントに加え，外傷や皮膚疾患などさまざまな情報を得ることができます．胸部のアセスメントは触診や打診で行うことが多いと思いますが，視診によって得る情報はその基本となり，大変重要です．とくに呼吸状態のアセスメントは生命の危機を判断するため，最優先される項目となります．

　呼吸状態の視診の流れを図1に示します．患者の姿勢など全体像を観察することから始まり，表情や顔色，さらに呼吸様式・呼吸回数といった呼吸状態の観察へと進んでいきます．

1)呼吸のリズムの観察(図2)

　臥床状態での呼吸様式は，胸の位置と水平に観察します．しかし，緊急度が高いと判断した場合は，観察者の頬と耳を患者の鼻・口元に近づけ，両胸郭の動きを観察します．

　続いて，呼吸に伴う胸郭状況(上部・下部胸郭，腹部の呼吸運動)，さらに呼吸パターンと呼吸数を観察します．健常者の呼吸数は14〜20回/分，吸気時間は呼気時間の1/2で一定ですが，努力呼吸では呼吸数は増多していくことを覚えておきましょう．

図1　呼吸状態の視診の流れ

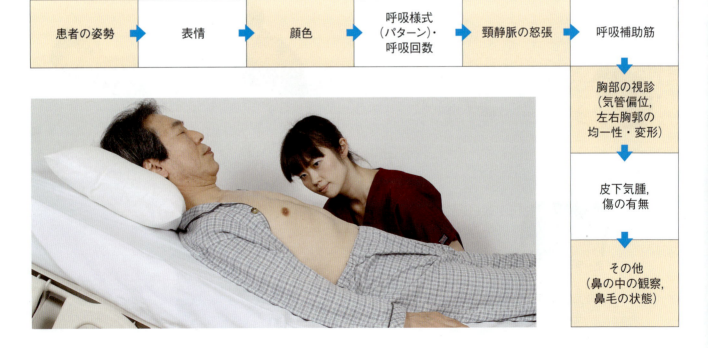

2）呼吸様式

呼吸様式には努力呼吸，シーソー呼吸，陥没呼吸，下顎呼吸などがあり，異常の程度により変化していきます．

①努力呼吸

努力呼吸とは，呼吸に使う筋，横隔膜，肋間筋以外の筋を多く使う呼吸のことをいいます．COPDや気管支喘息発作時にみられます．

上気道の閉塞や気管支の閉塞などによって，呼吸を努力的に取り入れようとするために呼吸補助筋が積極的に使用され，首のところに常に力が入っていたり，肩と首が接近する様子が観察されます（**写真3**）．

②シーソー呼吸

正常な呼吸では吸気時に胸部が上がりますが，シーソー呼吸では，胸部と腹部の動きが逆になります（吸うときに腹部が上がるものもあります）．原因として上気道の閉塞で生じるため，気道確保などで改善することがあります．

③陥没呼吸

陥没呼吸も上気道閉塞により生じる異常呼吸でシーソー呼吸と似ていますが，鎖骨の上部や肋骨の部分がへこみます（**写真4**）．

④下顎呼吸

呼吸のたびに顎が大きく上がり，あえぐような呼吸を下顎呼吸といいます．本来の呼吸で使うべき呼吸筋が疲労して使えなくなっている状態です（**写真5**）．

呼吸筋疲労は呼吸筋のエネルギーの需要が供給を上回った状態で，具体的には横隔膜が働きにくくなります．横隔膜は呼吸の主動作筋で，本来疲れにくいはずの筋なので，ここが疲れるということは大変な重症例を意味します．循環不全状態などショック時に認められます．

3）呼吸運動の基本

呼吸運動を担っているのは呼吸筋です．呼吸筋は，吸気筋と呼気筋に分かれます（**図3-左**）．

吸気筋が働き，横隔膜が下がると胸郭が広がります．胸腔は陰圧であるため，胸郭が広がると胸腔内圧はさらに陰圧に傾き，肺の拡張と肺内への空気の流入が発生します．逆に横隔膜が弛緩し，横隔膜の位置が上がると，弾性によって肺も収縮し，肺内の空気が外に排出されます．

視診では，こうした呼吸運動に異常がないかをみていきます．

具体的には胸部を観察し，胸郭の上がり具合や広がり具合を確認します．吸気時には外肋間筋が収縮し横隔膜が下がるため，胸部の前後径・左右径が増えます．呼気時には外肋間筋が弛緩し横隔膜が上がるため，胸部の前後径・左右径が減ります（**図3-右**）．

図2　呼吸のリズムの観察

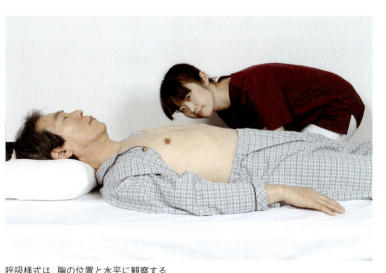

① 臥床状態での呼吸様式は，胸の位置と水平に観察する（**右写真**）．緊急度が高いと判断した場合は，観察者の頬と耳を患者の鼻・口元に近づけ，両胸郭の動きを観察する．

② 呼吸に伴う胸郭状況（上部・下部胸郭，腹部の呼吸運動）を観察する．

③ 呼吸パターンと呼吸数を観察する．

呼吸様式は，胸の位置と水平に観察する．

Part1　疾患別フィジカルアセスメント

写真3　努力呼吸

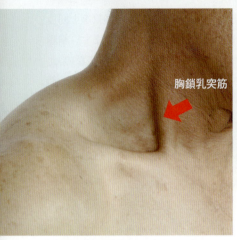

胸鎖乳突筋

胸鎖乳突筋など呼吸補助筋の使用がみられる．首のところに常に力が入っていたり，肩と首が接近する様子が観察される．

写真4　陥没呼吸

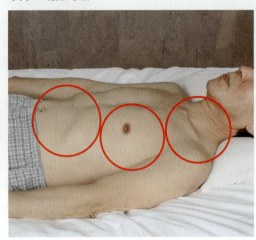

肋骨の部分や鎖骨上部がへこむ．

写真5　下顎呼吸

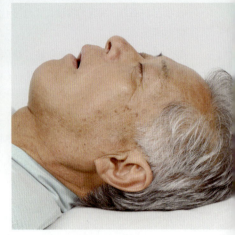

呼吸のたびに顎が大きく上がり，あえぐような呼吸である．

図3　呼吸運動と呼吸筋

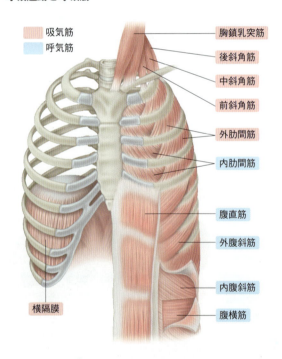

吸気筋
呼気筋

胸鎖乳突筋
後斜角筋
中斜角筋
前斜角筋
外肋間筋
内肋間筋
腹直筋
外腹斜筋
内腹斜筋
横隔膜
腹横筋

呼吸筋は吸気筋と呼気筋に分かれ，安静時には吸気筋が働き胸郭に空気が入るが，呼気筋は働かず，吸気筋が弛緩することで胸郭が元の大きさに戻る．呼吸筋で最も重要なのが横隔膜である．

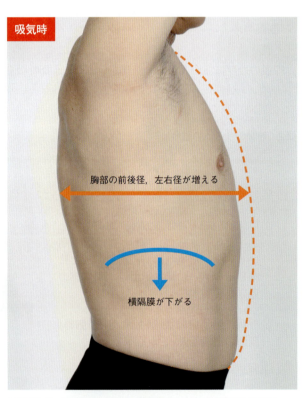

吸気時

胸部の前後径，左右径が増える

横隔膜が下がる

吸気時には，外肋間筋が収縮し横隔膜が下がるため，胸部の前後径，左右径が増える．
呼気時には，外肋間筋が弛緩し横隔膜が上がるため，胸部の前後径，左右径が減る．

2. 頸静脈の観察

頸静脈の視診は，呼吸や循環状態の異常を認めるサインの1つで，外観から観察しやすいことから，視診ではファーストインプレッションとして用いられることが多いと思います．しかし，多くは外頸静脈の怒張の程度を観察し，内頸静脈拍動から循環のアセスメントにいたることは少ないのではないでしょうか．頸静脈圧（JVP）は，右房圧や中心静脈圧を反映しており，右内頸静脈拍動で最もよく評価されます．

右内頸静脈拍動の見かたを図5に示します．

左右内頸静脈のうち右内頸静脈で観察を行うのは，右内頸静脈のほうが右心の血行動態をよく反映するためです．とはいえ，実際の右内頸静脈は構造上，胸鎖乳突筋の奥に隠れており，体表面から直接見ることはできません．しかしその拍動が皮膚に伝わることで観察することができます．そのため，まず右外頸静脈を見つけ，そこから頸部の深いところから伝わる拍動を確認していきます．

右内頸静脈拍動の凹凸面がはっきりと観察できる最高点の高さをJVPといいます．定規などを使って，胸骨角から拍動の最も高い部分までを測定します．

図5　右内頸静脈拍動の観察とJVP測定

① 患者を仰臥位にする．患者の右側に立ち，右頸静脈を観察する．

② 頸部の筋肉を緩和するため，首を30°左側に向ける．

③ 頸静脈の輪郭を観察する．

④ ベッドを30～45°挙上する．

⑤ 両側の外頸静脈を同定し，外頸静脈の怒張の有無を確認する．

⑥ 頸部の深いところから表面の軟部組織に伝わる内頸静脈拍動を見つける．胸鎖乳突筋の起始部周辺をペンライトで照らすと観察しやすくなる．

⑦ 定規などを使って，胸骨角から拍動の最も高い部分までを測定する．右房から胸骨まではどの角度でも5cmであり，胸骨角から4cm以上，右房から9cm以上の高さがあると，静脈圧は上昇しているといえる．

頸静脈の解剖図

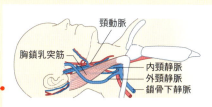

● 右内頸静脈は胸鎖乳突筋の奥に隠れており，体表面から直接見ることはできないが，まず右外頸静脈を見つけ，そこから頸部の深いところから伝わる拍動を確認していく．

仰臥位における頸静脈の観察と角度

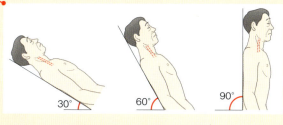

● 患者の循環血液量をふまえて適切なベッドの角度を検討する．

● 循環血液量が減少している患者ではJVPの低下が予測されるため，ベッドの角度を下げたほうが観察しやすい．JVPが高いと予測される患者では，ベッドの角度を60～90°まで挙上したほうが観察しやすい．

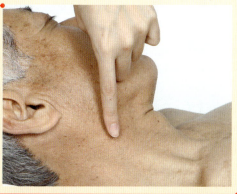

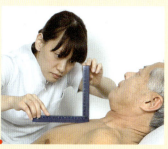

注）
・中心静脈圧の基準値は5～10cmH₂Oで，実際の静脈基準点からの測定値とは若干のズレがあるが，カテーテル法との誤差は4cmH₂O以内に収まっている．
・やせた患者では45°の上体挙上で頸静脈の怒張が観察される場合があり，逆に，肥満や首が太い患者では頸静脈の観察が困難なことがある．
・45°の上体挙上で頸静脈の怒張が観察された場合は右房内圧が高く，右心不全の可能性が考えられる．
・仰臥位で頸静脈の輪郭が観察されない場合は，血管性の脱水（右心不全）が考えられる．
・右上腹部の圧迫で頸静脈の怒張が増強される現象（hepatojugular reflux）は，右心不全の徴候として重要である．

JVP：jugular venous pressure，頸静脈圧

図6　内頸静脈拍動と頸動脈拍動の鑑別

内頸静脈拍動	頸動脈拍動
● 心拍ごとに二峰性で弱く，すばやく波打つ． ● 鎖骨の胸骨端の直上で静脈を軽く圧迫すると観察できなくなる． ● 拍動の高さは体位で変化する．ベッドの挙上を低くすると，最高拍動点は低くなる． ● 拍動の高さは吸気で下降する． ● 基本的に触知はできない．	● 単一の外側への力強い拍動を認める． ● 軽く圧迫しても，拍動ははっきりと観察できる． ● ベッドの高さでは拍動は変化しない． ● 拍動の高さは吸気でも変化しない． ● 触知できる．

右房から胸骨まではどの角度でも5cmであり，胸骨角から4cm以上で，右房から9cmの高さがあれば静脈圧は上昇しているといえます．

内頸静脈拍動と頸動脈拍動の鑑別を，図6に示します．

3．皮膚のアセスメント

皮膚の観察は末梢の手指だけでなく，胸部，腹部，四肢など全体をくまなく観察していきます．身体の中央から末端まで，皮膚温が異なるところでは，皮膚の色も異なります．緊急度を示すような疾患には，アナフィラキシー，深部静脈血栓症，重症薬疹，熱傷，急性中毒症状があります．

循環動態の評価では，皮膚の観察に加えて触診を行う必要があります．循環不全や呼吸不全などにある患者では冷汗やチアノーゼが著明で，皮膚は冷たく湿潤しているからです．観察と同時に末梢などに触れ，確認していきます．

4．四肢末梢の観察

1）浮腫の観察

四肢末梢の浮腫の状態を観察します．

下肢は必ず左右対称に観察していき（写真6），どちらか片側だけが腫脹している場合は深部静脈血栓などが疑われるため，精査が必要になります．

浮腫の原因にはさまざまなものがあります．栄養不良では，アルブミンが低下し低タンパク血症に陥ると，動脈からの血管外漏出が進み，静脈では血管の中に戻りにくくなります．さらにリンパ管で排水しても追いつかないときは，浮腫になります．また，アルブミンは肝臓で生産されているため，肝機能が低下した状態でも出現します．

当然のことながら，腎機能の低下，心機能の低下時には浮腫が生じます．これは，心機能が正常であれば静脈の血液は滞ることなく流れますが，心機能が低下すると静脈還流が悪化し，静脈圧の上昇により組織液が静脈に戻りにくくなるためです．

2）ばち状指の観察

末梢組織の低酸素状態や血液のうっ血などのサインとしてあげられるのがばち状指で，指の先端が太鼓を叩くバチのような形に肥大した状態のことをいいます．

写真7のように本来，爪は側面から見た場合160°以下に傾斜していますが，爪と骨のあいだの結合組織の増殖により，180°程度の角度の変化がみられます．

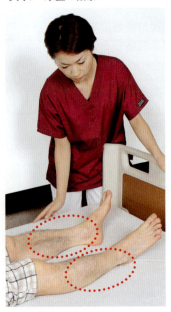

写真6　浮腫の観察

下肢の浮腫を観察する場合は，必ず左右対称に見ていく．

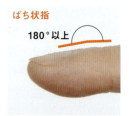

写真7　ばち状指

指の先端が，太鼓を叩くバチのような形に肥大した状態．爪を側面からみると180°程度に傾斜している．

5. 腹部の視診

腹部全体の視診も重要ですが、視診で得られる情報を知識としてもっておく必要があります。表1に、腹部の膨隆や陥没、皮膚の状態に応じて考えられる疾患について示します。

腹部の視診では、まず患者の右側に立ち、腹部全体を時計回りに観察します。さまざまな角度から腹部を見ていきましょう。観察者の目線を患者の腹壁の高さと同じにし、側面から見ていきます(写真8)。胸部から両大腿部までしっかりと観察します。

腹部の輪郭では、平坦、陥没、膨隆(図7)の有無などを確認します。腹壁では、打撲痕、手術痕、出血斑、静脈怒張や皮膚線条、鼠径ヘルニアの有無に注意します。出血斑も、部位によっては特徴的な所見を示します。カレン徴候(臍周囲が暗赤色になる)、グレイ・ターナー徴候(側腹部が暗赤色になる)などでは急性膵炎を疑い観察します。臍を中心にした放射状の静脈怒張(図8)があれば肝硬変による門脈圧亢進を、鼠径部に膨隆があれば鼠径ヘルニアが考えられます。皮膚が黄色であれば黄疸が疑われます。

6. 眼の観察

眼の色や眼位(眼球の位置)、瞳孔所見といった眼の観察からも、さまざまな情報を得ることができます。

1)眼の色の観察

まずは、眼の色に異常がないかを瞬時に観察します。実際の方法として、左右の下眼瞼を同時に母子で押し下げ、左右を比較します(写真9)。観察項目は、貧血の有無、炎症、腫張、分泌物の有無です。正常な眼瞼結膜は、色は赤色もしくはピンク色で下眼瞼結膜外縁の色調が濃く、炎症や腫脹、分泌物は見られません。

表1 腹部の視診から考えられる疾患の例

全体の形	膨隆の状態　内出血の場合膨隆大、後腹膜血腫の場合は、後背部痕跡(手術痕) 腹腔内のガスの貯留 腹部膨隆…腹水の貯留 腹部の陥没　(高度のやせ、著明な脱水) 立位にて腹水があると下腹部は前方に膨隆、鼠径ヘルニアにて鼠径部の膨隆
皮膚の状態	臍周囲の紫変色(カレン徴候；腹部の出血) 腸の蠕動が見える(腸閉塞の疑い) 異常な着色、線条、乾燥、脱水徴候、緊満度の低下
臍の状態	腹水があると臍は浅くなる

図7 腹部の膨隆

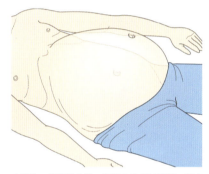

内出血、後腹膜血腫、腹腔内のガス貯留、腹水の貯留などが原因として考えられる。

写真8 腹部の視診

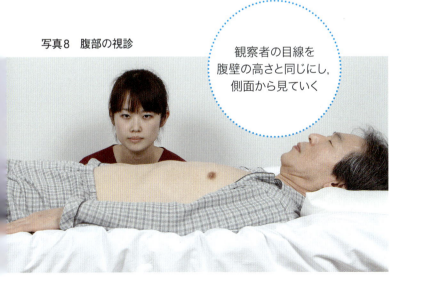

観察者の目線を腹壁の高さと同じにし、側面から見ていく

図8 腹壁静脈怒張(メデューサの頭)

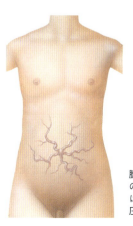

臍を中心にした放射状の静脈怒張がみられれば、肝硬変による門脈圧亢進が考えられる。

Part1　疾患別フィジカルアセスメント

結膜が蒼白であれば貧血が疑われ，充血があれば結膜炎が疑われます．ただし，眼瞼結膜が充血していると，貧血の判断ができない場合があり注意が必要です．

2) 瞳孔の観察

瞳孔の観察は，視神経や動眼神経などの異常を確認するもので，最も一般的に臨床で用いられるアセスメントの方法です．

① 瞳孔所見の基本

眼球の大きさはどうか，左右が同じかどうか，形が正円かどうかを観察していきます（図9）．左右の大きさが0.5mm以上差があるものを瞳孔不同（アニソコリア）といい，動眼神経麻痺，頸部交感神経麻痺，神経梅毒などさまざまな疾患や病態が予測されます．必要があれば眼前に物差しをあて瞳孔の直径を測ると正確に測定できます．

② 対光反射（直接反射）

眼に入る光の強さが急に増すと，瞳孔は縮瞳します．この反応を確認するのが直接対光反射です．計測の方法として，まず，患者には，部屋のいちばん遠いところを見てもらいます．右眼から片側ずつペンライトで斜めから光を入れます．縮瞳した大きさを物差しで計測します．光を当てたときの縮瞳の迅速性なども観察します．瞳孔径の左右差が1mm以上の場合を「異常」と判断します．

対光反射の有無は，器質性障害と代謝性障害を区別するための重要な所見の1つで，代謝性昏睡における対光反射は保たれることがあります．大人の瞳孔は子どもより小さく，老年になるにしたがってさらに小さくなります．高血圧症では，年齢と関係なくしばしば縮小しています．

写真9　眼の色の観察

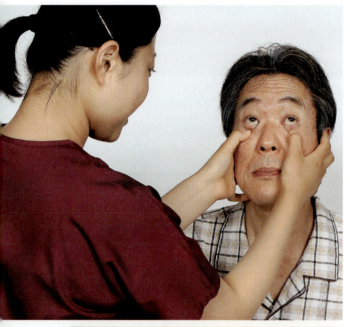

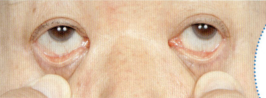

図9　眼球の状態と眼位

瞳孔の大きさ		
	正常径	3～4mm
	縮瞳	2mm以下
	散瞳	5mm以上
	瞳孔不同	瞳孔の大きさに0.5mm以上の左右差がある

位置の異常		
	共同偏視	偏位側の大脳障害
	下方偏視	視床出血

> 正常な結膜の色は赤色ないしはピンク色で，下眼瞼結膜外縁の色調が濃く，炎症や腫脹，分泌物はみられない

> 大きさはどうか，左右は同じか，形が正円かどうかを観察していく

③輻輳反射・間接瞳孔反応・眼瞼の観察

意識障害や患者の急変時にはペンライトを活用して直接瞳孔の観察を行うのが一般的ですが、さらに脳神経のアセスメントを行う場合、輻輳反射、間接対光反射または共感性対光反射、共同偏視などの観察を加えていきます。

●輻輳反射

看護師の指先に注視してもらい、患者の前方50cmくらいの距離から両眼中央に向けて指を近づけます。眼球が内側に寄り（輻輳反射）、同時に瞳孔の縮瞳（近見反射）があるか否かを観察します。

●間接対光反射

患者の片眼に斜めから光を当てて、反対側の瞳孔が縮瞳するのを観察します（写真10）。

●共同偏視（写真11）

水平性共同偏視

眼球が左右どちらかをにらむように偏位していることです。
橋より上方の傷害では病側への共同偏視が起こり、橋より下部では偏視の方向が逆になります。ただし、てんかんのような刺激性病巣では逆方向を向きます。側方注視路の障害で出現し、臨床ではこれを「すなわち病巣をにらむ」とよびます。なお、大脳の側方注視路の経路は疎であるため、障害が広範でないと共同偏視は現れません。

垂直性共同偏視

視床出血のときに、しばしば上方注視障害や両眼の下方への偏視（とくに下内方への偏視、鼻先をみつめるようになる）を認め、「視床の眼」といいます。ホルネル症候群を伴い、これは視床出血が下方に進展して中脳吻側正中部への障害の際に生じるものです。

写真10　間接対光反射

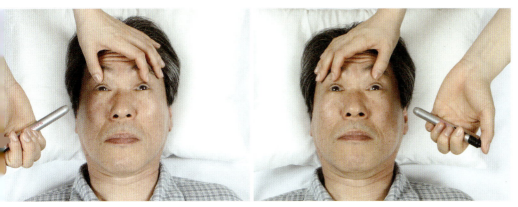

患者の片眼に斜めから光を当てて、反対側の瞳孔が縮瞳するのを観察する。

写真11　共同偏視

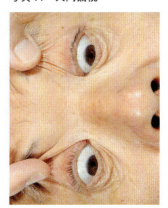

意識障害のある患者に対しては、患者の頭部後方に立ち、患者の顔を正面に向ける。前額部に両母指の手根部を当て、母指で眼瞼を手前に挙上して観察する。

視診の技術はこのように、視るべく手順とその方法を理解して実践していくことが重要です。患者の身体診察から異常の判断までフィジカルアセスメントを始める場面は異なりますが、1つの症状にとらわれず、手順に沿って視診を行うことが症状の把握には欠かせません。

視診で得た情報をもとに触診や聴診、打診などを実践すると、フィジカルアセスメントはより効果的であることを覚えておきましょう。

Part 2

状況別・場面別
フィジカルアセスメント

1. **人工呼吸器装着患者**
   〜ベーシックおよび異常を見抜くアセスメントポイント〜 p.198

2. **気管挿管患者**
   〜挿管前，挿管中，挿管後のアセスメント〜 p.206

3. **術後患者**
   〜循環・呼吸・消化管・代謝・創部とドレーンのアセスメント〜 p.215

4. **胃カテーテル挿入患者**
   〜挿入前・挿入後のアセスメント〜 p.223

5. **不整脈のある患者**
   〜Af，PVC，VT，徐脈を見抜くアセスメントポイント〜 p.228

6. **意識レベルが落ちている患者の
   経時的フィジカルアセスメント** p.236

Part2 状況別・場面別 フィジカルアセスメント

Physical Assessment 1
人工呼吸器装着患者
ベーシックおよび異常を見抜くアセスメントポイント

笠原真弓（浜松医療センター 救命救急センター 救急看護認定看護師）

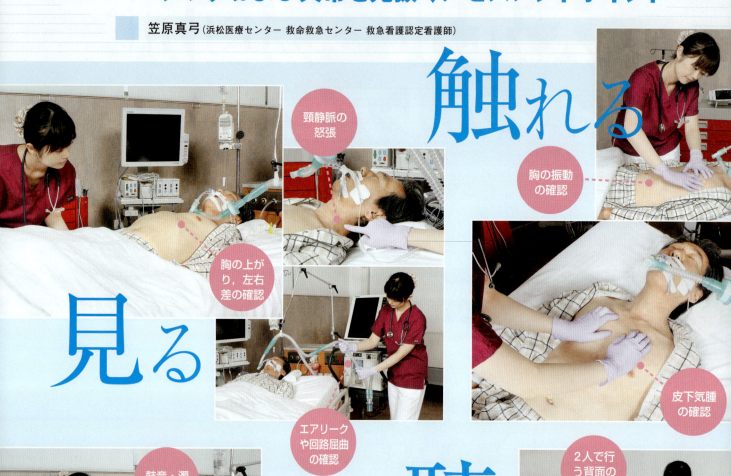

見る／触れる／聴く／叩く

- 頸静脈の怒張
- 胸の振動の確認
- 胸の上がり，左右差の確認
- エアリークや回路屈曲の確認
- 皮下気腫の確認
- 鼓音・濁音の確認
- 2人で行う背面の聴診
- 呼吸音の聴取

視診	触診	打診	聴診
胸の上がりの確認，低酸素状態の有無(顔面蒼白やチアノーゼの有無，口唇や爪の色など)，頸部の確認(気管偏位，頸静脈怒張，呼吸補助筋の使用の有無)，エアリークの確認，チューブ・回路の屈曲・閉塞の確認	振動の評価，皮下気腫の評価，胸郭の広がりの確認	鼓音・濁音の有無	呼吸音の聴取(音の大きさ，強弱，左右差の有無，副雑音の有無)，頸部の聴診(狭窄音の有無)

検査所見 X線写真による片肺挿管の確認

アセスメントに活かす！人工呼吸器装着患者の状態を知る

　人工呼吸器は，呼吸を補助するために使用されます．しかし，同時にさまざまな合併症を引き起こす可能性があります．その合併症は，呼吸や循環だけでなく，全身に影響を及ぼすおそれがあります．そのため，看護師は人工呼吸の特徴や合併症を理解したうえで，患者のフィジカルアセスメントを行い，患者の状態の把握だけでなく，合併症の発見や予防へとつなげていきます．

　人工呼吸療法の目的は，必要な肺胞換気量の維持，呼吸仕事量の軽減，酸素やエネルギー消費量の軽減，酸素化の改善，原疾患が改善するまでの補助的換気などです．看護師は，人工呼吸器の構造や換気モードについて把握しておく必要があります．また，人工呼吸器を装着する適応(**表1**)を知り，患者の病態を把握し，状態を評価するためにフィジカルアセスメントが必要です．

　人工呼吸器装着の適応となる病態は，呼吸に問題があるだけでなく，循環や中枢神経系，代謝などに問題がある場合もあります．そのため患者の全身状態を観察する必要がありますが，人工呼吸器を装着しなければならない理由，人工呼吸器を装着していることで起こりうる身体の特徴を理解する必要があります．

表1　人工呼吸器装着の適応

- 呼吸器疾患(気管支喘息，肺炎などによる急性呼吸不全，慢性呼吸不全の急性増悪など)
- 循環器疾患(心不全，心筋梗塞，心筋症など)
- 意識障害(脳梗塞，脳出血，薬物中毒など)
- 全身麻酔中・麻酔後
- 心肺蘇生後
- ショック(出血性，敗血症など)
- 頸髄損傷，呼吸筋麻痺など

人工呼吸器装着患者のベーシックなアセスメントポイント

　それではまず，人工呼吸器装着患者を受け持つことになったとして，日々どのようなフィジカルアセスメントを進めていけばよいかをみていきましょう．

1 視診

　胸郭は，正常の場合，左右対称に動きます．異常がある場合は，胸郭の動きが小さくなる，またはまったく動かなくなります．人工呼吸器を装着している患者の視診で大切なことは，胸郭の挙上に左右差がある場合，片肺挿管を疑うことです(**図1**)．人間の身体構造上，挿管チューブが深く挿入されると右側に入りやすいため，片肺挿管の状態で人工呼吸器を装着すると右側の胸郭の動きが大きくなります．明らかに左右の動きが異なる場合は，医師へ報告し，対処しましょう．

　人工呼吸器を装着している患者は，呼吸に問題があります．呼吸そのものの観察は重要ですが，呼吸が障害されていることで起こる代償反応の観察も必要です．そのため，顔面蒼白やチアノーゼの有無，口唇や爪の色などを観察し，低酸素症状の有無を確認します．

胸郭以外に視診する部位は，頸部です（図2）．頸部の視診により，気管偏位，頸静脈怒張，呼吸補助筋の使用の有無を確認します．

2 触診

触診は，視診で得た所見を裏づけるために行います．胸郭に両手を置き，振動を評価します（図3）．振動は左右対称で，胸骨角から第2肋間で最も強く感じます．触れている手への共鳴音によって，胸郭内部の振動を触知し，左右差，音の増強・減弱から呼吸状態をアセスメントします．

触診によって，「皮下気腫」を発見することができます（図4）．指先で押すと泡をつぶすような感覚があり，毛髪をねじるような捻髪音を発することもあります．また，皮膚の圧痛や膨隆の有無を確認します．

左右の親指を患者の肋骨弓に当て，呼吸時の胸郭の広がり方を触診します（図5）．広がり方に左右差がある場合，肺炎，気胸，胸膜炎などが疑われます．

図1　視診のポイント：胸郭の動きを見る

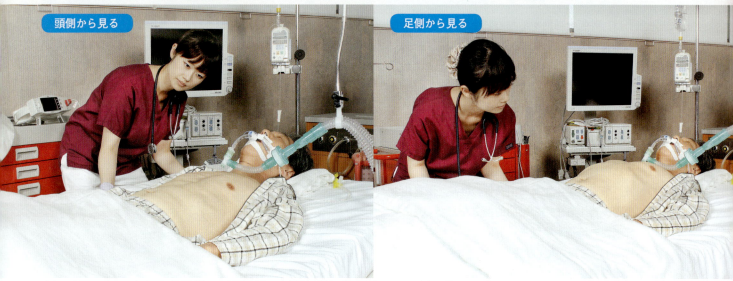

患者の頭側からだけでなく，尾側（足側）からも視診を行う．視線を胸郭の位置に合わせて，左右の動きを同時に見る．

図2　視診のポイント：頸部を見る

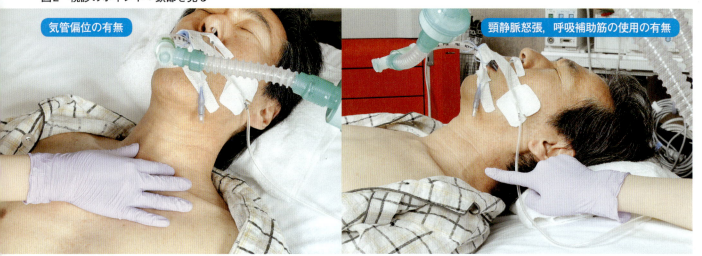

頸部の中央を観察し，気管の左右偏りの有無を確認する．　　頸静脈怒張，呼吸補助筋を使用した努力呼吸が見られる．

図4 触診のポイント：皮下気腫の確認

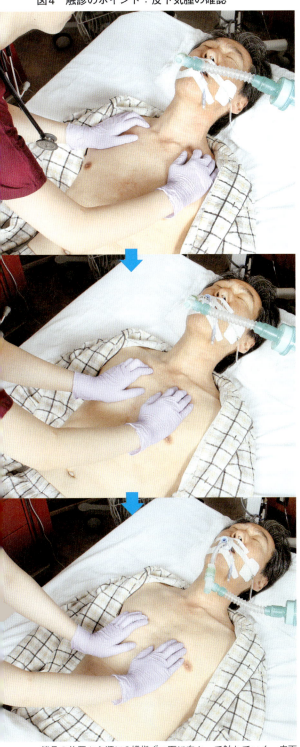

鎖骨の位置から順に2横指ずつ下に向かって触れていく．皮下気腫がある場合，指先で押すとプチプチと泡をつぶすような感覚があり，毛髪をねじるような捻髪音を発することもある．

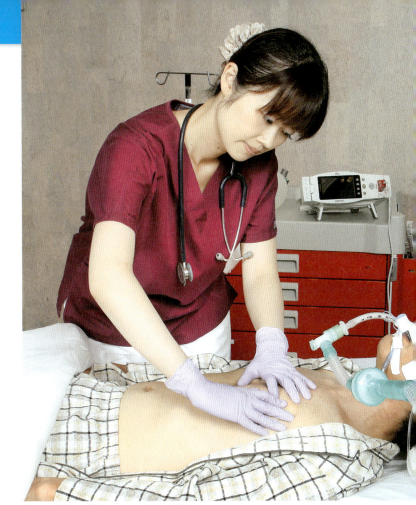

図3 触診のポイント：振動の評価
胸郭に両手を置き，振動を評価する．胸郭に手を置くときは力を入れず，添える程度でよい．

図5 触診のポイント：胸郭の広がりの確認

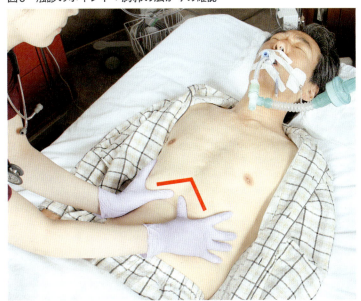

左右の親指を患者の肋骨弓に当て，呼吸時の胸郭の広がり方を確認する．

3 打診

打診は，肺の含気状態をアセスメントすることができます．胸部の打診(図6)をすることで，正常であれば清音(音の振幅が大きく，含気が多いことを意味します)が聴かれます．異常音としては，濁音と鼓音が聴かれます(表2)．

人工呼吸器を装着した患者では，健常人に比べ比較的，鼓音が目立ちます．気胸を伴う場合では，その所見は顕著となります．一方で，無気肺や胸水では濁音となります．

人工呼吸器管理中は，人工呼吸器の呼気量の設定によっても所見が異なります．吸気時は，肺野に流入する空気により鼓音となりやすく，呼気時と吸気時の鑑別が必要な場合もあります．

4 聴診

聴診では，呼吸音を聴きます(図7)．聴診の部位は一般的な呼吸音の聴取部位と同様です．音の大きさ，増強または減弱の有無，左右差を聴きます．そして，聴取部位で副雑音が聴かれるかを確認します．

副雑音が聴かれた場合，どの部位で聴こえるか，聴こえ

図6　打診のポイント：濁音や鼓音の聴取

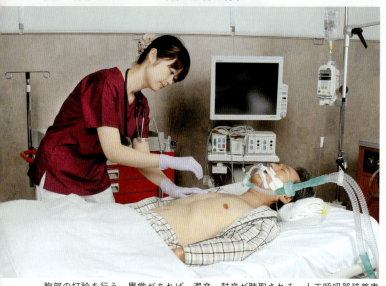

胸部の打診を行う．異常があれば，濁音，鼓音が聴取される．人工呼吸器装着患者では比較的，鼓音が聴かれる．気胸を伴う場合はその傾向は顕著になり，一方，無気肺や胸水がある場合は濁音が聴かれる．

表2　濁音と鼓音

濁音	・音の振幅が小さく，含気が少ない ・胸水，無気肺，胸膜炎などが考えられる
鼓音	・大きい音で太鼓様の音，胃や腸管などで聴かれる ・空洞，囊胞，気胸，肺気腫などが考えられる

図8　呼吸音の前半・中期・終末期

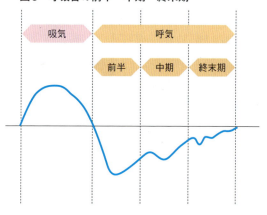

図7　聴診のポイント：左右差を聴く

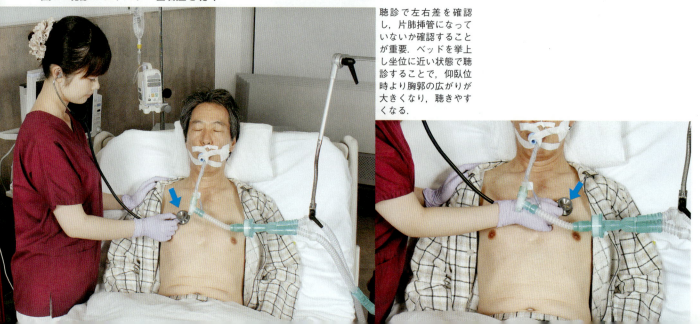

聴診で左右差を確認し，片肺挿管になっていないか確認することが重要．ベッドを挙上し坐位に近い状態で聴診することで，仰臥位時より胸郭の広がりが大きくなり，聴きやすくなる．

るのは吸気時か呼気時か，前半・中期・終末期(図8)のどこか，種類は断続性か連続性か，咳嗽や体位によって違いがあるかなどを確認します．

人工呼吸器を装着している患者の聴診で大切なことは，左右差を聴くことです．患者の呼吸に問題があり，呼吸音の左右差が出ることもありますが，重要なことは，片肺挿管を防止することです．呼吸音に明らかな左右差を認めた場合は，すみやかに医師へ報告し，対処する必要があります．

背面の聴診を行うときは，患者を側臥位にします．このとき，1人で聴診するのはチューブの事故抜管につながるため危険です．必ず2人以上で行い，1人は体位の保持に専念します(図9)．

可能であれば，もう1名人員を配置し，体位管理と気道管理(挿管チューブの抜去防止と呼吸状態の観察)を行う人を決めるとよいでしょう．

胸郭以外に聴診する部位は，頸部です(図10)．頸部を聴診することで，挿管チューブの狭窄音の有無を聴取することができます．

図9　聴診のポイント：背面の聴診は2人で

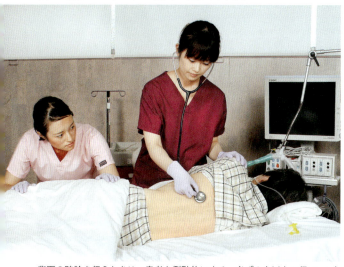

背面の聴診を行うときは，患者を側臥位にする．必ず2人以上で行い，1人は体位の保持に専念する．

図10　聴診のポイント：頸部の聴診

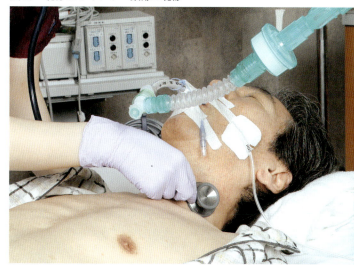

頸部の聴診により，挿管チューブの狭窄音の有無を確認することができる．

コラム

ジャクソンリースの使い方

ジャクソンリースは，無呼吸時または呼吸が不十分で十分な換気ができない場合の換気・換気補助や，人工呼吸器を一時的に外し，用手換気に切り替えた場合の換気・換気補助として使用します．

ジャクソンリースは，バッグが柔らかいため患者の呼吸を感じることができ，患者の吸気に合わせた加圧が可能であること，高濃度の酸素を送ることができること，PEEP(呼気終末陽圧)をかけることができるといった利点があるため，挿管患者にはジャクソンリースを用いて換気することを推奨しています．使用時は必ず，酸素につなげて換気を行ってください．

しかし，ジャクソンリースの取り扱いは，技術を要します．患者の呼吸に合わせながら換気・補助換気を行い，過度にならないように酸素を供給する必要があるため，トレーニングが不可欠です．

ジャクソンリースの使用手順

①ジャクソンリース後部の排出バルブを閉める．
②ジャクソンリースの先端(患者に接続する部分)を塞ぎ，ジャクソンリースが膨らむこと，穴が空いていないことを確認する．
③排出バルブを適度に開け，患者(挿管チューブ)に接続する．
④排出バルブを適切な膨らみになるように調節する．
⑤自発呼吸がない場合，用手にて加圧を行う．加圧時，患者の表情や胸郭の膨らみなどを観察しながら行う．気道内圧が高くなりすぎないよう注意する．
⑥加圧終了後も，一定の圧をかけた状態にしながら加圧する(PEEP)．
⑦自発呼吸がある場合は，患者の自発にまかせ，排出バルブを調節して置いておくこともある．ただし，長期間は使用しないことが望ましく，患者の傍から絶対に離れない．
⑧自発呼吸はあるが弱いときは，患者の呼吸(吸気)に合わせて「数回の呼吸に一度」など，呼吸数を考えながら加圧する．

PEEP：positive end-expiratory pressure，呼気終末陽圧

人工呼吸器管理上の異常を見抜くアセスメントポイント

人工呼吸器管理をするうえで必要なのは，トラブルを起こさずに患者が人工呼吸器管理を受けられることです．患者にとって一番危険なトラブルは，換気トラブル（換気量の低下もしくは中断）です（表3）．

換気トラブルの原因は患者自身によるものもありますが，人工呼吸器自体の問題，人工呼吸器と患者の呼吸とがうまく合わないことなどによっても起こります．患者の呼吸状態を観察するとともに，人工呼吸器の管理も確実に行いましょう．

1 電源トラブル

人工呼吸器は，電気の供給によって作動します．機種によってはバッテリーを搭載していますが，日常的に使用する場合はAC電源を用います．突然電気の供給が途絶えることで，人工呼吸器は停止し，患者に悪影響を与えます．使用前・使用中は，電源にコンセントが挿してあることを必ず確認します．

2 人工呼吸器本体の故障

患者に使用している人工呼吸器は，機械です．機械に故障はつきものですから，定期的に動作の点検を行い，機械のトラブルを未然に防ぐ必要があります．しかし，定期的に点検していても故障することはあります．故障に気づいたらすぐに機械を交換しましょう．人工呼吸器本体の故障で起こりやすいものは，酸素供給量の低下，動作不良などです．

3 自発呼吸との不同調（ファイティング・バッキング，トリガー不全）

人工呼吸器には複数の設定（換気モード）があります．患者の状態に合わせた設定で換気を行うことが望ましいです

表3 人工呼吸器における代表的な換気トラブルの原因

- 電源トラブル
- 人工呼吸器本体の故障
- 自発呼吸との不同調（ファイティング・バッキング，トリガー不全）
- エアリーク
- チューブや回路の閉塞

図12 エアリークの確認：人工呼吸モニタリング

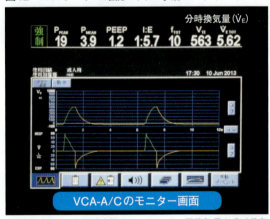

エアリークは，人工呼吸器のモニターで一回換気量や分時換気量が減っている，提供されている酸素濃度より数値が低い，といったことからも確認できる．

図11 エアリークの確認：接続部や回路に直接触れる

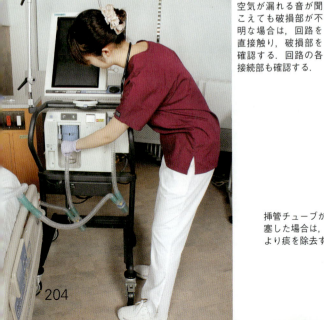

空気が漏れる音が聞こえても破損部が不明な場合は，回路を直接触り，破損部を確認する．回路の各接続部も確認する．

図13 回路閉塞の確認と痰の吸引

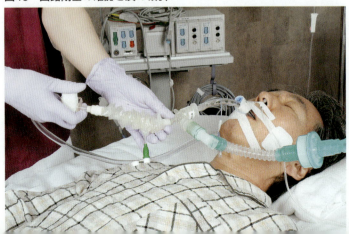

挿管チューブが痰で閉塞した場合は，吸引により痰を除去する．

が，まれに患者の呼吸と人工呼吸の換気が合わない（不同調）ことがあります．

この場合，患者の病状を確認し，患者の身体の問題であれば治療方法の検討が必要となります．人工呼吸器の設定の問題であれば，設定を変更し，患者に合った換気・換気補助を行います．

4 エアリーク

エアリークとは，人工呼吸器から酸素が漏れていることをいいます．エアリークがあることで，患者に必要な酸素の供給を行うことができなくなります．エアリークが起こりやすいのは，挿管チューブのカフの破れ，人工呼吸器と挿管チューブを接続している回路の亀裂などです．挿管チューブのカフが原因の場合は，迅速に挿管チューブを入れ替える必要があります．回路が原因の場合は，回路を交換する必要があります．

エアリークは，破損部から空気が漏れだしているため，酸素の漏れる音で気づくことができます．音は聞こえても破損部位が不明な場合は，回路を直接触り，破損部を確認します．また，破損していなくても回路の接続が不十分な場合にエアリークが起こることもありますので，接続部の確認も行いましょう（図11）．

また，人工呼吸器の表示画面（図12）で，一回換気量や分時換気量が減っている，提供されている酸素濃度より数値が低いなどでも気づくことができます．

5 チューブや回路の閉塞

挿管チューブや人工呼吸器と挿管チューブを接続している回路が，痰で閉塞する場合や，折れ曲がって閉塞する場合があります．挿管チューブが痰で閉塞した場合は吸引により除去しますが（図13），吸引が困難であれば迅速に挿管チューブを入れ替える必要があります．

日ごろから，チューブや回路が折れ曲がってしまうことがないよう，患者のベッドサイドを訪室するたびに回路の屈曲や（図14），回路がベッドや柵に挟まっていないか確認しましょう．

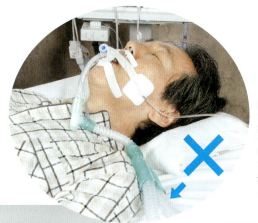

回路がそのまま垂れ下がり，屈曲や挟み込みの原因につながりかねない．また，回路が引っぱられるため，抜去や皮膚潰瘍のリスクが高まる．

気管切開患者

日ごろから回路の屈曲や，回路がベッド柵に挟まっていないか確認する．気管切開患者の場合も同様である．回路はアームで吊り，整えると，屈曲や閉塞を防ぐとともに，患者の口元やテープ固定部が引っぱられるのを防ぐ．

図14　回路屈曲の確認

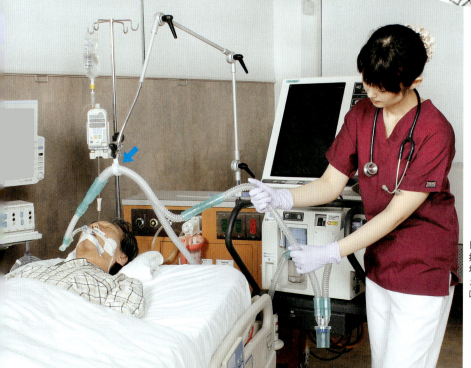

Part2 状況別・場面別 フィジカルアセスメント

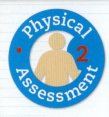

気管挿管患者
挿管前, 挿管中, 挿管後のアセスメント

小池伸享（日本赤十字九州国際看護大学 救急看護認定看護師）

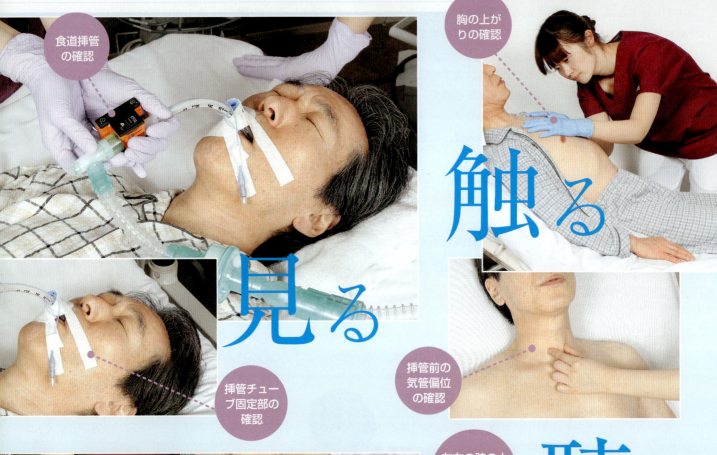

食道挿管の確認

胸の上がりの確認

触る

見る

挿管チューブ固定部の確認

挿管前の気管偏位の確認

左右の肺の上下および胃の5点の聴取

聴く

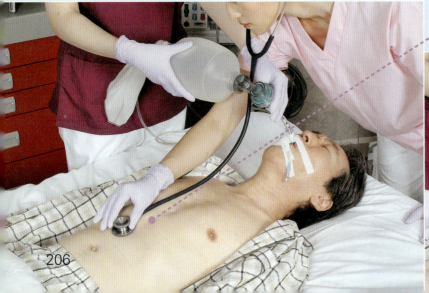

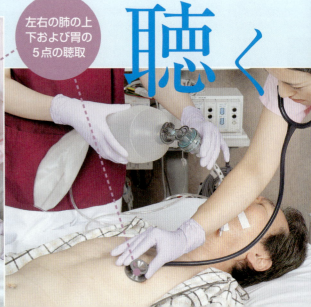

視診	触診	打診	聴診
胸の上がりの確認，頸静脈怒張の確認，気管偏位の確認，口腔内の観察，気管チューブ内の呼気の曇り，気管チューブ固定部の観察，覚醒度の確認	皮下気腫の有無，胸郭拡張の確認，カフの位置の確認	前胸部の打診	左右差の聴取，左右の肺の上下および胃の5点聴取，気道呼吸音や摩擦音の聴取

検査所見 …… SpO_2の測定，X線写真による気管挿管の確認，E_TCO_2の測定

気管挿管前のアセスメント

1 気管挿管の適応

気管挿管は，静脈路の確保とともに緊急時に最も大切な手技の1つであり，すべての看護師がこの手技に対し，介助を行ううえでの知識・技術を修得する必要があります．

原因疾患は何であれ，呼吸不全，呼吸困難をきたす疾患が適応となります（表1）．とくにARDS，CPA，ショック，重症肺炎，薬物中毒，意識障害を伴った中枢性疾患などで適応となることが多いでしょう．

「適切な呼吸管理は重症救急患者の救命につながる」とよくいわれますが，このことは，呼吸管理が救急疾患の治療上欠くことのできない処置であることを意味しています．なかでも，気道の確保がその基本です．

2 呼吸のアセスメント

呼吸は見て，聴いて，感じて，観察しますが（図1），呼吸を感じることはなかなかむずかしいこともあります．そのような場合には，患者の胸部または，腹部に手を添えて呼吸様式を手で感じ（図2），アセスメントすることもできます．

呼吸数，SpO_2を測定し，頸静脈の怒張，気管偏位，頸部，胸部の皮下気腫の有無，呼吸音の左右差，胸郭運動，胸壁打診での鼓音の有無を観察します（図3）．

比較的浅くて数の多い呼吸は種々の感染症，急性アルコール中毒，サリチル酸中毒，肝性昏睡などでみられ，深くて数の少ない呼吸はモルヒネ，バルビタール中毒でみられます．

表1 主な気管挿管の適応

①上気道開通の確保が必要な場合
②陽圧換気の実施が必要な場合
　（低酸素血症，低換気など）※
③気道の保護が必要な場合
　（誤嚥の危険性があるときなど）
④気管，気管支内の吸引（清浄化）が必要な場合
⑤予防的挿管が必要な場合（気道外傷，熱傷など）
⑥全身麻酔時

※②については絶対的な数値的基準があるわけではない．動脈血液ガスの数値によらず，呼吸苦・呼吸疲労があると考えれば，人工呼吸とする．

図1 呼吸音の聴取

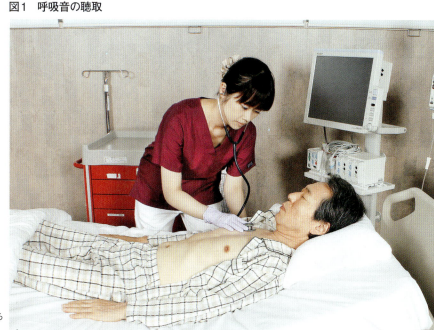

患者の様子をみながら呼吸音を聴取する．

ARDS：acute respiratory distress syndrome，急性呼吸窮迫症候群　　CPA：cardiopulmonary arrest，心肺停止

図2 胸の上がりの確認

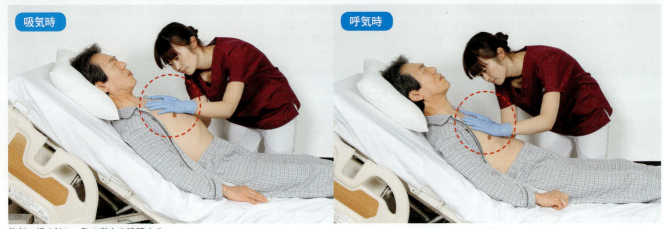

胸部に軽く触れ，胸の挙上を確認する．

図3 呼吸のアセスメント

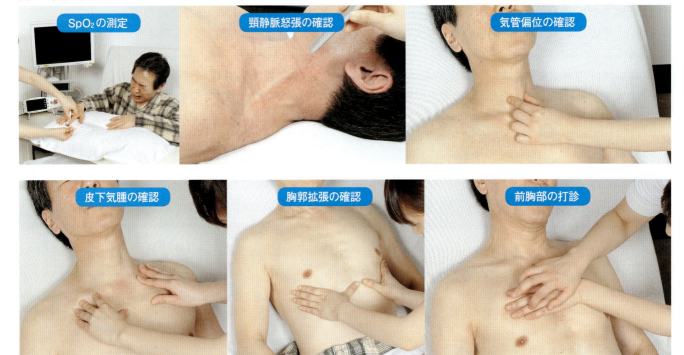

3 気管挿管前の口腔内アセスメント

　気管挿管における口腔内偶発症の発生を防止するため，気管挿管前の患者の口腔内の観察は重要となります．

　全身麻酔時の歯牙損傷の発生率は0.1〜0.3％と報告されていますが[1)〜3)]，緊急的に行われる気管挿管は，同様の数字または，それ以上の歯牙損傷発生率が考えられます．

また，口腔内の汚染は，誤嚥による肺炎のリスクを高めるとの報告もあります．

　看護師は患者の口腔内アセスメントを行い，歯の形状，ぐらつき，汚染状況などを観察し，予測される合併症を未然に防ぎましょう．

4 気管挿管時のポジショニングとアセスメント

　気管挿管に最も適した頭位は，スニッフィング・ポジションであるといわれています．

　スニッフィング・ポジションとは，においを嗅ぐ姿勢のことで，仰臥位で枕の上に頭をのせて鼻を突き出させた体位です．このとき，頸椎は前屈し，頭部は後屈しています．具体的には，下位頸椎（第5～7頸椎）は約30～35°前屈，環椎～後頭骨関節は約15°後屈した頭位がよいとされています．この頭位のためには，少し高めの高さ8～10cmの枕を用います．

　挿管を成功させる大きなポイントは体位です．よい体位を作るポイントは，口腔軸と喉頭軸とをできるだけ一致させることです．とくに，むずかしい患者の場合は，頭の下に枕を入れます（図4）．頭の下に高めの枕（8～10cm程度）を入れると，頸部前屈＋スニッフィング・ポジション＋頭部後屈を形成しやすく，2つの軸が一致しやすくなります．

　自然に仰向けで寝ている姿勢（自然位）では，口腔軸と喉頭軸は直交に近い状態となります．

5 気管挿管前の患者心理アセスメント

　全身麻酔や気管挿管などの処置は，患者にとって心理的な緊張・不安が大きい処置です．看護師は患者の心理的アセスメントを行い，安全・安楽に処置が行えるよう援助する必要があります．

図4　挿管前のポジショニング

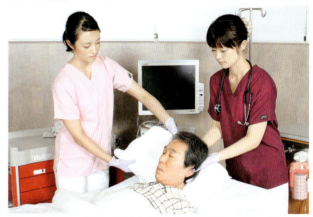

スニッフィング・ポジションをとるために高めの枕（8～10cm程度）を入れる．

気管挿管中のアセスメント

1 気管挿管の実際

1）スタイレットを用いて挿管

　緊急挿管時はスタイレットを用いて挿管します．スタイレットは，チューブ先端が声門を1～2cm程度通過したところで，介助者に声をかけて抜去してもらいます（図5，6）．スタイレットを挿入したまま気管奥までチューブを進めると，声帯や気管を損傷するので絶対に行ってはいけません．

　スタイレットを抜いたら，術者はそこからさらに気管チューブをよい位置まで進めます．カフ全部が声門を通過してからさらに2cm進めたところでチューブを止めます．

図5　気管挿管の介助

緊急挿管時はスタイレットを用いて挿管する．

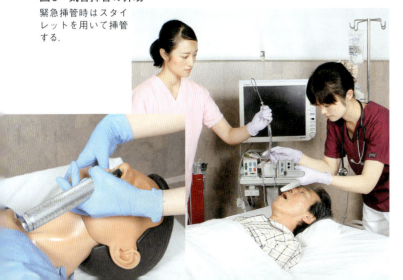

図6　スタイレットが抜かれる部分

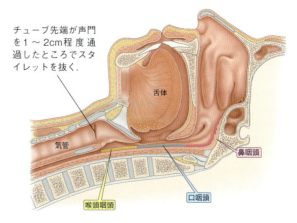

チューブ先端が声門を1～2cm程度通過したところでスタイレットを抜く．

2）カフへの空気注入

術者からカフへ空気注入の指示が出るので，それに従います（図7）．

カフへの空気注入量は，必要最小量を入れるのが理想です．救急初療室では，何も考えずに10mL注入されることが多くあります．しかし多くの場合，10mLは過量です．

長期間カフへの空気注入が過量のままだと，気管粘膜が虚血により損傷されます．そのため，カフ圧計を使用し，最適量の空気をカフに注入しましょう．

カフの役割は，人工呼吸中のガスリークの防止と誤嚥の防止です．気道内に留置した気管チューブのカフを膨らませることにより，気道とチューブの隙間を少なくし換気量を確保し，誤嚥を予防します．

2 挿管チューブ挿入後の呼吸音のアセスメント

1）気管挿管の確認

気管挿管の確認は，「声門の気管チューブ通過の視認」「胸の上がり（動き）の確認」「左右の肺の上下および胃の部分の5点の聴診（図8）」「気管チューブ内の呼気の曇り」「手動換気に合わせて呼気の二酸化炭素がモニターに検出されていること」「手動換気に合わせた気道内圧の変動」「カフの位置を外から触診すること」など，いくつもの方法を利用して確認します．問題がなければチューブを固定しますが，チューブの固定位置は，チューブ先端から上顎前歯までの距離を記録しておきます．

2）食道挿管

気管チューブが気管内に挿入されている場合，呼気に伴い気管チューブの内腔が曇ります．呼気時に気管チューブ

図7　カフシリンジによる空気注入

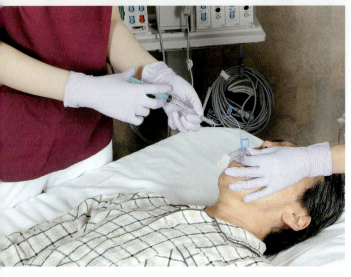

図8　聴診による気管挿管の確認
左右の肺の上下および胃の部分の5点を聴診して気管挿管を確認する．

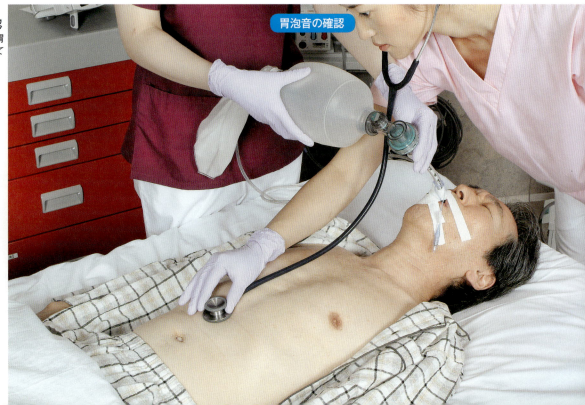

内腔に曇りがないなどの場合は，食道挿管を疑います．

そのほか，食道挿管を疑う所見として，①カプノメータで，カプノグラムの連続的な波形が出ない，②呼吸音の聴診で両側胸部の聴取ができない，心窩部でゴボゴボ音が聴こえる，③胸部を圧迫しても空気が気管チューブから出てこない，④呼気時バッグの戻りが遅い，⑤バッグを加圧したときに重い，⑥バッグを加圧したとき胸郭が左右均等に上がらず，胃部分のみが膨らんでくる，⑦パルスオキシメータでSpO_2値が次第に低下してくる，などがあります．聴診とともに，重要な観察項目となります．

3）片側挿管

症状としては片肺の呼吸音が弱くなる，SpO_2が低下する，気道内圧が上昇するなどで，このような症状を認めた場合は医師に報告し，X線写真における確認が必要になります．放置すれば呼吸状態が悪化し（反対側の無気肺を起こす），それに関連して循環器系にも影響し非常に危険です．

聴診は呼吸音が左右差なく聴取できるか（図8），胸郭運動に左右差はないか，SpO_2の低下はないか確認します．

4）E_TCO_2

チューブの位置を判定するために信頼できる方法は，CO_2に反応して色が変わるディスポの検出器または赤外線

図9　E_TCO_2の測定

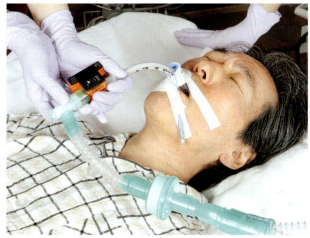

カプノメータを用いてE_TCO_2を測定する．

カプノメータを用いて，呼気終末二酸化炭素（E_TCO_2）を測定することです（図9）．正常な循環の患者においてCO_2が検出されない場合は，食道挿管が示唆されます．

E_TCO_2：end tidal CO_2，呼気終末二酸化炭素

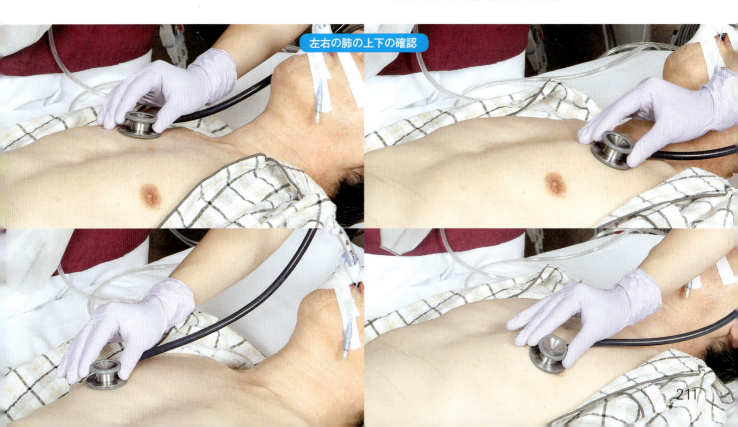

左右の肺の上下の確認

5）カフ圧の調整

気管チューブのカフを膨らませるのは，呼吸ガスの漏れと誤嚥を防止するためです．空気注入を行い，きちんとカフが膨らむかどうかを確認しましょう（図10）．

しかし，カフを膨らませすぎると気管粘膜障害を起こし，逆にカフの膨らみが足りないと，ガスが漏れたり誤嚥の危険性が高くなるので適切なカフ圧管理が大切となります．

カフ圧は20cmH₂O以上30cmH₂O以下で管理することが推奨されています．その理由は，30cmH₂Oを超えるカフ圧は気管粘膜の血流を阻害するといわれることと，一方，20cmH₂O以下の低圧ではVAPのリスクが高くなるという報告があるからです．

3 気管挿管に使用される薬剤とアセスメント

1）患者の苦痛の除去，精神的配慮

麻酔は処置という侵襲から患者を守り，安全に処置ができる状態にすることといえます．そのためには，痛みを消失，あるいは和らげる「鎮痛」，意識を消失させる「鎮静」，動かないようにする「不動化」，処置侵襲に対する反応を抑制する「有害反射の抑制」という4つの要素を満たすことが必要になります．

麻酔下であっても痛み刺激が加わると，血圧，心拍の上昇，身体の可動がみられます．こうした生体にとって不利益なストレスから患者を守り，不動にすることによって処置しやすい状況をつくるために，この4要素が必要となります．

しかし，実際に4要素をすべて満たす万能な麻酔薬はなく，数種類の薬剤を併用したり，2つ以上の麻酔方法を併用したりしています．

2）薬剤の種類と注意点

鎮静薬としてプロポフォール（ディプリバン®），ミダゾラム（ドルミカム®），ジアゼパム（セルシン®，ホリゾン®），ケタミン（ケタラール®），デクスメデトミジン（プレセデックス®），筋弛緩薬としてスキサメトニウム（スキサメトニウム®注），ベクロニウム（マスキュラックス®）などを用います．

鎮静薬は強い呼吸抑制作用を有し，一回換気量と呼吸数が減少し，分時換気量が大きく低下します．一般病棟などでの使用の際には，舌根沈下と気道反射の抑制による窒息や誤嚥の危険性があるため，とくに持続投与時には気管挿管などの確実な気道確保が必須となります．

4 気管挿管中の合併症

自発呼吸患者では，チューブを声門に進める瞬間に，声門（または喉頭全体）が閉じて進行困難になることがあります（喉頭痙攣）．喉頭痙攣は，気管チューブという異物侵入を阻止するために起こる防御反射で，多くは一過性で解除されます．

声門が閉じているときに強引にチューブを進めると声門が壊れてしまうので，チューブの進行を中止し，バッグバルブマスク法で軽く加圧して解除を待ちましょう．

声門が閉じているので上気道閉塞症状がみられることもありますが，チューブの進行を止めれば閉塞症状はなくなります．補助換気で十分に酸素化をして，再度挑戦します．

次の喉頭展開時には，挿管をすばやく行うか，キシロカイン®ポンプスプレーで声門部の表面麻酔を追加します．表面麻酔が喉頭から声門まで十分に効けば，防御反射は起こりません．ただし，スプレー自体が刺激となって喉頭痙攣が起こることもあるので，注意が必要です．

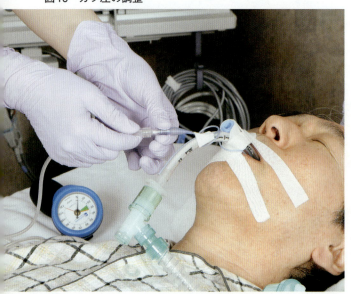

図10　カフ圧の調整

20cmH₂O以上30cmH₂O以下でカフ圧を管理する．

VAP：ventilator associated pneumonia，人工呼吸器関連肺炎

気管挿管後のアセスメント

1 呼吸パターンの確認

聴診は5点聴診を行います（図11）．順序は，心窩部から，両側胸部の順に聴診器を当てます．これは，食道挿管を早く発見するためです．

片肺挿管では，胸部挙上に左右差，エアーエントリーに左右差がみられる場合が多くあります．

正しい気管挿管時においても，上腹部で肺から伝播した呼吸音のような音が聴かれることがあるので，注意します．

2 気管チューブの確認

1) 固定のズレの確認

気管チューブやバイトブロックを固定する際は，舌・歯・頬粘膜・口唇を過剰な圧迫で傷つけないように注意します（図12）．バイトブロックは気管チューブを歯で噛むことによって起こる換気障害や気管チューブ抜去困難を予防するために使用します．総義歯の場合は，バイトブロックを使用しない場合が多いです．

バイトブロックのくぼみの向きがチューブ側に来るように注意します．

2) 呼気の曇りの確認

気管にチューブが留置されると，気管チューブ内に呼気の曇りがみられます（図13）．これは食道挿管の場合には見られないことが多く，食道挿管でないことの確認の1つで

図12 気管チューブとバイトブロックの固定

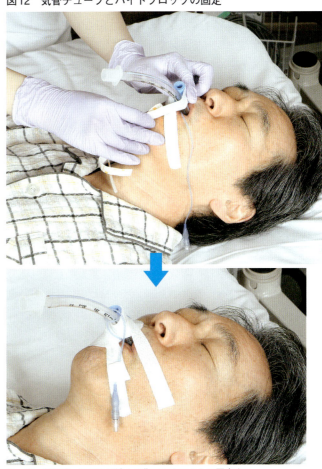

舌・歯・頬粘膜・口唇を圧迫して傷つけないように固定する．

図11 5点聴診

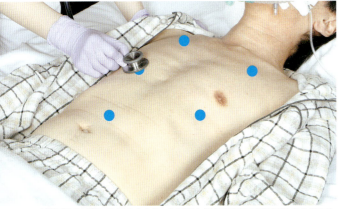

食道挿管を早期に発見するため，心窩部から両側胸部の順に聴診器を当てる．

図13 気管チューブ内の曇りの観察

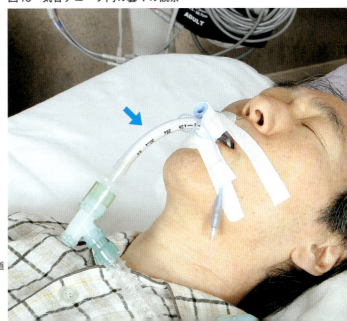

気管チューブ内の呼気の曇りは，食道挿管でないことの確認の1つである．

す.

3 覚醒度の確認

鎮静薬を使用した後の意識覚醒度の確認や，鎮痛・鎮静の効果や必要性を評価するためには，客観的な指標が有効となります．ガイドラインで推奨されている信頼性と妥当性のあるスケール[10]として，RASS（p.24参照），SASの2つがあります．

4 スキントラブルの確認

挿管チューブを固定し，口角が圧迫されると，短時間でもスキントラブルが発生しやすくなります．そのため，経口挿管であれば，挿入部の口角亀裂，スキントラブルを確認する必要があります（図14）．

また，固定テープの幅が広いほど固定力は強くなりますが，テープの面積が広くなれば皮膚トラブルのリスクも高くなるので注意が必要です．

バイトブロックは，歯牙がない患者，重度の意識障害の患者には不要です．気管チューブと一緒に固定すると，患者がバイトブロックを押しだそうとする力が強い場合，計画外抜管のリスクを伴います．口腔内の視野狭小に伴い，観察が不十分になることもあるので，バイトブロックは気管チューブにはめ込むタイプの物を使用することも考慮します．

図14　挿管チューブを固定した口角の確認

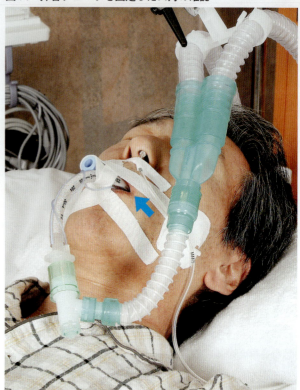

挿管チューブを固定する口角は短時間でもスキントラブルが発生しやすいため，挿入部の口角亀裂，スキントラブルを確認する．

引用・参考文献

1) Gaiser RR, Castro AD：The level of anesthesia resident training does not affect the risk of dental injury. Anesth Analg, 87(2)：255-257, 1998.
2) 久保田貴倫子ほか：気管挿管時歯牙損傷の後ろ向き調査と解析．麻酔, 59(8)：1053-1057, 2010.
3) 上田順宏ほか：全身麻酔中に生じる歯牙損傷と防止対策についての検討．麻酔, 59(5)：597-603, 2010.
4) 藤井清孝監：脳神経疾患病棟のバイタルサインマスターブック―わかる！アセスメントできる！Brain nursing. 2006年夏季増刊，メディカ出版, 2006.
5) ポリー・ガーバー・ジマーマン，ロバート・ヘル著，卯野木健監：トリアージ・ナーシング入門．エルゼビア・ジャパン, 2007.
6) ヴァレリーG.Aグロスマン著，高橋章子監訳：ナースのためのトリアージハンドブック―救急初療対応の手引き．医学書院, 2001.
7) 田中和豊：問題解決型 救急初期診療．第1版，医学書院, p.54-58, 2003.
8) 山内豊明：看護に生かす「聴診力」第6回 心音聴取 心音とは何か．呼吸器＆循環器ケア, 10(6)：86-89, 2011.
9) 奥寺敬編：EMERGENCY CARE 2010年夏季増刊 患者さんのどんなサインも見逃さない！救急外来トリアージ実践マニュアル．メディカ出版, p.8-19, 2010.
10) 日本呼吸療法医学会 人工呼吸中の鎮静ガイドライン作成委員会：人工呼吸中の鎮静のためのガイドライン．人工呼吸, 24(2)：146-167, 2007.
http://square.umin.ac.jp/jrcm/contents/guide/page03.html

RASS：Richmond Agitation-Sedation Scale, リッチモンド興奮・鎮静スケール
SAS：Sedation Agitation Scale, 鎮静・鎮痛スケール

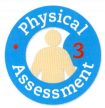

術後患者
循環・呼吸・消化管・代謝・創部とドレーンのアセスメント

杉本尚子（東京都立広尾病院 救命救急センター 救急看護認定看護師）

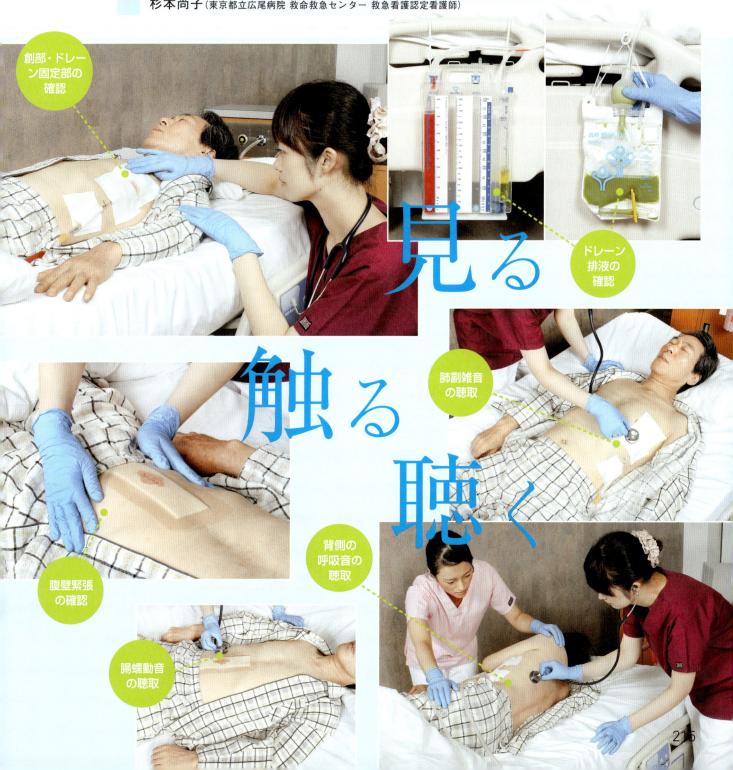

見る・触る・聴く

- 創部・ドレーン固定部の確認
- ドレーン排液の確認
- 腹壁緊張の確認
- 腸蠕動音の聴取
- 肺副雑音の聴取
- 背側の呼吸音の聴取

問診	視診	聴診	触診
創部痛（部位，程度）	創状態（発赤，熱感，腫脹など），術後出血の有無，ドレーン排液の色調，排液量，ドレーンの固定状態，腹部膨満の有無，気道分泌物の性状や量，呼吸パターン，胸郭運動の左右差，尿量の増減，皮膚色	気道狭窄音の有無，呼吸音，肺副雑音の有無，腸蠕動音の有無	皮膚の冷感や湿潤の有無，脈の触知（速さ・強さ），腹壁緊張の有無

検査所見 ……………… 白血球・CRP，Hb，血糖値，電解質など．その他，バイタルサイン，SpO_2値

アセスメントに活かす！術後患者の全身状態を知る

　生体は，外界からのストレス刺激に対し，防御反応として自己の内部環境（神経・内分泌系，免疫系，代謝系など）を変化させて平衡を維持しようと働きます（homeostasis：恒常性）．「手術」もこの恒常性を逸脱する要因となります．

　ストレス刺激である手術侵襲には，手術部位や術式，臓器欠損の程度，出血量や輸血量，手術時間や麻酔，絶食など多くの因子があります．そのため，患者の手術侵襲の大きさを知っておくことは，合併症を予測するうえで非常に重要です．また，患者の年齢，既往歴，内服歴，術前の全身状態なども，術後の合併症に影響するため，把握しておく必要があります．

　術後患者の全身状態を知るためには，後出血など手術による直接的合併症や手術侵襲による内部環境の変化により惹起される合併症を理解しておくことが重要です．

循環動態：循環系アセスメント，モニタリング

1 術後出血

　手術では，手術部位や創部の大きさにかかわらず，血管の破綻や組織破壊を生じるため，量の多寡を問わず出血がみられます．また，手術侵襲により活性化した好中球によって，血管内皮細胞が障害され凝固線溶機能障害などで出血しやすい状態であり，疼痛や精神的ストレスに伴う血圧上昇なども術後出血の要因となります．そのため，出血の徴候を見逃さない観察が重要です．

　創部やドレーンの観察に加えて，代償機転による皮膚蒼白，末梢の冷感や湿潤，頻脈や脈拍微弱，頻呼吸，不安・不穏などの意識の変調を観察します．初期には，末梢血管収縮や頻脈により血圧は保たれますが，出血が重度になると代償機転が破綻し，血圧は低下します（図1）．

2 ドレナージ管理

　ドレーンには，体液の貯留を予防することで細菌感染を防止したり，排液の性状から異常を察知したりする役割があります．そのため，ドレーンの排液は術後出血や感染を予測するうえで重要な情報源となります（図2）．

図1　循環動態の観察：血圧モニタリング

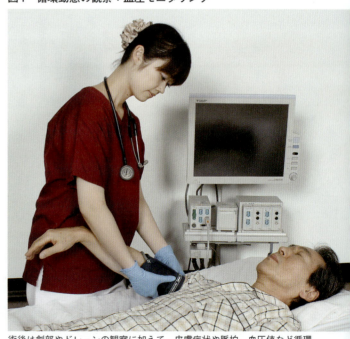

術後は創部やドレーンの観察に加えて，皮膚症状や脈拍，血圧値など循環動態を継続的に観察する．

図2 ドレナージ管理のポイント

●ドレーンの排液の観察

急激な排液量の減少はドレーンの閉塞や脱落の可能性があるため、ドレーンルートや挿入部に異常がないかを観察します。体動や移動などによるドレーンの屈曲、ルート内の凝血塊や組織塊の有無、ドレーンの固定状態を確認する必要があります。

また、胸腔ドレナージでは、ドレーンが胸腔内に存在し開通していれば呼吸性変動（水封室の液面移動やチューブ内に貯留した排液の呼吸性移動）が見られるため、その観察も重要です（ただし、肺が拡張し正常化している場合には呼吸性移動が消失するため、必ずしも閉塞や脱落などの異常であるとは限りません）。

急激な排液量の増加や暗血性・鮮血への性状変化（粘度や色調）は、後出血を示唆する徴候です。血性排液が100mL/時以上持続する場合はショックに陥る危険性があり、止血術を考慮する必要があるため、早急に医師への報告が必要です。

術後、ドレーンの排液の性状は、血性→淡血性→淡々血性→淡黄色・漿液性へと徐々に変化していきますが、混濁や色調の変化は感染や縫合不全の可能性があるため、医師に報告する必要があります。管腔臓器の縫合不全では、吻合した臓器の内容物が漏出するため、胆汁漏や膵液漏、腸液や便汁などによって排液の性状が変化します。

ドレーンの排液の観察と合わせて、発熱や脈拍増加、炎症所見、腹部術後であれば腹膜刺激症状の観察などを行います。

排液の観察と評価

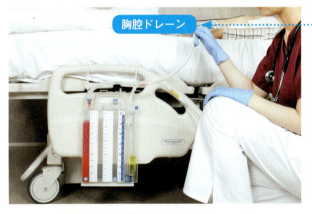

胸腔ドレーン

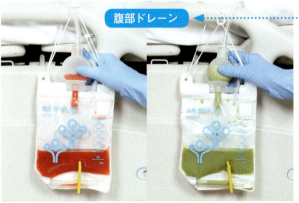

腹部ドレーン

●胸腔ドレーン排液の色の変化

排液の性状	色の変化
（術直後）血性～淡血性／量は多い	● ●
（術後3日程度）血性～淡血性／量は減少	● ●
淡黄血性	●
淡々血性	●
淡黄色／透明・漿液性	●

●腹部ドレーン排液の異常と対処法

異常の内容		考えられる要因	対処法
血性の排液が止まらない		出血	・ただちに医師へ報告
排液が突然止まった		ドレーンの閉塞	・ドレーンの閉塞がないか確認する ・ミルキングを実施する
急に色調が変化した	茶色	縫合不全	・ただちに医師へ報告
	乳び様	リンパ漏出	
	濃黄色	胆汁漏	
	濃緑色	胆汁漏、感染	
	褐色（赤ワイン色）	膵液漏	

●ドレーンの脱落と停滞の防止

ドレーンと皮膚（あるいは固定テープ）にマーキングをしておくと，脱落の早期発見につながります．

また，血性の排液は停滞することで凝血塊を形成する可能性があるため，禁忌の場合を除き，適宜ミルキングを行い排液の停滞を防止します．胸腔ドレナージでは，チューブ内に排液が貯留すると持続吸引圧の減弱や空気の排出を妨げる原因となるため，貯留しないように注意が必要です．

●有効なドレナージができているかの確認

有効なドレナージができない場合には排液が体内に貯留し，後出血など異常の発見が遅れるおそれがあります．そのため，手術部位の異常，たとえば腹腔内であれば腹部膨満や腹壁緊張，胸腔内であれば呼吸音減弱や濁音，SpO_2の低下などに注意が必要です．

ドレーンと固定テープのマーキング

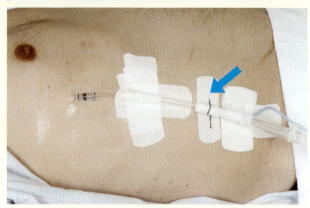

ドレーンと固定テープにマーキングをし（➡），ずれているかを確認する．ドレーン脱落の早期発見につながる．

ドレーンのミルキング

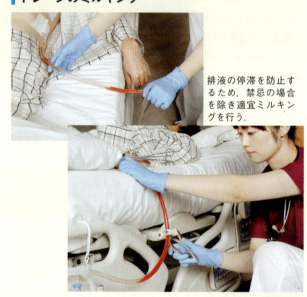

排液の停滞を防止するため，禁忌の場合を除き適宜ミルキングを行う．

有効なドレナージができているかの確認

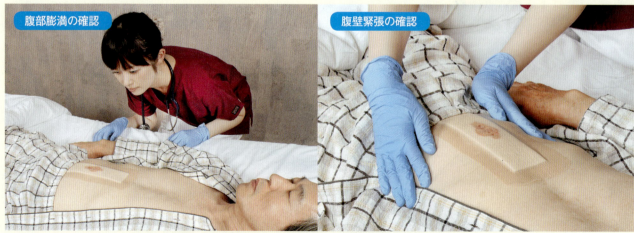

有効なドレナージができているか確認するため，腹部の手術であれば腹壁緊張などを確認する．

呼吸状態：呼吸器系アセスメント，モニタリング

1 麻酔に関連した舌根沈下や呼吸抑制

手術直後は，麻酔の覚醒状況により舌根沈下や呼吸抑制をきたす可能性があります．麻酔から完全に覚醒するまでは，気道狭窄音の有無，呼吸数や呼吸パターン，胸郭運動，SpO_2などを注意深く観察します．

2 術後呼吸器合併症

術後は，吸入麻酔による気道粘膜刺激や気管挿管による機械的刺激によって気道分泌物が増加します．加えて，創部痛によって咳嗽力が低下し，喀出能力の低下から分泌物が貯留しやすい状態にあります．

また，創部痛やドレーン・点滴などにより体動や体位が制限されることで，無気肺や下側肺障害などの呼吸器合併症の可能性があります．そのため，呼吸音は前面や側面のみならず，とくにベッドに面する背側の呼吸音を聴取することが重要です（図3）．

また，肺副雑音（類鼾音や水泡音）は分泌物貯留を示唆する所見であり，SpO_2は酸素化の重要な指標となります．

そのほかに，術後リフィリングに伴う循環血液量の急激な増加により，心不全や肺水腫から呼吸状態が悪化する可能性があるため注意が必要です．喘鳴や頻呼吸，呼吸困難感，気道分泌物の増加（泡沫状・ピンク色），呼吸音などを観察します．

3 疼痛評価とコントロール

適切な術後鎮痛を図ることで，術後の苦痛やストレスを緩和することが可能となり，換気量の増加，咳嗽による排痰の促進，活動性低下の予防から，呼吸器合併症を軽減することができます．

疼痛は，手術部位や範囲，個人の痛みの閾値によって異なります．疼痛が増強する前に鎮痛が図れるように，患者への説明を行うとともに疼痛スケールを使用した疼痛の程度，薬剤の効果を継続的に観察していくことが重要です．

薬剤の使用に関しては，血圧低下や呼吸抑制，悪心・嘔吐など重篤な副作用を生じる可能性があるため注意が必要です．

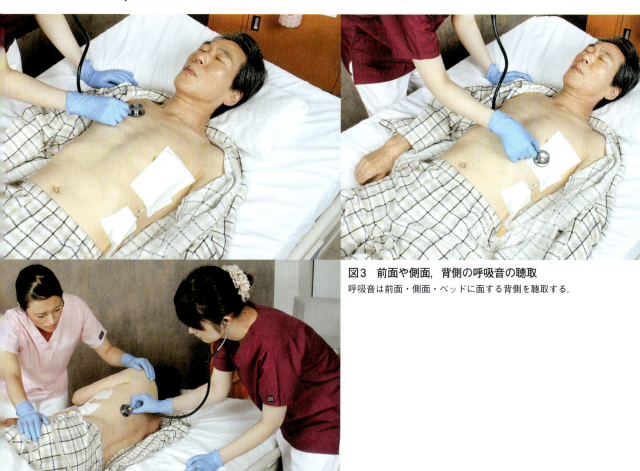

図3　前面や側面，背側の呼吸音の聴取
呼吸音は前面・側面・ベッドに面する背側を聴取する．

消化管状態：消化器系アセスメント

1 術後腸管麻痺

手術後，とくに開腹術後には腸管の運動が減弱または停止し，排ガスが消失します．腸管麻痺の原因として，手術侵襲による交感神経系の興奮や全身麻酔，腹腔内の手術操作による機械的刺激，疼痛コントロールに使用する薬剤などが挙げられます．

開腹手術では，小腸は術後4～8時間で最も早く回復し，胃は24時間，大腸は3～5日で回復することがわかっています．

腸管運動の回復過程において，腹部膨満や腸蠕動音(図4)，腹痛，悪心・嘔吐，排ガスや排便などの観察を行います．

2 早期経腸栄養

腸管は生体内最大の免疫臓器であり，早期経腸栄養により腸管を使うことは，腸管粘膜の萎縮を予防し，腸のバリア機能や免疫能を維持し，バクテリアルトランスロケーション[注1]を回避できると考えられています．また，経腸栄養は，感染性合併症を有意に改善することがわかっており，術後24～48時間以内の早期に開始することが推奨されています(図5)．

ただし，経腸栄養の開始は呼吸・循環動態の安定が前提であり，腸管虚血などの重篤な合併症や禁忌事項[注2]もあります．そのため，呼吸・循環動態や消化管が使用可能か否かを観察・評価していくことが重要です．

図4 腹部膨満や腸蠕動音の観察

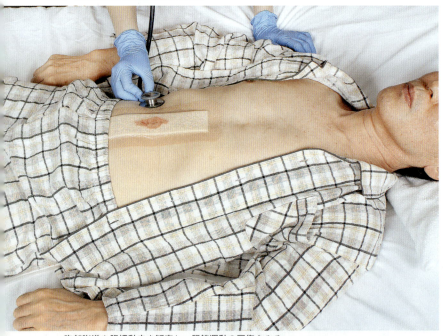

腹部膨満や腸蠕動音を観察し，腸管運動の回復をみる．

図5 早期経腸栄養の開始

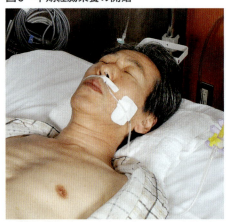

合併症や禁忌がなければ，術後24～48時間以内の早期に経腸栄養を開始する．

注1：腸管のバリア機能が何らかの原因で破綻し，腸管内の細菌や毒素が粘膜や粘膜固有層を通過し，腸間膜リンパ節や血液など体内に侵入する現象．
注2：高度の腸管麻痺や通過障害，消化管出血，血行動態が不安定な場合(平均血圧＝60mmHg以下，複数もしくは高用量の循環作動薬投与，大量輸液が必要な状態)など．

代謝状態：水分出納，尿量ほかのアセスメント

1 血管透過性亢進に伴う循環血液量の減少

術後の循環動態を不安定にさせる要因として，循環血液量の減少が挙げられます．尿や不感蒸泄，手術部位からの出血や滲出液などのほか，手術侵襲により，神経・内分泌系にさまざまな反応が起こり，血管透過性亢進による血管内細胞外液のサードスペースへの移動によって循環血液量が減少します．

このサードスペースへの移動は，侵襲の程度や個人差によって異なりますが，量が多ければ「血管内脱水」となり，頻脈や血圧低下，皮膚ツルゴールの低下や粘膜の乾燥などがみられます．また，非機能的細胞外液により腹水や胸水，顔面や四肢などの浮腫がみられる場合もあります．

循環血液量の減少に伴い腎血流量も低下し，抗利尿ホルモンの分泌が亢進され，尿量が減少します．そのため，尿量は循環血液量の重要な指標となります．術後の尿量は「0.5mL×kg（体重）/時間以上」が目標となります．逸脱した場合は医師への報告が必要です．

2 リフィリング

術後48時間〜数日にかけて，循環血液量が十分に維持され血圧や呼吸が安定し，血管透過性が正常化するとともに非機能的細胞外液が血管内に戻る，いわゆるリフィリングが起こります．

リフィリングは水分排出のため尿量が増加しますが，心機能や腎機能が低下している場合には，右心負荷増大による心不全や不整脈（上室性期外収縮，心房細動，頻脈性不整脈など）のおそれがあります．そのため，術後日数が経過しているにもかかわらず，尿量が増加しない場合は注意が必要です（図6）．

3 高血糖

手術によって生体に侵襲を受けると，血糖を下げるホルモンであるインスリンの分泌は一時的に低下または変化しないにもかかわらず，インスリン拮抗ホルモンであるカテコールアミンやコルチゾール，グルカゴンなどの分泌が亢進し，高血糖となります．

高血糖は，白血球の機能低下により免疫機能が低下することで術後創部感染の増加や創傷治癒遅延，高浸透圧利尿に伴う脱水や電解質異常などの障害を及ぼし，生命予後を悪化させる可能性があります．そのため，術後の血糖コントロールが非常に重要です．

図6　術後の尿量の確認

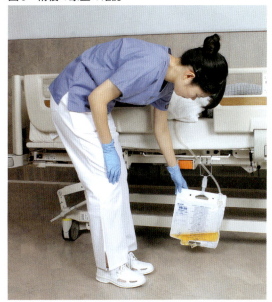

術後の尿量の増減を確認する．

創部状態：創部のアセスメント

1 創部の保護と観察

創面の乾燥や過剰な滲出液による創縁の浸軟は，表皮細胞の遊走が阻害されるため，上皮化の妨げになります．そのため，moist wound healing（湿潤創傷治癒）の概念により，適度な湿潤環境を維持することで創傷治癒を促進します．

術後創部には，①創を外力や感染から守る，②過剰な滲出液を吸収する，③良好な創傷治癒環境（湿度，温度，酸素濃度，pH）を保つ，といった目的で創傷被覆材を使用します．

創部の観察は，出血や創傷被覆材の汚染（図7）のほか，局所での炎症反応として，血管拡張による発赤・熱感，血管透過性亢進による腫脹，炎症刺激に伴う発痛物質の作用による疼痛の4徴候を観察します．

2 炎症反応や感染徴候

炎症反応は，侵襲刺激の影響を手術部位に限局し全身への波及を防止するとともに，手術部位を修復し，病原微生物などの異物を排除するための生体防御反応です．炎症が全身に波及すると，発熱，呼吸数や心拍数の増加，白血球数の増加，CRPの上昇などの症状が現れます（全身性炎症反応症候群＝SIRS[注3]）．

ドレーンからの排液の性状なども感染徴候を予測するうえで，重要な情報源となります．排液に混濁や浮遊物がみられたり，腐敗臭などにおいの変化がみられたりした場合には，感染を疑います（図2）．

図7 出血の程度や変化，創傷被覆材の汚染の観察

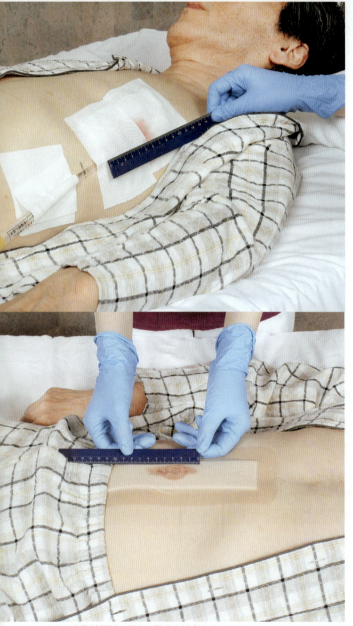

出血や創傷被覆材の汚染の程度を観察する．

SIRS：systemic inflammatory response syndrome，全身性炎症反応症候群

注3：SIRSの診断基準：2項目以上を満たすとSIRSと診断
- 体温＞38℃もしくは＜36℃
- 心拍数＞90回/分
- 呼吸数＞20回/分，もしくはPaCO₂＜32Torr
- 白血球＞12,000/μL，または4,000/μL＜，または未成熟好中球＞10％

引用・参考文献
1) 道又元裕編：過大侵襲を受けた患者の生体反応の基本的理解－血管透過性亢進の意味とメカニズムは？ 重症集中ケアシリーズ① 重症患者の全身管理－生体侵襲から病態と看護ケアが見える．p.6-31，日総研出版，2009．
2) 足羽孝子ほか編：ポイント26～28，43～46，術前術後ケア ポイント80－チェックリスト＆図解でサクッと理解！．p.59-61，89-94，メディカ出版，2013．
3) 勝博史：周術期合併症の理解と予防・発生時の対処 手術により惹起される生体反応～SIRSとの関連，循環と呼吸に与える影響．重症集中ケア，12(1)：97-103，2013．
4) 勝博史：全身管理・アセスメント力向上を目指す！ ドレーン管理・観察のポイント 第1回 ドレーン管理の基礎を理解する．重症集中ケア，11(1)：100-105，2012．
5) 平野充：Q&Aで学ぶ侵襲に対する生体反応 Q2 手術・外傷は生体にどんな影響を及ぼすの？．重症集中ケア，12(5)：7-14，2013．
6) 山川賢：Q&Aで学ぶ侵襲に対する生体反応 Q3 炎症反応の機序って何？．重症集中ケア，12(5)：15-21，2013．
7) 増居洋介：Q&Aで学ぶ侵襲に対する生体反応 Q9 過大侵襲時の高血糖の仕組みとその影響について教えて．重症集中ケア，12(5)：61-68，2013．
8) 志村知子：クリティカルケア領域の最新知見とベストプラクティス 6 創傷ケア．重症集中ケア，11(2)：38-46，2012．
9) 山岡国春：気づきの感性が高まるフィジカルアセスメント 限られた時間の中で何を優先するか？ 腹部の術後はドレーンの排液を観察するだけでよい？ 全身の観察に生体反応を含めてアセスメントしよう！．重症集中ケア，13(2)：52-56，2014．

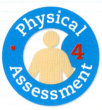

胃カテーテル挿入患者
挿入前・挿入後のアセスメント

髙橋亜由美（三井記念病院 CICU 集中ケア認定看護師）

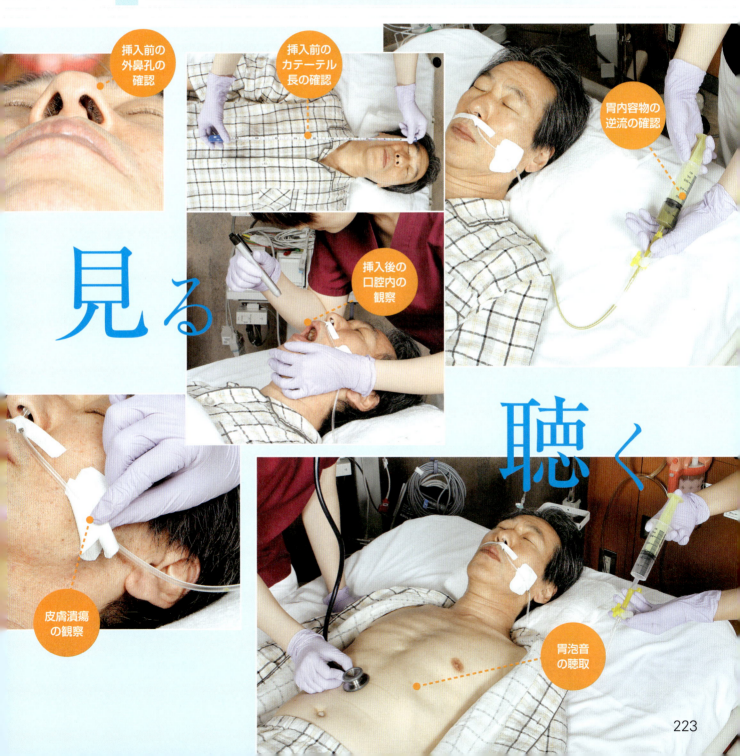

見る　　聴く

Part2 状況別・場面別 フィジカルアセスメント

問診	視診	打診	聴診
意識レベルの評価、鎮静レベルの評価	挿入前の口腔内の観察，挿入側の外鼻孔の観察，カテーテル長の確認，挿入後の胃内容物の逆流の有無，pHテスト，口腔内のたわみの確認，固定状態の確認，排液の観察，腹部膨満感の有無	鼓音の確認	胃泡音の聴取，腸蠕動音の確認

検査所見：胸腹部X線，血液ガス分析検査（低酸素血症や酸塩基平衡の程度の把握），反復唾液嚥下テスト（RSST），挿入後のX線写真による位置確認

　胃カテーテルは臨床でよく挿入されているカテーテルの1つですが，挿入，留置に伴う合併症も多くみられます．
　また，胃カテーテルの挿入時は，盲目的に「空気の通り道」と「食べ物の通り道」の交差点を通過させなければなりません．これは解剖学的に，とてもむずかしい技術です（図1）．安全にカテーテルを挿入するためには，挿入前および挿入後の観察やアセスメントが重要になります．

胃カテーテル挿入前のアセスメント

1 挿入の目的とチューブの種類

　胃カテーテル挿入の目的は，大きく分けて「排液（減圧）」と「栄養投与」の2つが挙げられます．また，胃カテーテルを挿入する目的によって，選択するチューブの種類が異なります（表1）．

2 口腔内の観察

　口腔内が汚染されていると，誤挿入した際に咳嗽反射が起き，喉頭蓋が開き，声帯が開放されることで口腔内の汚染分泌物も流入させてしまうリスクがあります（図2）．

図1　胃カテーテルの通り道

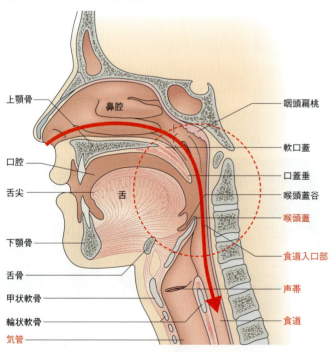

胃カテーテルの挿入は，喉頭において「空気の通り道」と「食べ物の通り道」の交差点を通過させなければならず，解剖学的にむずかしい技術である．

RSST：repetitive saliva swallowing test，反復唾液嚥下テスト

図2　喉頭における分泌物の流入

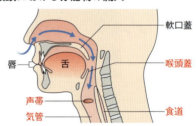

表1　チューブの種類と特徴

	サイズ	特　徴
栄養チューブ	10～12Fr	・嚥下運動への弊害が少ない ・違和感が少ない ・誤挿入の際に咳嗽反射（気道防御反射）が起こりにくい ・側孔がないか，先端に近い位置のみにある場合が多い
排液用チューブ	16～18Fr	・凝血塊や消化液の排出が可能な太さ ・違和感を感じる ・誤挿入の際の咳嗽反射（気道防御反射）が起きやすい ・チューブ先端孔以外に側孔がある場合が多い

3 挿入側の外鼻孔は問題がないか

炎症などにより鼻粘膜が腫れていると鼻腔が狭くなり、カテーテルにより粘膜を損傷しやすいので注意が必要です。また、外傷などで鼻中隔が湾曲していても片側が狭くなっていることがあるため、注意が必要となります（図3）。また、鼻閉塞がないか、患者に意識がある場合は聞いてみましょう。

4 意識レベルの評価

意識レベルが低下していると、随意的に嚥下運動ができず、胃カテーテルが気管側に誤挿入しやすくなり、より挿入が困難になります。また、鎮静薬を投与し鎮静状態の場合も同様のことがいえます。

意識レベルは、ジャパン・コーマ・スケール（JCS、p.241参照）、グラスゴー・コーマ・スケール（GCS、p.241参照）で確認します。また、鎮静で意識を低下させている場合も、鎮静評価スケールのRASS（リッチモンド興奮・鎮静スケール）などで評価します（表2）。

5 嚥下反射

前述したように、胃カテーテルの挿入には嚥下反射がとても重要な要素となります。麻痺があったり、咽頭機能に障害があったりする場合は、嚥下反射も気道防御反射も起きないことがあります。そのため、カテーテルの誤挿入のリスクが非常に高くなります。

胃カテーテルの挿入では、声帯の左右にある梨状陥凹を刺激することで嚥下反射を起こさせ、食道にカテーテルを挿入していきます。嚥下機能（嚥下反射があるか）や空嚥下が30秒間で3回以上できるか反復唾液嚥下テスト（RSST）で確認するとよいでしょう。

6 カテーテル挿入の長さの事前確認

挿入の長さを事前に確認しておくことは重要です（図4）。挿入の長さが短いと、栄養剤の注入を行った際に気管に流入させてしまうことがあり危険です。成人では45〜55cmとされています。

体格は個人差も大きいため、挿入の長さは測定しましょう。挿入の長さは「鼻腔から外耳孔まで」「外耳孔から剣状突起先端まで」の長さの合算を基準とします。

図3 挿入側の外鼻孔の観察

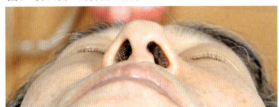

鼻孔の左右差を確認し、挿入側の鼻腔が狭くなっていないか観察する。また、患者に鼻閉塞がないか聞いておく。

図4 カテーテル挿入長の事前確認

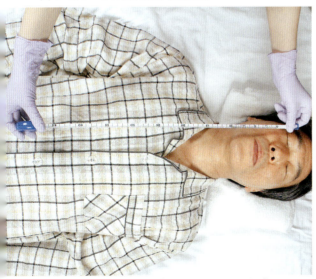

挿入するカテーテルの長さは「鼻腔から外耳孔まで」+「外耳孔から剣状突起先端まで」を基準とし、メジャーを使って計測したり、直接カテーテルを体に沿わせて確認する。長さの目安は、成人では45〜55cmとされている。

JCS：Japan Coma Scale、ジャパン・コーマ・スケール
GCS：Glasgow Coma Scale、グラスゴー・コーマ・スケール
RASS：Richmond Agitation-Sedation Scale、リッチモンド興奮・鎮静スケール

表2 RASSによる鎮静の評価

スコア	用語	説明	
+4	好戦的な	明らかに好戦的な、暴力的な、スタッフに対する差し迫った危険	
+3	非常に興奮した	チューブ類またはカテーテル類を自己抜去；攻撃的な	
+2	興奮した	頻繁な非意図的な運動、人工呼吸器ファイティング	
+1	落ち着きのない	不安で絶えずそわそわしている、しかし動きは攻撃的でも活発でもない	
0	意識清明な、落ち着いている		
−1	傾眠状態	完全に清明ではないが、呼びかけに10秒以上の開眼およびアイ・コンタクトで応答する	呼びかけ刺激
−2	軽い鎮静状態	呼びかけに10秒未満のアイ・コンタクトで応答	呼びかけ刺激
−3	中等度鎮静	呼びかけに動きまたは開眼で応答するがアイ・コンタクトなし	呼びかけ刺激
−4	深い鎮静状態	呼びかけに無反応、しかし、身体刺激で動きまたは開眼	身体刺激
−5	昏睡	呼びかけにも身体刺激にも無反応	身体刺激

ステップ1：30秒間、患者を観察する。これ（視診のみ）により「スコア0」〜「+4」を判定する。
ステップ2：1）大声で名前を呼ぶか、開眼するように言う。2）10秒以上アイ・コンタクトができなければ繰り返す。以上2項目（呼びかけ刺激）によりスコア「−1」〜「−3」を判定する。3）動きが見られなければ、肩を揺するか、胸骨を摩擦する。これ（身体刺激）によりスコア「−4」「−5」を判定する。

胃カテーテル挿入後のフィジカルアセスメント

　胃カテーテルの挿入後は，栄養投与時の誤嚥や固定による皮膚トラブルなどが起こりやすくなります．それらを予防するために，ポイントをおさえた観察とアセスメントを行いましょう．

1 挿入位置の確認

　挿入位置が胃内ではなく気管内や食道内であった場合，誤嚥，それによる肺炎の併発，気管へ誤挿入された場合は気胸などが起こる可能性があります．挿入位置の確認はX線写真，胃泡音の聴取，胃内容物の逆流の有無とpHテスト，二酸化炭素検知器の使用などがあります（図5）．

2 口腔内の確認

　外鼻孔にあるカテーテルの長さが適当であるのに先端位置が違う場合は，口腔内でたわんでいる可能性があります．挿入後は口腔内も確認しましょう（図6）．また，太い径のカテーテル挿入により喉頭蓋の閉鎖を妨げ，気管内への唾液の流入を起こすケースもあります．

図5　挿入位置を確認するさまざまな方法

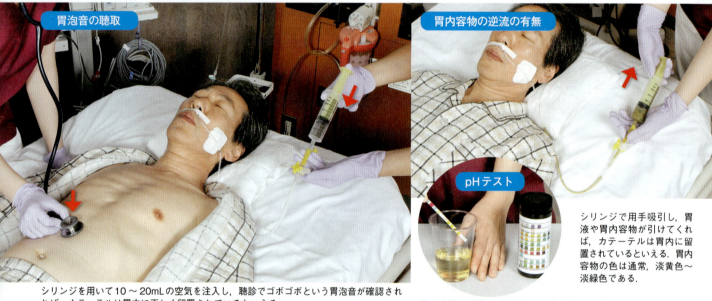

胃泡音の聴取
シリンジを用いて10〜20mLの空気を注入し，聴診でゴボゴボという胃泡音が確認されれば，カテーテルは胃内に正しく留置されているといえる．

胃内容物の逆流の有無
シリンジで用手吸引し，胃液や胃内容物が引けてくれば，カテーテルは胃内に留置されているといえる．胃内容物の色は通常，淡黄色〜淡緑色である．

pHテスト
胃内容液を吸引し，テストペーパーでpH5以下であれば，カテーテルは胃内に留置されているという判断の目安になる．

図6　胃カテーテル挿入後の口腔内の確認

カテーテル挿入後は，口腔内の観察も行う（❶）．外鼻孔にあるカテーテルの長さが適当であるのに先端位置が違う場合は，口腔内でたわんでいる可能性がある（❷）．その場合はカテーテルを抜く．

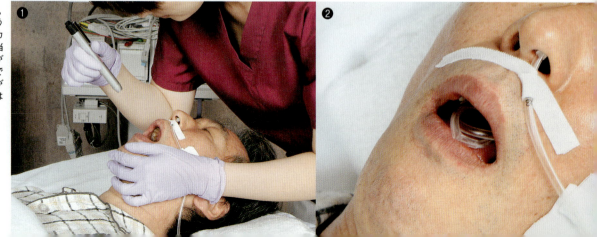

3 固定の確認

テープがはがれかけたり，マーキングがずれたりしていないか，カテーテルの固定状態を確認しましょう．固定が不十分だと，患者が体を動かした際に胃カテーテルが抜けてしまうことがあります．胃カテーテルの挿入は解剖学的にむずかしい手技であり，患者に与える負担もとても大きいため，確実に固定し，観察することが大切です．

胃カテーテルの圧迫により，外鼻孔へ潰瘍を形成することがあります．また，頬骨部に補助固定した際にチューブの重みでテープがよじれ，表皮剝離を起こすことがあります．頬部へ補助固定する場合は，広い範囲でテープ固定するか頬部の低いところに固定し，カテーテルのよじれを抑制することで潰瘍の形成を予防することができます（図7）．

4 胃カテーテルからの排液の観察

胃カテーテルからの排液の観察は，前述した減圧の効果や術後の出血の有無を評価するうえで重要です（図8）．黄色や黄緑の排液が続いている場合は，腸管の機能が回復しておらず蠕動運動が行われていないため，腸液が胃内に逆流しているとアセスメントできます．また，鮮紅色の排液があった場合は出血が考えられるため，すぐに医師へ報告する必要があります．

また，胃液の1日の分泌量は1,500〜2,000mLですが，胃の蠕動運動が低下している場合は残留する量が多くなります．そのため，胃蠕動運動を評価するために胃残留量（GRV）を測定します．たとえば，経管栄養中の患者で栄養剤が多く胃内に残っていた場合は，胃の蠕動運動が低下しているため経管栄養の投与方法や内容について再検討することもあります．

5 上腹部の腹壁の状態と腸蠕動音の確認

術後や蘇生後の胃内減圧目的の場合，上腹部の膨満感や打診による鼓音の確認により，減圧が効果的に行われているか判断できます．術後は麻酔の影響により，腸蠕動の抑制をきたすため胃内にガスが貯留しやすくなるため，聴診により腸蠕動音を確認します．

胃内にガスが貯留したままだと，横隔膜が挙上され呼吸運動が抑制される場合もあります．また，術後である場合は，創部や術部位の安静が妨げられ，出血や創部離開などの合併症を引き起こす要因になります．そのため，減圧が効果的に行われているか評価する必要があります．

6 意識レベルと鎮静レベルの観察

意識レベルが低く，また鎮静が不適切であった場合は，患者は状況判断ができず，胃カテーテルを自己抜去してしまう可能性があるため，注意が必要です．

引用・参考文献

1) 寺見雅子：特集 うまくいく！経鼻胃チューブの固定と挿入．part2 挿入方法の"うまくいく"ポイント．エキスパートナース，27(7)：40-44，2011．
2) 医薬品医療危機総合機構：経鼻栄養チューブ取扱い時の注意について．PMDA医療安全情報．No.42，2014年2月．http://www.pmda.go.jp/files/000144631.pdf（2015年6月閲覧）

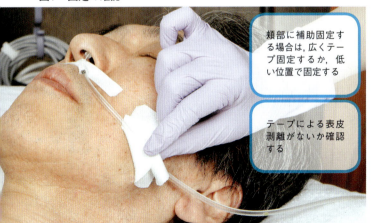

図7　固定の確認

胃カテーテルは鼻孔から出た位置でしっかりと固定する．外鼻孔へのカテーテルの圧迫を防ぐため頬部に補助固定することもあるが，その際は表皮剝離に注意する．頬部へ補助固定する際は，広い範囲でテープ固定するか頬部の低いところに固定し，カテーテルのよじれを抑制する．

GRV：gastric residual volume，胃残留量

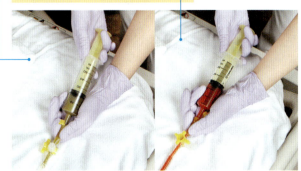

図8　胃カテーテルからの排液の観察

無色透明	正常
黄色，黄緑	胆汁や腸液の逆流
褐色，黒色	時間経過した出血
鮮紅色	新しい出血

Part2 状況別・場面別 フィジカルアセスメント

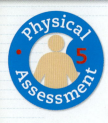

不整脈のある患者
Af，PVC，VT，徐脈を見抜くアセスメントポイント

丹羽由美子（愛知医科大学病院 高度救命救急センター救急外来 救急看護認定看護師）

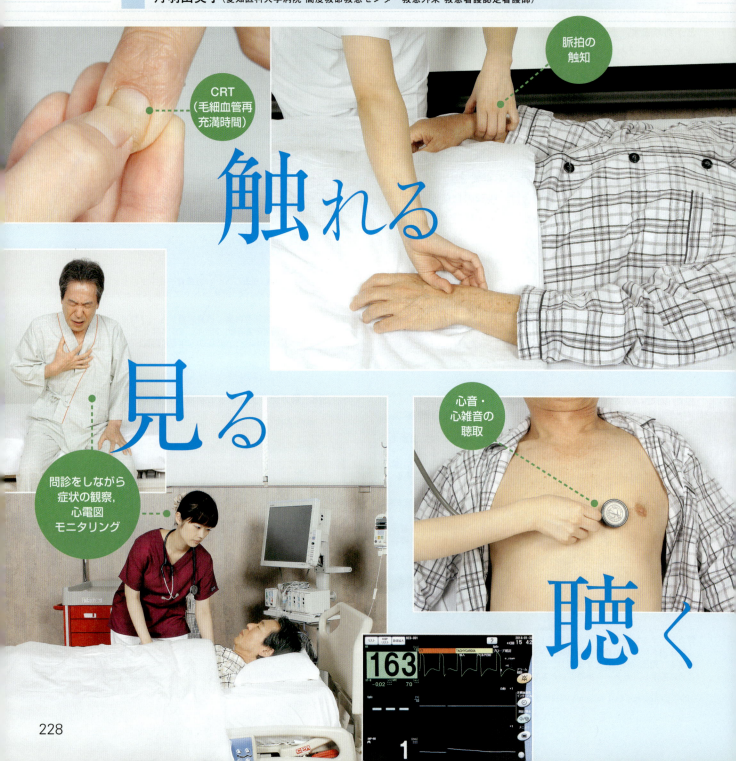

問診	視診	触診	聴診
自覚症状（動悸，息切れ，めまい，胸痛，意識消失など）の確認	顔色，チアノーゼの確認，意識レベルの確認	脈拍の触知，末梢冷感の有無，CRT（毛細血管再充満時間）	心音・心雑音の聴取

検査所見 … モニター心電図，12誘導心電図，電解質

不整脈が出現した患者の全身状態とは

1 正常の心臓の動きと不整脈

心臓は，洞結節から規則的に発生する電気的刺激（興奮）を，刺激伝導系を介し心室筋に伝え，その刺激により心筋収縮が起きることで全身に血液を送り出しています．心臓から送り出される血液の拍動が血管に伝わり，私たちは脈として感じることができます．

不整脈は，刺激伝導系で心筋へ伝わる興奮の伝導異常や発生異常によって引き起こされる「心臓（脈）のリズムが乱れている状態」をいい，異常な速さ（頻脈）・遅さ（徐脈）も含まれます．

心電図にみられる波形は，P波は心房の興奮，QRS波は心室の興奮，T波は心室の興奮の回復（再分極）を示します（図1）．

不整脈の分類には，刺激発生の異常と刺激伝導の異常によるもの，徐脈性・頻脈性によるものなどがあります（表1）．

2 不整脈による問題

不整脈の出現そのものが問題ではなく，不整脈の出現により有効な循環が保てなくなり血圧低下（図2）や低酸素血症（図3）などのいわゆる循環機能不全に陥ることが問題になります．この危険性，可能性が高いか否かが，治療や処

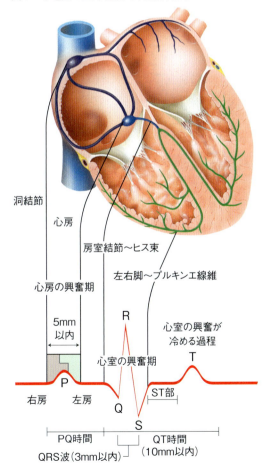

図1 心電図の基本波形と刺激伝導系

表1 不整脈の分類

	心房性	心室性
頻脈性不整脈	・発作性上室性頻拍（PSVT） ・心房細動（Af）＊ ・心房粗動（AFL）＊	・心室頻拍（VT） ・心室細動（VF）
徐脈性不整脈	・房室ブロック：Ⅰ度房室ブロック 　　　　　　　Ⅱ度房室ブロック（Wenckebach型, MobitzⅡ型） 　　　　　　　Ⅲ度房室ブロック ・洞不全症候群（SSS）	
その他	・心房性期外収縮（PAC） ・心室性期外収縮（PVC） ・WPW症候群 ・QT延長症候群	

＊徐脈の場合もある

置の緊急性を決定します.
　不整脈により循環動態が不安定になると,アダムス・ストークス発作(失神,痙攣,めまいなど)やショック症状(血圧低下,意識障害,乏尿・無尿,冷汗,末梢の冷感)のほか,呼吸困難感,うっ血性心不全,持続する胸痛,眼前暗黒感,浮遊感などの症状が出現します.
　頻脈,徐脈にかかわらず不整脈によって生じた意識消失発作をアダムス・ストークス発作といい,不整脈の症状として緊急的な処置が必要となる重要な所見です.そのようなエピソードがあるか,問診で必ず確認しましょう.前駆

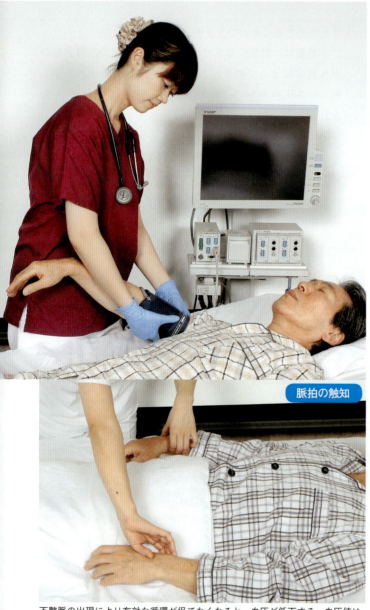

図2　血圧低下の確認：血圧計による測定,脈拍の触知

脈拍の触知

不整脈の出現により有効な循環が保てなくなると,血圧が低下する.血圧値は,血圧計による測定だけでなく,橈骨動脈の触知によりその目安を知ることができる.橈骨動脈が触れれば,「血圧値≒80mmHg以上」と考えられる.

CRT：capillary refilling time,毛細血管再充満時間

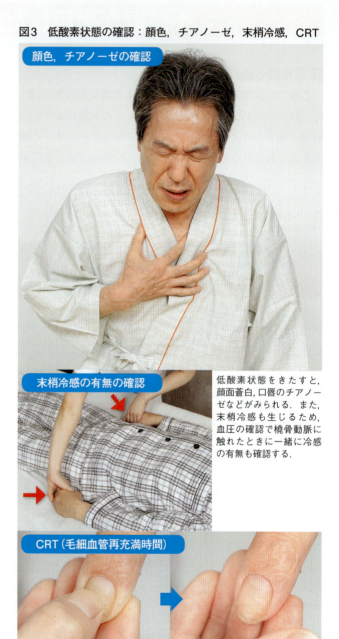

図3　低酸素状態の確認：顔色,チアノーゼ,末梢冷感,CRT

顔色,チアノーゼの確認

末梢冷感の有無の確認

低酸素状態をきたすと,顔面蒼白,口唇のチアノーゼなどがみられる.また,末梢冷感も生じるため,血圧の確認で橈骨動脈に触れたときに一緒に冷感の有無も確認する.

CRT（毛細血管再充満時間）

爪床を5秒間圧迫し(左写真),手を離す(右写真).2秒以内に爪床の色が再充満すれば正常と評価される.

症状に動悸，胸痛などの自覚症状があったかを聴取します．

不整脈は健常者にも発生し，高齢ではさらに頻度が増すため，すぐに対応が必要な不整脈であるかの判断が重要になります．心疾患の既往がある人では，心機能の低下や，抗不整脈薬などの内服などが考えられるため，それらの影響を考慮した観察が必要です．心筋梗塞後の急性期には，心室筋に異常伝導が起きやすく，致死性不整脈が出現しやすい危険な状態といえます．

3 不整脈時の循環動態

1) 頻脈のアセスメント

頻脈性不整脈では，心臓の拡張期の短縮により心室充満が減少し，一回心拍出量が減少します．拡張期に維持される冠血流も障害されます．また，心筋の収縮運動が増すことで心筋の酸素消費は増える一方，冠血流障害で心筋への酸素供給は著しく障害されます．

```
心拍数増加 ▶ 一回心拍出量の減少 ▶ 血圧低下 ▶ 脳虚血
              ▶ 失神などの症状
           ▶ 心筋酸素消費量の増加 ▶ 心筋虚血
              ▶ 致死性不整脈の誘因になる ↑
           ▶ 拡張期短縮 ▶ 冠血流障害
```

このように，頻脈は血行動態に急激な変化をきたすおそれがあり，致死性不整脈発生の引き金にもなりやすいため注意が必要です．

脱水や低酸素血症など全身状態の悪化の徴候でもあり，過度なストレスや不穏，発熱，疼痛なども頻脈の誘因となります（表2）．また，頻脈性の動悸を自覚する場合は「胸が躍るような」「ドキドキする」などと表されます．

2) 徐脈のアセスメント

徐脈性不整脈は，主に刺激発生の低下，または伝導障害によって生じます．徐脈では，拡張期の延長で左室への血流充満が増加します．

心筋収縮力が正常であれば一回心拍出量は増加し，分時心拍出量は正常に保たれますが，心筋梗塞や心不全などの病態下では心筋収縮性の低下や心筋予備力の減少で，一回心拍出量は増大されず左室内に残留血液量が増加するため，心拡大を招きます．結果的に，心筋の酸素消費が増えても酸素供給が不足する悪循環になります．

高度徐脈では異所性の心室興奮が生じやすく，心室頻拍，心室細動などの発現頻度が増加するため，非常に危険です．

```
心拍数減少 ▶ 分時心拍出量の減少 ▶ 脳虚血 ▶ 失神などの症状
          ▶ 拡張期延長 ▶ 左室残留血液量の増加 ▶ 心拡大
```

このように，徐脈で血行動態の悪化をきたすと，失神などの脳虚血症状や心不全徴候を認めるようになります．呼吸困難感，全身倦怠感などは心不全症状ととらえられ，心拍出量の減少は脳や腎の灌流圧低下から機能障害をきたすおそれがあります．

ICUなどでは，心拍数を低下させる薬剤を使用していることが多いことを認識しなければなりません．また，迷走神経の過緊張による一過性徐脈もあり，病態そのものが徐脈を誘発する場合もあります（表3）．

表2 頻脈を誘発する薬剤と病態（心拍数が100回/分以上）

薬　剤	病　態
テオフィリン薬（テオドール®）	運動時
カフェイン	精神的興奮
Naチャネル遮断薬（サンリズム®）	不安，疼痛
β₂刺激薬（サルブタモール）	発熱，脱水
鉄剤	甲状腺機能亢進
抗コリン薬	慢性肺疾患
三環系抗うつ薬（トフラニール®）	褐色細胞腫
抗ヒスタミン薬	敗血症，ショック
	低酸素血症
	貧血，低血圧

※商品名は例

表3 徐脈を誘発する薬剤と病態（心拍数が60回/分以下）

薬　剤	病　態
麻薬類似薬（フェンタニル®）	偶発性低体温，脳低温療法
麻酔薬（プロポフォール，プレセデックス®）	頭部外傷，頸髄損傷
Ca拮抗薬（ヘルベッサー®，ワソラン®）	胸腹部術後の持続硬膜外麻酔
β遮断薬（インデラル®）	脊椎麻酔，神経ブロック
ジギタリス製剤（ジゴシン®）	深鎮静・過鎮静，迷走神経反射
Naチャネル遮断薬（サンリズム®）	急性薬物中毒，高カリウム血症
自律神経作用薬（アンチレクス®）	低酸素血症，高二酸化炭素血症
脳梗塞治療薬（アデホス®）	アシドーシス
カテコラミン系（ネオシネジン®）	甲状腺機能低下症，重症肝疾患
抗てんかん薬（アレビアチン®）	

※商品名は例

不整脈出現時のフィジカルアセスメント

1 心房細動（Af，図4）

1）病態と波形の特徴

心房細動は，心臓や血管系疾患既往の人に多くみられる不整脈で，頻脈性心房細動と徐脈性心房細動があります．

波形の特徴は，P波がみられず，幅の狭いQRS波とRR間隔が不整です．心房の不規則な興奮により基線に細かい動揺（f波）を認めます．心房収縮が不十分なため，血流停滞からの血栓形成を生じたり，心拍出量減少による心不全徴候を認めることがあります．

頻脈性心房細動では，動悸や疲労感などを訴え，重篤になるとアダムス・ストークス発作を生じる危険があります．特に心筋梗塞後では，心筋酸素消費量が増大することで心筋虚血の拡大を招き，心不全を増悪させます．

2）問診・視診・触診でわかる心房細動

意識状態，失神発作，動悸などの症状を観察・確認します．めまいや意識消失などの症状は，脳虚血のサインと考えられます．

バイタルサインの測定から心房細動を見抜くことも可能です．心房細動では，「心拍数（HR）＞脈拍数（PR）」の状態が確認できます．心電図モニターがなければ，心音の聴取と脈拍触知で差を確認することができます．心拍数が多くても脈として触れなければ，有効な心拍出ではないと判断できます．なお，血圧低下は，心不全徴候や脳虚血をきたす前兆にもなり注意が必要です．

図4　心房細動（Af）の心電図波形とフィジカルアセスメント

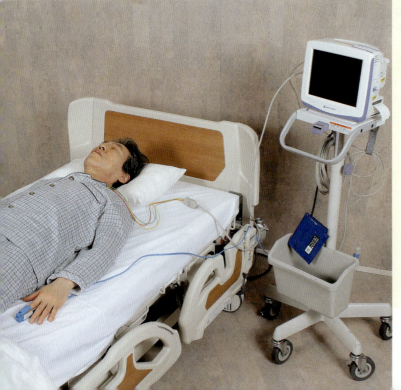

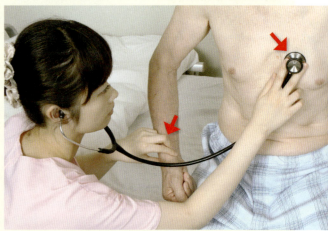

心房細動では，「心拍数（HR）＞脈拍数（PR）」となる．心電図モニターがなければ，心音の聴取と脈拍触知で差を確認できる．心拍数が多くても脈として触れなければ，有効な心拍出量ではないといえる．

Af：atrial fibrillation，心房細動

2 心室性期外収縮（PVC，図5）

1）病態と波形の特徴

心室性期外収縮は健常者にもみられますが，各種の心疾患や低カリウム血症で生じます．波形の特徴は，予測されるより早期に，P波のない幅広いQRS波が出現します．多発性，多源性，連発性，RonT型などに分類されます（図5）．

2）問診・視診・触診でわかる心室性期外収縮

意識状態，動悸などの症状を観察・確認します．通常，自覚症状はほとんどみられませんが，連発性の心室性期外収縮では浮遊感を感じることがあります．

バイタルサインの測定では，脈拍触知で，心室性期外収縮が出現したところは脈が飛んだようになります．

心筋梗塞など虚血性心疾患では，心筋傷害により心室筋の異常興奮が生じ，多彩な心室性期外収縮が出現しやすい状態になります．心室頻拍や心室細動に移行する危険もあり，注意を要します．心原性ショックや心不全を合併すると，さらに出現しやすく危険な状態といえます．心筋梗塞後では，心電図モニターで持続的な観察が必要となります．

3 心室頻拍（VT，図6）

1）病態と波形の特徴

心室頻拍は，心原性ショックや心不全を惹起するなど循

図5　Lown分類とPVC波形の例

グレード	心室性期外収縮の出現
0	心室性期外収縮なし
1	散発する単一の心室性期外収縮
2	頻発する心室性期外収縮（1個/分以上，または30個/時以上）
3	多形性（多源性）心室性期外収縮
4a	連発性心室性期外収縮（2連発）
4b	連発性心室性期外収縮（3連発以上）
5	R on T型心室性期外収縮（警告不整脈）

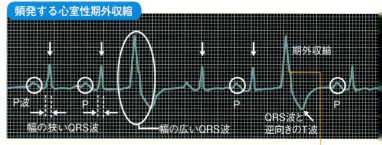

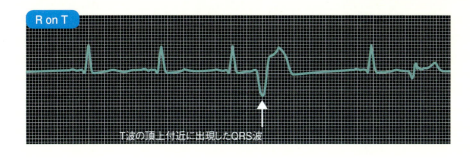

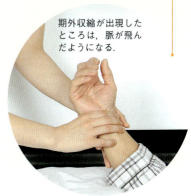

図6　心室頻拍（VT）の心電図波形とフィジカルアセスメント

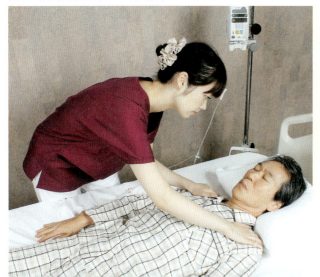

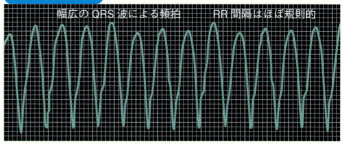

心室頻拍の出現を認めたら，意識状態をただちに確認し，意識がない場合は，除細動に引き続き蘇生処置を行う．

PVC：premature ventricular contraction，心室性期外収縮
VT：ventricular tachycardia，心室頻拍

環動態の悪化を引き起こすため，致死性不整脈として考えます．心室細動に移行した場合は，突然死の原因となります．波形の特徴は，幅の広いQRS波が100回/分以上の速さで規則的に連続します．

心筋梗塞の急性期では，心室性期外収縮に続いて心室頻拍が起きやすく，注意が必要です．

2) 問診・視診・触診でわかる心室頻拍

心室頻拍の出現を認めたら，意識状態をただちに確認し，意識がない場合は，除細動に引き続き蘇生処置を行います．

心室頻拍では，脈があり意識清明の場合がありますが，持続する心室頻拍ではアダムス・ストークス発作をきたすことがあるため，心電図モニターで持続的な観察をすることが重要です．

4 徐脈性不整脈

1) 病態と波形の特徴

徐脈性不整脈には，症状を伴う場合に治療の必要な洞不全症候群(SSS)と房室ブロックがあります．症状の多くは，徐脈による易疲労性，心不全，めまい・失神発作などアダムス・ストークス発作をきたしています．失神発作の症状がある場合は，ペースメーカー植え込みや薬物治療の適応

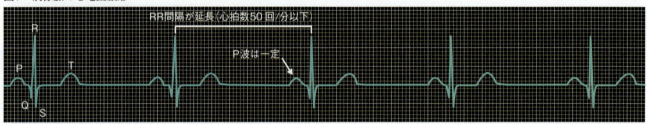

図7　洞徐脈の心電図波形

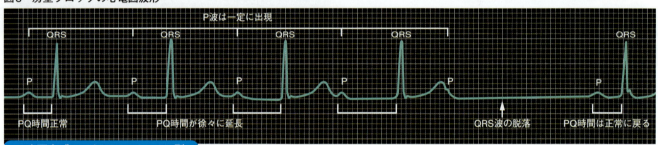

図8　房室ブロックの心電図波形
Ⅱ度房室ブロック　Wenckebach型

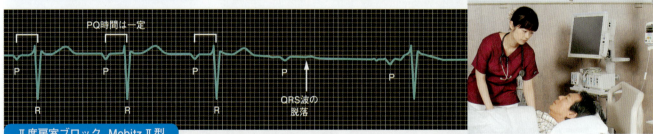

Ⅱ度房室ブロック　MobitzⅡ型

Ⅲ度房室ブロック

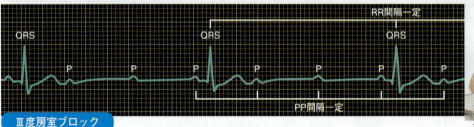

意識状態，失神発作，動悸などの症状を観察・確認する．また，心電図モニターを装着し，循環を中心とした持続的な観察を行う．

SSS：sick sinus syndrome，洞不全症候群

となります．

SSSでは，著明な洞徐脈(心拍数50回／分以下，図7)や洞停止(P波の脱落，補充収縮を伴わない洞停止)，洞房ブロックをきたします．

房室ブロックには，房室伝導の延長したⅠ度房室ブロック，PQ間隔が徐々に延長した後QRS波が脱落するⅡ度房室ブロック(Wenckebach型)，PQ間隔の延長にかかわらず突然QRS波が脱落するⅡ度房室ブロック(MobitzⅡ型)，P波とQRS波がそれぞれ無関係に出現するⅢ度房室ブロック(完全房室ブロック)があります(図8)．

Ⅱ度房室ブロックでは，Wenckebach型とMobitzⅡ型の鑑別が重要になります．

2) 問診・視診・触診でわかる徐脈性不整脈

意識状態，失神発作，動悸などの症状を観察・確認します．

問診でめまいや息切れなどの自覚症状がなくても，心電図モニターを装着し循環を中心とした持続的な観察を行います．

徐脈での動悸を自覚する場合は，「首で脈を感じるような」「心臓が大きく打つような」などと訴えられることがあります．意識消失のエピソードなどを確認し，再発時の転倒予防のため歩行は控えるようにします．

また，脈拍触知を行い，一時ペーシングを準備します．Ⅲ度房室ブロックでは，心音聴取で時折巨大なⅠ音(大砲音)が聴かれます．

*

頻脈性・徐脈性いずれの場合も，不整脈出現時には循環動態の安定性を考慮したアセスメントが必要になります．図9に，アセスメントの3つのポイントを示します．

図9 不整脈が出現したときのアセスメントポイント

1. どのような状況だったかを確認する	2. バイタルサインの測定と問診・視診などにより情報収集を行い，状態の把握を行う	3. 並行して心電図モニターの波形を判断する．12誘導心電図でなくても記録しておく
・不整脈発見の時間，意識の有無など	・主訴や呼吸数，血圧(状況により橈骨動脈触知が可能か)，四肢の湿潤・冷感はどうか	・①心拍数(頻脈・徐脈)，②QRSの幅(狭い・広い)，③P波の有無(頻脈ではみられないこともある)，④RR間隔の基本的な特徴をとらえて判断する ・不整脈の分析・評価には12誘導心電図による確認が有用になるため，すぐに装着できるよう準備しておくとよい

経過観察時のフィジカルアセスメント

不整脈は健常者でも出現しますが，致死性不整脈などの重篤な不整脈には，心疾患や電解質異常など何らかの原因があることがほとんどです．経過観察する際は，どのような不整脈の出現の可能性があるか，病態に誘発因子をふまえて予測しておきましょう．

心電図モニターでは，日ごろから下記の波形の基本的な特徴をみておくと，変化に早く気づくことができます．

①心拍数(頻脈・徐脈)
②QRSの幅(狭い・広い)
③P波の有無(頻脈ではみられないこともある)
④RR間隔

また，モニターがなくても，意識状態や呼吸，脈拍といったバイタルサインは，患者を「見て」「触れて」「声を聞く」ことで把握することができます．

苦痛のない安楽な環境を提供することも，不整脈の出現を予防することにつながります．いま一度，患者の身体的・精神的安楽な環境について振り返ってみましょう．

引用・参考文献
1) 村松準監：心電図と不整脈の手びき．改訂4版，南山堂，2013．
2) 医療情報科学研究所編：病気がみえるvol.2 循環器．第3版，メディックメディア，2010．
3) 清水敬樹編：ICU実践ハンドブック−病態ごとの治療・管理の進め方．羊土社，2009．
4) 安倍紀一郎，森田敏子：関連図で理解する循環機能学と循環器疾患のしくみ−病態生理，疾患，症状，検査のつながりが見てわかる．第三版，日総研出版，2010．

Part2 状況別・場面別 フィジカルアセスメント

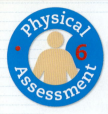

意識レベルが落ちている患者の
経時的フィジカルアセスメント

山中雄一（日本赤十字社大阪赤十字病院 国際医療救援部国内救援課係長兼救命救急センター看護係長）

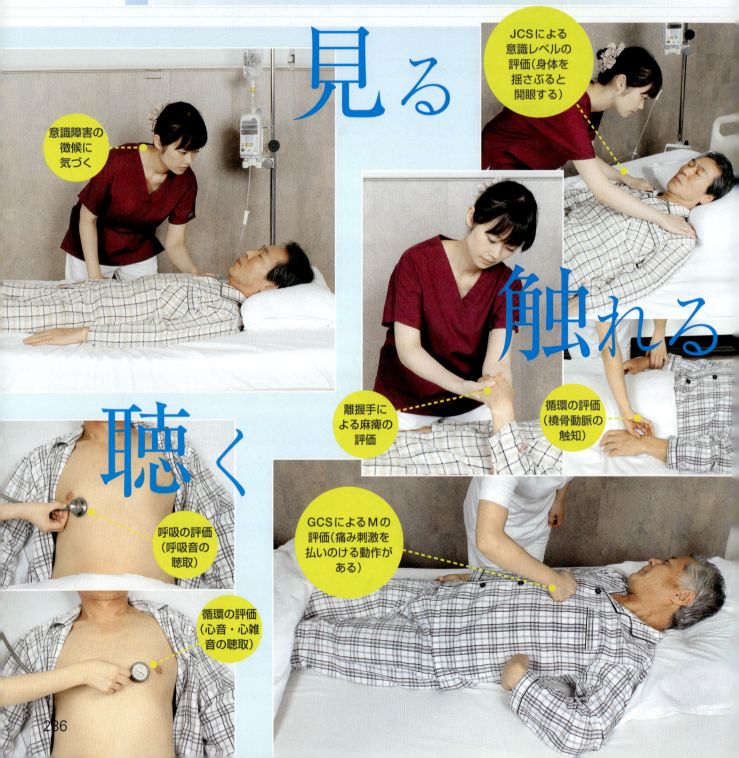

問診	**視診**	**触診**		**聴診**
意識レベルの評価(JCS, GCSなど)	呼吸の評価(呼吸回数, SpO₂, 呼吸様式など), 瞳孔所見	橈骨動脈の触知, 末梢冷感湿潤の有無の確認, 体温の評価, 意識レベルの評価(JCS, GCSなど), 麻痺の確認(離握手, バレー徴候, ミンガッツィーニ徴候, 鼻-指-鼻試験, 膝-踵試験など)		呼吸音の聴取, 心音・心雑音の聴取

検査所見 .... 頭部CT, 12誘導心電図による心房細動のチェック

　意識状態が悪化している状態, つまり意識障害とは, 物事を正しく認識したり, 周囲の刺激に対して適切な反応ができなくなった状態のことです. 意識障害には, 覚醒をつかさどる上行性網様体賦活系・視床下部調節系の障害で生じる意識レベルの低下と, 認知をつかさどる大脳皮質の障害で生じる意識変容(意識内容の変化)があり, 両方が混在することも多いです.

　意識障害を引き起こす疾患・病態はさまざまです. 短絡的に「意識障害＝頭蓋内病変」と決めつけてはいけません. 表1に, 意識障害の鑑別の覚えかたの1つを挙げます(AIUEOTIPS：アイウエオチップス). 意識障害の原因を検索しつつ, 脳に不可逆的なダメージをきたす低血糖や低酸素およびショックを, 早期に認知して回避しなければなりません.

意識状態が悪化している患者の初期対応

　意識状態が悪化している患者症例でも原則, 気道(Airway), 呼吸(Breathing), 循環(Circulation)に異常がないかどうかを確認しなくてはいけません. それは, なぜでしょうか.

　次の症例をもとに, 一緒に考えてみましょう. 下記の情報から, 何らかの頭蓋内病変が原因の意識障害があると仮説を立てることができるでしょうか(図1).

表1　意識障害の鑑別：AIUEOTIPS

A	Alcohol	急性アルコール中毒
I	Insulin	糖尿病性昏睡
U	Uremia	尿毒症
E	Electrocardiogram	不整脈
O	Oxygen Overdose	呼吸障害・呼吸不全 薬物過剰摂取
T	Trauma Temperature	頭部外傷 体温異常
I	Infection	感染症
P	Psychogenic	精神疾患
S	Seizure Shock Stroke	てんかん ショック状態 脳血管障害

症例

70歳, 男性
既往：高血圧症(降圧薬内服), 糖尿病(インスリン治療中)
喫煙：20本/日
●今回, 肺炎に対する抗菌薬投与目的で入院
●夜勤帯に, 意識障害のある患者を見回りの看護師が発見
JCS Ⅱ-20, GCS E2/V2/M4
血圧170/80mmHg, 脈拍70回/分, 体温38.5℃,
呼吸24回/分, SpO₂：94％,
左共同偏視あり, Pupils　R/L＝＋/＝＝3.0/3.0φ
直接間接対光反射あり, 右不全麻痺あり

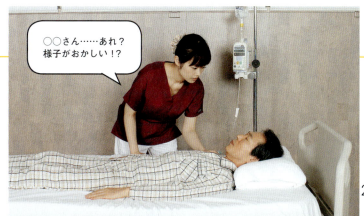

○○さん……あれ？
様子がおかしい！？

図1　意識状態が悪化している患者の初期対応

即時評価（発見時の評価）
ABCDEに異常があるかどうかを発見時に瞬時に評価する

↓

一次評価（簡便な評価）
A：気道の評価→気道確保
B：呼吸の評価（呼吸数，SpO₂，聴診）
　→酸素投与
C：循環の評価
　（血圧，脈拍数，末梢冷感湿潤の有無など）
　→輸液路の確保，採血，血糖値，12誘導心電図
D：簡便な神経学的評価
　→JCS，GCS，瞳孔所見，麻痺，脳ヘルニア徴候の有無

↓

脳ヘルニア徴候がある場合
ABCが安定していることを再確認して，優先して頭部CTへ行く

脳ヘルニア徴候がない場合
・詳細な脳神経の観察
・頭部CTでの頭蓋内の評価
・意識障害の原因検索

即時評価（発見時の評価）

1 瞬時にABCDEを評価

意識状態が悪化している患者を発見したら，まず，A：気道（Airway），B：呼吸（Breathing），C：循環（Circulation）に加えて，D：中枢神経障害（Dysfunction of CNS），E：体温（Environmental）に異常があるかどうかを瞬時に観察し，判断します．

図2の「即時評価」に本症例を当てはめて考えてみましょう．

D：身体を揺さぶると開眼するので，JCSでⅡ桁（ここでは何桁なのかの評価でOK）と評価

A：身体を揺さぶると開眼し，「あ～，あ～」と発声があるので気道は開通していると評価

B：呼吸は浅くて速いので「異常あり」と評価

C：橈骨動脈の緊張は強くて速さも問題なし，末梢冷感・湿潤もないと評価

E：体温は温かい

以上のことから，本症例では，Dの脳神経系とBの呼吸に異常があることがわかりました．

2 なぜ気道，呼吸，循環の評価が必要？

1）低酸素や低血糖から起こる脳へのダメージを防ぐ

意識状態が悪化している患者の原因が頭蓋内病変であると仮説を立てた場合でも，なぜ気道，呼吸，循環の評価をしなければならないのでしょうか？　それは気道，呼吸，循環を安定させないと，もともと脳に問題が生じていなくても脳にダメージを与えてしまうことがあるからです．

脳が正常に機能するためのエネルギーはグルコースと酸素です．そのグルコースと酸素を絶えず脳に供給するためには，グルコースと酸素を体内に取り込み，血流に乗せて届けなくてはなりません（図3）．低酸素や低血糖の状態が遷延すると，脳は不可逆的な損傷を負い，重大な後遺症をきたしてしまいます．

意識障害が重症の場合は舌根沈下などにより，気道が閉塞することがあります．気道が閉塞すると酸素を取り込むことができなくなるため，瞬時に気道が開通しているかどうかを評価しなくてはいけません．気道が閉塞している，もしくは気道閉塞の可能性がある場合は，Airwayや気管挿管などの気道確保が必要になるため，看護師は予測して対応します．

呼吸は，取り込んだ酸素をしっかりガス交換できていることが重要になります．そのため呼吸の回数や呼吸の深さ，呼吸のパターンを観察し，必要であれば酸素投与，バッグバルブマスクでの補助換気や，気管挿管により呼吸を安定させなければなりません．

循環は脳に血液を送る唯一の手段です．体内に取り込んだ酸素を絶えず脳に送るためには循環動態が安定しているかどうかを観察しなければなりません．ショックなどで血圧が低い場合は，輸液負荷などで循環動態を安定させることが重要です．

CNS：central nervous system，中枢神経系

2)原因が脳神経系以外だった場合に備える

もう1つの理由は、脳神経系に異常があると仮説を立てていても、そうでない場合があるからです。つまり低酸素や、ショックが原因で脳神経に悪影響を及ぼしている場合があるので、初期対応として気道、呼吸、循環の安定化が必要となります。

図2 発見時の即時評価の方法

D：中枢神経障害の評価
「大丈夫ですか？」「聞こえますか？」など話しかけて、その反応で意識レベルの評価を簡便に実施する．

A：気道の評価
Dの評価の際に話すことや発声ができれば、気道は開通していると判断できる．会話ができない場合は吐息を聞いて判断する．

B：呼吸の評価
医療者の顔を患者の口元に近づけて、医療者の顔を患者の胸郭に向けて、呼吸が速いか遅いかを観察して判断する．

C：循環の評価
患者の橈骨動脈を触診し、触れかたが弱いか強いか、速いか遅いかを評価する．また、そのまま末梢冷感・湿潤がないかどうかもあわせて評価する．

E：体温の評価
Cの観察時に、体温が低いのか高いのかを同時に評価する．

▎橈骨動脈の触知

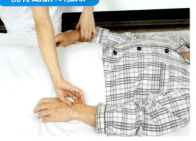

- ■身体を揺さぶると開眼する（D：中枢神経障害）
  →JCS Ⅱ桁
- ■「あ〜，あ〜」と発声がある（A：気道）
  →気道は開通している
- ■呼吸は浅くて速い（B：呼吸）
  →異常あり
- ■橈骨動脈は触れ、末梢冷感・湿潤もない（C：循環）
  →異常なし
- ■体温は温かい（E：体温）
  →異常なし

「大丈夫ですか!?
聞こえますか!?」

「あ〜……
あ〜」

図3 グルコース・酸素の脳への供給の流れ

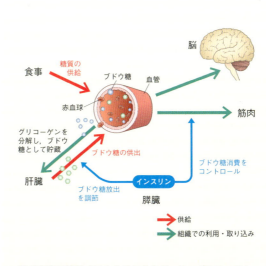
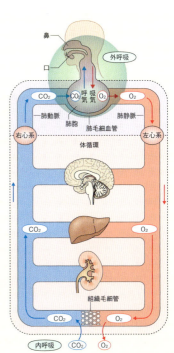

脳が正常に機能するためのエネルギーは、グルコースと酸素である．グルコースと酸素を絶えず脳に供給するには、それらを体内に取り込み、血流に乗せて届けなくてはならない．

意識レベルの経時的アセスメント

1 1次評価のABC（簡便な評価）

本症例の患者は既往歴に糖尿病があるのでなおさらですが，既往歴に糖尿病がなくても意識障害の鑑別のために血糖のチェックは必須です．低血糖の場合も意識障害だけでなく，巣症状として麻痺のような症状を一過性にきたすこともあります．本症例の血糖値は174mg/dLでしたので，低血糖は除外します．

なお，低血糖であった場合は，経口摂取ができる場合はブドウ糖の内服を，できない場合はブドウ糖注射液を静注します．ブドウ糖投与で意識レベルが改善してもしなくても，低血糖に至った原因検索が必要になります．

1）A（気道）の評価

本症例では，身体を揺さぶると「あ～，あ～」と発声があるので，「気道は開通している」と評価します．

もし発声がない場合は，観察者の耳を患者の口鼻元へ近づけて「見て，聴いて，感じて」と胸部の動き，呼吸の音，吐息の観察を行います．気道が開通していない場合は気道確保を行い，それでも気道の開通がない場合は，気管挿管などの高度な気道確保がすみやかに実施できるよう準備を行います．

2）B（呼吸）の評価

呼吸回数は24回/分，SpO₂は94％，呼吸様式は正常でした．チアノーゼも認めません．呼吸回数が速く，SpO₂が低めであるのは，今回入院の原因となった肺炎か喫煙歴があるので呼吸器系にもともと問題があるのかもしれません．

呼吸音は，右下肺野に捻髪音（fine crackles）が聴取できました（図4）．酸素投与を開始すべきかどうかですが，原則は低酸素血症が否定されるまでは酸素投与を行ったほうがよいでしょう．

3）C（循環）の評価

橈骨動脈の緊張は強くて速さも問題なく，末梢も温かいです．血圧は150/80mmHg，心拍数は70回/分でショックではありませんが，輸液路の確保とともに採血を実施します．意識障害の原因は頭蓋内病変だけではなく，気道，呼吸，循環，体温が影響している場合や，電解質異常が影響を及ぼしていることもありますので，あらゆる視点から鑑別できるように対応します．

心音の聴取により，弁膜症の有無や感染性心内膜炎の徴候を確認することも重要です．本症例は心雑音なし，S1（→）S2（→）S3（−）S4（−）で，心音は問題ないと判断しました（図5）．

脳梗塞の原因の1つである心房細動の存在の確認も，12誘導心電図でチェックをしなければなりません．くも膜下出血の場合は，交感神経が過剰に刺激されカテコールアミンが放出されることで，急性心筋梗塞と類似した心電図上の虚血変化をきたすたこつぼ型心筋症や，QT延長から心室細動をきたすこともあるので注意が必要です．

図4　1次評価のB（Breathing：呼吸）

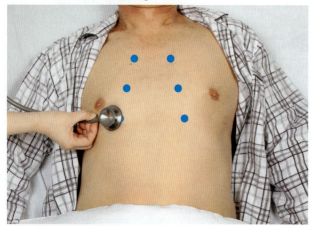

右下肺野に捻髪音（fine crackles）が聴取された．

図5　1次評価のC（Circulation：循環）

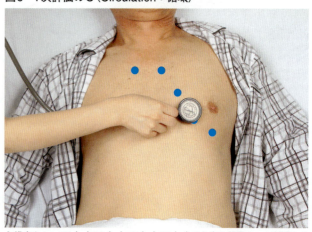

心雑音なし．S1（→）S2（→）S3（−）S4（−）で心音は問題ないと判断した．

2 神経学的評価

ここまでで気道・呼吸・循環の評価を行いました．ABCに異常があり，それらを安定化させることで意識障害が改善するのであれば，意識障害の原因は呼吸・循環に問題がある可能性が高いです．しかし本症例はABCが脳神経系に異常をきたしているわけではなさそうですので，続いて中枢神経障害の確認をしていきましょう．

ここではJCS（Japan Coma Scale, 表2）とGCS（Glasgow Coma Scale, 表3）を使用して意識レベルの評価，瞳孔所見，麻痺，脳ヘルニア徴候（表4）の有無を評価します．

1）JCS，GCSの評価

JCSは覚醒の度合いを，GCSは開眼，発語発声，運動に分けて評価します．どちらにも一長一短があるため，両方を合わせて客観的に評価をするほうがよいでしょう．

それでは，本症例でJCS，GCSの評価をしてみましょう．

①JCSの評価

身体を揺さぶると開眼するので，JCS II - 20です．「不穏」「失禁」「自発性の喪失」があれば加えて評価します．たとえば，不穏であるが通常のよびかけで開眼する場合は，JCS II - 10Rと評価します．本症例では，付記事項を認めませんでした．

②GCSの評価

E（開眼）：刺激で開眼するので2点です．
V（最良の言語音声反応）：見当識（時・ひと・場所）の確認を行いますが，刺激を与えると「あ～，あ～」と発声がある

表2 JCS（Japan Coma Scale）

	大分類	小分類	表記
I	刺激しなくても覚醒している状態	意識清明	0
		意識清明とはいえず，今ひとつはっきりしない	1
		何月か，どこにいるのか，周囲のものがわからない	2
		自分の名前・生年月日がいえない	3
II	刺激すると覚醒する状態	よびかけると容易に開眼する	10
		大きな声，または体を揺さぶりながらよびかけると開眼する	20
		痛み刺激を加えながらよびかけるとかろうじて開眼する	30
III	刺激しても覚醒しない状態	痛み刺激に対し，刺激部位に手を持ってくる	100
		痛み刺激で少し手足を動かしたり，顔をしかめる	200
		痛み刺激に反応しない	300

R（Restlessness：不穏）・I（Incontinence：失禁）・A（Apallic state：自発性喪失）

表3 GCS（Glasgow Coma Scale）

開眼（E）eye opening	点数	言語反応（V）best verbal response	点数	運動反応（M）best motor response	点数
自発的に開眼する	4	見当識の保たれた会話	5	命令に従う	6
呼びかけで開眼する	3	会話に混乱がある	4	合目的な運動をする	5
痛み刺激を与えると開眼する	2	混乱した会話のみ	3	逃避反応としての運動	4
開眼しない	1	理解不能の音声のみ	2	異常な屈曲反応	3
		なし	1	伸展反応	2
		挿管中・気管切開中	T	まったく動かない	1

- 「言語機能（V）」の評価において，失語があれば「A」，気管挿管時は「T」と記載し，1点として評価する．
- GCSの合計14～15点は軽症，合計8点以下は重症と評価する．

表4 脳ヘルニアの徴候と対応

脳ヘルニア徴候（以下のいずれかを認める場合）
❶ JCS30以上，GCS8点以下，または2点以上の急激な低下
❷ 意識障害があり，かつ瞳孔不同・片麻痺・クッシング現象（徐脈を伴う高血圧）のいずれかを合併している

脳ヘルニア徴候時の対応
脳ヘルニア徴候があれば，ABCが安定していることを再確認して，優先して頭部CTを行う

のみなので2点です．

M（最良の運動反応）：痛み刺激を与えると払いのける動作があるので4点です（図6）．

以上の評価より，GCSの合計点はE2/V2/M4の8点です．

2）瞳孔，対光反射の観察

瞳孔の大きさは左右ともに3.0mmで，対光反射も問題ありません．

瞳孔の観察は，ペンライトなどの光を用いずに，自然光のもとで見たままの状態の大きさを観察します（表5）．また，光を当てた側の対光反射を観察するのが「直接対光反射」（図7-a），光を当てた側の反対側の対光反射を観察するのが「間接対光反射」（図7-b）です．

光刺激を受け取るのが視神経で，瞳孔を縮瞳させる神経が動眼神経です．つまり，対光反射のしくみの流れは，「光を当てる→瞳孔→視神経を介して脳が刺激をキャッチする→動眼神経に命令を送る→両側の瞳孔括約筋を収縮させる」となります．

①右側の視神経障害

右側に光を当てた場合，視神経障害のため光刺激が伝わりません．そうなると，右眼の直接対光反射が消失します．また光刺激が伝導しないので，左眼の間接対光反射も消失します．

左側に光を当てた場合，左の視神経に異常はないので，左眼の直接対光反射は生じます．右眼の動眼神経は異常がないので，右眼の間接対光反射は生じます．

②右側の動眼神経障害

右眼に光を当てた場合，視神経は問題ありませんが，右眼の直接対光反射は消失します．しかし，光刺激が脳に伝わるので左眼の間接対光反射は生じます．

左側に光を当てた場合，左眼の直接対光反射は生じます．しかし，右側の動眼神経障害のため，右眼の間接対光反射は消失します．

3）麻痺の評価

指示に従える意識レベルであれば，離握手（図8）や膝立をしてもらい，左右の動きを比較して麻痺があるかを評価します．本症例のように指示に従えない場合は，左右の上肢・下肢にそれぞれ刺激を与えて，左右の動きを比較して麻痺があるかどうかを評価します．

本症例では右の上下肢の動きが悪いので，右の麻痺があると評価します．詳細は次頁「麻痺の評価」の項で説明します．

4）クッシング現象の評価

循環の評価のところで測定した血圧は150/80mmHg，心拍数は70回/分から徐脈を伴う高血圧は"なし"です．

5）脳ヘルニア徴候の確認

以上より，GCS8点，片麻痺があるので脳ヘルニア徴候

図6　GCSのM（最良の運動反応）の評価

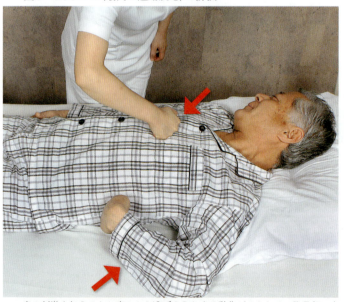

痛み刺激を加えると，痛みから逃げようとする動作がみられる．胸骨部に痛み刺激を加えた場合には，上肢は脇を開けて逃避する．

表5　瞳孔の観察

●●	左右差が1.0mm以下は正常範囲内
●●	瞳孔の大きさ5.0mm以上：瞳孔散大（病的異常）
・・	瞳孔の大きさ2.0mm以下：瞳孔縮瞳（病的異常）

図7　対光反射の観察

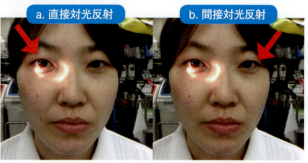

a. 直接対光反射　　　b. 間接対光反射

光を当てた側の対光反射を観察する．

光を当てた側の反対側の対光反射を観察する．

は"あり"と評価します.

　脳ヘルニア徴候がありと評価したので，2次的な脳損傷を予防するためにABCが安定していることを再確認して，優先して頭部CTを行います．ABCを安定させることは2次的な脳損傷を最小限に抑えることになりますが，頭蓋内の因子に対しては，頭蓋内病変を確認してからになるため，早期の頭部CTで頭蓋内病変の評価が必要になってきます．

3 麻痺の評価

1) 上肢の運動の評価

　上肢のバレー徴候(図9)は坐位のときに90°，臥位のときに45°で，目を閉じて手のひらを上に向け，10秒間維持できるかどうかを評価します．麻痺側は回内(手のひらが内側に向く)して落ちてきますので，陽性と評価します．

　指示に従えない場合は，両上肢それぞれに痛み刺激を与えて，その反応で麻痺があるか評価します．

2) 下肢の運動の評価

　下肢のバレー徴候(図10)は，腹臥位で両膝を45°に屈曲し，そのまま10秒間維持できるかを評価します．麻痺側の下肢は揺れたり，下降したりするので陽性と評価します．

　ミンガッツィーニ徴候(図11)は，仰臥位で股関節と膝関節をそれぞれ90°に屈曲して，維持できるかどうかを評価します．麻痺側は下降するので陽性と評価します．

　指示に従えない場合は，両下肢それぞれに痛み刺激を与えて，その反応で麻痺があるか評価します．

3) 運動失調の評価

①鼻-指-鼻試験

　患者の指で，診察者の指先と患者の鼻先を交互に何回か触れてもらいます．診察者の指の位置は随時移動させて，動作の正確さ，円滑，振戦の有無を観察します．検査は両側で実施し，比較評価をします．

②膝-踵試験

　片側の踵を反対側の膝に載せて，脛に沿って足首まで滑らせてもらいます．その動作を2～3回実施してもらい，動作の正確さ，円滑さを観察します．検査は両側で実施し，比較評価をします(図12)．

*

　意識レベルが落ちている患者の経時的フィジカルアセスメントは，A(気道)・B(呼吸)・C(循環)を安定化させ，そのうえでD(意識)の評価をします．同時にAIUEOTIPSに準じた鑑別診断を行いますが，D(意識)の評価で意識レベ

図8　離握手と麻痺の確認

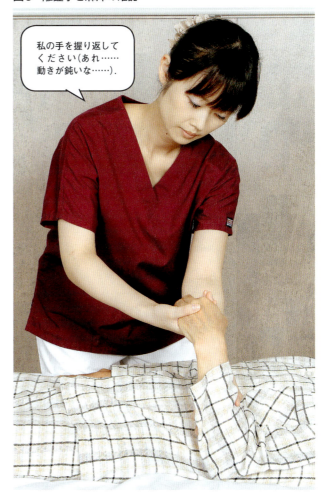

握手した手が握り返せるかどうか確認する．指示に従えない意識レベルの場合は，左右の上肢・下肢にそれぞれ刺激を与えて，左右の動きを比較する．

ルの悪化を認める場合は，結局は頭部CT(場合によっては頭部MRI)を実施しなければ最終的な評価はできません．

　つまり，頭部CTを優先すべきなのか，ゆっくりでよいのかを判断するわけですが，緊急性があるのは「手術の適応か，rt-PA(アルテプラーゼ)の適応がある場合の判断」で，それはつまり「脳ヘルニア徴候がある場合」か「発症4.5時間以内の脳梗塞疑いの場合」になります．

　脳ヘルニア徴候がある場合は，頭蓋内圧が亢進することによって表4(p.241)のような状況になります．それを回避するために緊急で頭蓋内圧を減圧させる必要があります．

　発症4.5時間以内の脳梗塞の場合は，NIHSS(National Institutes of Health Stroke Scale，脳卒中重症度評価スケール)などに基づいて，血栓溶解療法の適否を決定します．

いずれにしてもA（気道）・B（呼吸）・C（循環）をまずは安定させることが必要で，かつ時間が今後の回復に向けた明暗を分けることもありうるので，迅速かつ適確な対応ができるように日ごろから心がけておかなければなりません．

図9　上肢のバレー徴候

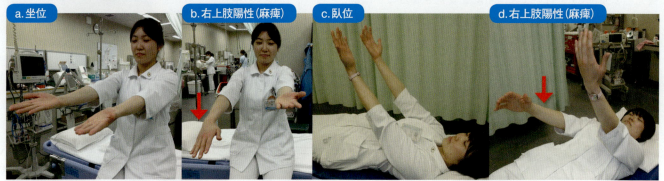

坐位では90°，臥位では45°で（a, c），目を閉じて手のひらを上に向け，10秒間維持できるかを評価する．麻痺側では回内し，落ちてくる（b, d）．

図10　下肢のバレー徴候

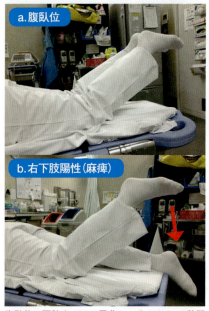

腹臥位で両膝を45°に屈曲し，そのまま10秒間維持できるかを評価する．麻痺側の下肢は揺れたり，下降する．

図11　ミンガッツィーニ徴候

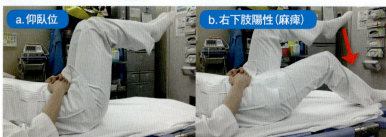

仰臥位で股関節と膝関節をそれぞれ90°に屈曲し，維持できるかを評価する．麻痺側は下降する．

図12　膝-踵試験

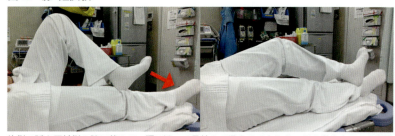

片側の踵を反対側の膝に載せて，脛に沿って足首まで滑らせてもらう．その動作を2～3回繰り返し，動作の正確さ，円滑さを観察する．

引用・参考文献

1) 日本外傷学会・日本救急医学会監，日本外傷学会外傷初期診療ガイドライン改訂第4版編集委員会編：改訂第4版　外傷初期診療ガイドライン　JATEC．へるす出版，2013．
2) 日本外傷学会・日本救急医学会監，日本外傷学会外傷研修コース開発委員会編：改訂　外傷初期診療ガイドライン　JATEC．へるす出版，2004．
3) 日本救急看護学会，日本臨床救急医学会編集協力：改訂　外傷初期看護ガイドライン　JNTEC．へるす出版，2010．
4) 篠原幸人ほか編：脳卒中治療ガイドライン2009．p.341，協和企画，2009．
5) 日本救急医学会・日本神経救急学会監，「ISLSコースガイドブック」編集委員会編：ISLSコースガイドブック．第1版，へるす出版，2007．
6) 日本救急医学会監，日本救急医学会専門医認定委員会編：改訂第4版　救急診療指針．p.87-81, p.272-275，へるす出版，2011．
7) 徳田安春編著：Generalist Masters④　ジェネラリスト診療が上手になる本．p.35-44，カイ書林，2011．
8) 日本内科学会認定医制度審議会救急委員会：内科救急マニュアル．p.34-41，日本内科学会，2010．
9) 日本医療教授システム学会監，池上敬一編：救急隊員のための確実に伝わるファーストコール―症例で学ぶ内科症候の観察と評価．p.24-38，羊土社，2013．
10) Lynn S.Bickley，福井次矢ほか監訳：ベイツ診察法．メディカル・サイエンス・インターナショナル，2008．

Index

数字&欧文

% TBSA	177
0〜10数値的評価スケール	62
1次性脳損傷	27
Ⅰ度熱傷	178
2次性脳損傷	27
Ⅱ度熱傷	178
Ⅱ度房室ブロック	235
Ⅲ度熱傷	179
Ⅲ度房室ブロック	235
5の法則	177
9の法則	177
12誘導心電図検査	9
AAA	169
ABCDEアプローチ	180
ACLS	41
ACS	35, 91, 99, 174
ACVS	119
Af	82, 126, 232
air trapping	13
AIUEOTIPS	237
AKI	48
ALT	152
ARDS	61, 111, 135, 159, 207
Artzの基準	180
AST	152
barrel chest	11
Baxter法	184
BI	180
BT	160, 161
BUN	46
CABG	104
chest-knee position	62
CKD	43
CKDステージ	45
CO-Hb	183
CO_2ナルコーシス	17
cold shock	159
COPD	10, 92
COPDの急性増悪	17
CPA	207
CRT	229, 230
CTCAE	147
CTR	9
CVA	76
C型肝炎ウイルス	154
DB	179
DDB	178
DeBakey分類	168, 170
DIC	83, 150, 160, 184
DVT	84
EB	178
E_TCO_2	211
fine crackles	240
GCS	25, 122, 225, 241
GFR	44
Glasgow Coma Scale	25, 241
GRV	227
homeostasis	216
Hoover's sign	11
Hugh-Jones分類	139
Japan Coma Scale	241
JCS	25, 225, 241
JVP	191
Lown分類	233
lund & browderの法則	177
Miller & Jonesの分類	13, 109
MMT	72, 124
MobitzⅡ型	235
MODS	160
moist wound healing	221
NASH	158
NIHSS	125, 243
NPPV	136
NRS	62
NSAIDs	128
Parkland法	184
PBI	180
PCI	104
pHテスト	226
PID	54
pitting edema	88
PQRST法	78, 131
primary survey	180
PT	155
PTE	84
PVC	233
QRS波	229
RASS	24, 214, 225
ROM	116
RSST	224
rt-PA	125, 243
SAMPLE	131
SAS	214
SBP	157
SDB	178
SIRS	66, 111, 159, 222
SOFA	160
SpO_2	80, 142, 211
SSS	234
Stanford分類	168, 170
STEMI	36
ST上昇型心筋梗塞	36
ST変化	103
TAA	169
TF	150
TIA	119
Traube三角	148
triple H療法	19
VAP	212

Index

VT ································ 233	ウォームショック ············ 159	肝腫大 ············ 8, 165, 166
VTE ································ 84	右心不全 ····················· 2, 3	肝小葉 ························ 153
warm shock ················ 159	うっ血乳頭 ·········· 22, 33, 34	肝性脳症 ····················· 156
Wenckebach型 ············ 235	右内頸静脈拍動 ············ 191	関節可動域 ··················· 116
	運動機能 ····················· 122	間接対光反射 ················ 195
ア行	運動神経 ······················· 72	完全房室ブロック ·········· 235
アイウエオチップス ······· 237	エアリーク ············ 98, 205	肝濁音界 ····················· 132
アダムス・ストークス発作 ··· 230, 232	円蓋部骨折 ····················· 30	冠動脈バイパス術 ·········· 104
圧痕 ····························· 47	黄疸 ················ 63, 155, 166	肝辺縁 ························ 132
圧痕浮腫 ······················· 88	オーバートリアージ ········· 80	陥没呼吸 ····················· 189
アテローム血栓性脳梗塞 ··· 119	悪寒 ···························· 107	顔面蒼白 ············ 186, 199
アナフィラキシー ·········· 145	悪心 ···························· 129	感染症状 ····················· 146
アルコール ····················· 60	オンコロジックエマージェンシー ··· 149	気管支 ············ 135, 136
アルコール性膵炎 ············ 63		気管挿管 ····················· 207
アルコール離脱症候群 ······· 67	**カ行**	気管短縮 ······················· 14
アルテプラーゼ ············ 243	開眼 ···························· 122	気管チューブ ················ 213
安静時狭心症 ················ 100	外頸静脈の怒張 ············ 164	気管偏位 ············ 14, 200
胃潰瘍 ························ 127	外傷性気胸 ····················· 92	気胸 ····························· 92
胃カテーテル ················ 224	咳嗽 ···················· 11, 108	起坐呼吸 ············ 5, 139
医原性気胸 ····················· 92	下顎呼吸 ····················· 189	気道熱傷 ····················· 181
遺残膿瘍 ······················· 53	喀痰 ············ 11, 108, 140	急性ウイルス性肝炎 ······· 153
胃残留量 ····················· 227	下肢の血圧測定 ··············· 40	急性肝炎 ····················· 153
意識障害 ····················· 237	ガス交換 ····················· 135	急性冠症候群 ······ 35, 91, 99
意識レベル ··················· 237	片肺挿管 ····················· 203	急性呼吸窮迫症候群
胃・十二指腸潰瘍 ·········· 127	片麻痺 ························ 121	············ 111, 135, 159, 207
異常呼吸音 ··················· 141	カフ ···························· 210	急性骨髄性白血病 ·········· 144
一過性脳虚血発作 ·········· 119	カフ圧 ························ 212	急性心筋梗塞 ··················· 5
一酸化炭素中毒 ············ 183	カプノメータ ················ 211	急性心原性肺水腫 ············· 2
一酸化炭素ヘモグロビン ··· 183	カレン徴候 ··················· 193	急性腎障害 ····················· 48
胃泡音 ························ 226	換気トラブル ················ 204	急性心不全 ····················· 2
医療ケア関連肺炎 ··· 106, 107	眼球運動障害 ················ 124	急性腎不全 ··················· 184
咽頭痙攣 ····················· 212	間欠的空気圧迫法 ············ 89	急性膵炎 ······················· 60
院内肺炎 ············ 106, 107	冠血流障害 ··················· 231	急性大動脈解離 ······ 42, 174
ウィリス動脈輪 ······ 18, 19	眼瞼結膜 ····················· 148	急性虫垂炎 ····················· 51
ウイルス性肝炎 ············ 152	肝酵素 ························ 153	急性脳血管症候群 ·········· 119
ウィルヒョウの3徴 ········· 85	肝硬変 ························ 154	急性肺血栓塞栓症 ············ 42
ウェルニッケ失語 ············ 29	肝細胞索 ····················· 153	急性腹膜炎 ··················· 130

急性閉塞性腎盂腎炎……………83	抗コリン薬………………………81	修正Borgスケール ………………12
急性リンパ性白血病……………144	高次脳機能障害…………………123	手掌紅斑………………………155
胸郭………………………………199	恒常性……………………………216	出血性ショック …………115, 128
胸郭熱傷…………………………183	喉頭蓋……………………………224	出血斑……………………………145
胸腔ドレーン……………………98	紅斑性酒さ………………………63	腫瘍崩壊症候群…………………150
胸膝位……………………………62	誤嚥性肺炎………………………108	腫瘍形成性虫垂炎………………59
狭心症……………………………99	コールドショック………………159	循環血液量………………………221
胸痛………………………………37	鼓音………………………………202	循環不全…………………………67
共同偏視…………………………195	呼気終末二酸化炭素……………211	消化管穿孔………………………134
胸部大動脈………………………168	呼吸筋……………………………189	上気道型気道熱傷………………182
胸部大動脈瘤 ……………169, 176	呼吸困難…………………………4	硝酸薬……………………………101
虚血性心疾患……………………105	呼吸困難感………………………138	静脈血栓塞栓症…………………84
筋性防御………53, 65, 132, 133	呼吸性変動………………………217	初期蘇生…………………………161
緊張性気胸 …………………91, 93	呼吸補助筋 ………………94, 139	触覚振盪音 ………………110, 140
空気のとらえこみ現象…………13	骨髄………………………………112	ショックの徴候…………………129
口すぼめ呼吸 ………………11, 13	骨折………………………………112	除脳硬直…………………………25
苦痛表情…………………………186	骨盤内炎症性疾患………………54	除皮質硬直………………………25
クッシング現象…………………25	骨膜 ………………………112, 113	徐脈性不整脈……………………229
くも状血管腫……………………155	コンパートメント症候群……89, 118	腎盂腎炎…………………………81
くも膜下出血……………………18	**サ行**	心音………………………………141
グラスゴー・コーマ・スケール		心拡大……………………………231
…………………………122, 225	再出血……………………………18	心胸郭比…………………………9
グルコース ………………238, 239	左心不全 ……………………2, 3	心筋梗塞…………………………35
グレイ・ターナー徴候…………193	酸素 ………………………238, 239	神経原性ショック………………75
頸静脈圧…………………………191	シーソー呼吸……………………189	心原性ショック …………2, 5, 39
頸静脈怒張 ……………8, 95, 200	歯牙損傷…………………………208	心原性脳塞栓症…………………119
経腸栄養…………………………220	糸球体濾過量……………………44	心原性肺水腫 ……………135, 137
経皮的冠動脈インターベンション …104	四肢末梢…………………………192	人工血管置換術 …………169, 170
劇症型心筋炎……………………5	四肢麻痺…………………………71	人工呼吸器関連肺炎……………212
血液分布異常性ショック………162	視神経……………………………33	人工呼吸器装着…………………199
血管透過性肺水腫………………135	自然気胸…………………………92	腎後性腎不全……………………83
血管内脱水………………………221	市中肺炎…………………………106	心雑音……………………………7
血中尿素窒素……………………46	弛張熱……………………………165	心室性期外収縮…………………233
血流音……………………………175	湿潤創傷治癒……………………221	心室頻拍…………………………233
言語反応…………………………122	失神………………………………231	腎性疼痛 ……………………76, 77
減張切開…………………………182	ジャクソンリース………………203	心性浮腫…………………………8
攻撃因子…………………………128	ジャパン・コーマ・スケール …225	深達性Ⅱ度熱傷…………………178

Index

心肺停止 207
心拍出量 4
深部静脈血栓症 84
心不全 164
心房細動 82, 126, 232, 240
心膜摩擦音 172
髄液漏 31
錐体路 120
水泡音 141, 219
スタイレット 209
スタンフォード分類 168
ステントグラフト留置術 169, 170
スニッフィング・ポジション 209
スパイロメトリー 11
スパスム 100
スリル 4
正常圧水頭症 18
喘鳴 138
生理学的評価 180
脊髄神経 70
脊髄損傷 68
線維化 154
全身倦怠感 155
全身性炎症反応症候群 66, 111, 159, 222
全身性浮腫 90
浅達性Ⅱ度熱傷 178
臓器浸潤 147
造血幹細胞 143
創傷被覆材 222
組織因子 150

タ行

第一印象 185
対光反射 33, 163, 194, 242
大動脈 168
大動脈解離 40, 91, 105
大動脈瘤 168
濁音 202
多臓器不全症候群 160
脱気 93
痰 109
弾性ストッキング 89
胆石 60
胆石症 130
胆石性膵炎 63
断続性副雑音 97
チアノーゼ 3, 186, 199
チェストピース 97
知覚神経 72
虫垂炎 130
中枢性疾患 207
中枢神経障害 238
腸骨動脈 173
腸蠕動 64
腸蠕動音 56, 175, 220
直接反射 194
直接ビリルビン 155
鎮静・鎮痛スケール 214
対麻痺 71, 173
低血糖 238
低酸素 238
笛様音 16
頭蓋低骨折 30
動眼神経 33
瞳孔 242
瞳孔異常 22
瞳孔散大 126
瞳孔不同 126
橈骨動脈 102, 173, 239
洞徐脈 235
疼痛 37
頭部外傷 27
洞不全症候群 234

特発性細菌性腹膜炎 157
吐下血 129
徒手筋力テスト 72, 124
ドベーキー分類 168
トランスアミナーゼ 152, 153
トリガー不全 204
努力呼吸 12, 94, 139, 163, 189
ドレーン 216
トロポニン 36
トロポニンT 103

ナ行

内臓痛 52
ニトログリセリン 101
尿管結石 76
尿路結石症 76
熱傷 177
熱傷指数 180
熱傷深度 177
熱傷面積 177
熱傷予後指数 180
ネフロン 43
捻髪音 141, 200, 240
脳血管攣縮 18
脳卒中重症度評価スケール 125, 243
脳ヘルニア 126, 241

ハ行

肺うっ血 2, 164
排液 216, 227
肺炎 106
肺気腫 10
敗血症 111, 159
敗血症性ショック 150
肺血栓塞栓症 5, 84
肺実質 135
肺実質型気道熱傷 182

肺水腫……………………… 3, 22, 135	副雑音……………………………… 7, 141	慢性リンパ性白血病………………144
肺塞栓症………………………………91	輻輳反射……………………………195	ミオグロビン尿……………………184
バイトブロック……………………213	腹部大動脈…………………………168	ミルキング…………………………218
肺副雑音……………………………219	腹部大動脈瘤…………………169, 176	ミンガッツィーニ徴候…124, 243, 244
肺胞…………………………………135	腹部膨満……………… 131, 218, 220	メデューサの頭……… 156, 157, 193
バクテリアルトランスロケーション	腹壁緊張……………………………218	毛細血管再充満時間………………230
……………………… 160, 161, 220	腹壁静脈怒張………… 156, 157, 193	**ヤ行**
破砕術…………………………………77	浮腫………………………87, 165, 192	有害事象共通用語規準……………147
播種性血管内凝固症候群	不整脈………………………… 41, 229	遊離ガス……………………………134
……………… 83, 150, 160, 184	フッキング法………………………158	腰椎圧迫骨折………………………115
ばち状指………………… 13, 109, 192	フットポンプ…………………………86	**ラ行**
バッグバルブマスク法……………212	ブラ……………………………………92	ラクーン・アイ………………………32
白血病………………………………143	ブルンベルグ徴候………………57, 82	ラクナ梗塞…………………………119
白血病細胞…………………………143	ブレブ…………………………………92	離握手…………………………242, 243
発熱…………………………………107	ブローカ失語…………………………29	リッチモンド興奮・鎮静スケール
発熱性好中球減少症………………147	プロトロンビン時間………………155	……………………………214, 225
バトルサイン…………………………32	閉塞性換気障害………………………10	リフィリング………………………221
パルスオキシメータ………………142	ヘモグロビン尿……………………184	リンパ節腫脹………………………148
バレー徴候……………………124, 243	ベル型聴診器…………………………6	リンパ浮腫……………………………90
パンダ目………………………………32	防御因子……………………………128	類鼾音………………………………219
反跳痛…………………… 66, 132, 133	放散痛…………………………………38	類洞…………………………………153
反復唾液嚥下テスト………… 224, 225	房室ブロック………………………235	攣縮…………………………………100
非アルコール性脂肪性肝炎………158	ホーマンズ徴候………………5, 9, 88	労作性狭心症………………………100
皮下気腫………………… 14, 96, 200	ホルネル症候群……………………172	ローウェンベルグ徴候………………88
皮下膿瘍………………………………53	**マ行**	肋骨脊柱角……………………………76
皮質延髄路…………………………120	膜型聴診器……………………………6	
皮質脊髄路…………………………120	末梢循環不全…………………………2	
非侵襲的陽圧換気…………………136	末梢冷感………………………… 3, 230	
非ステロイド性抗炎症薬…………128	麻痺性イレウス………………………55	
びらん………………………………128	慢性ウイルス性肝炎………………154	
ピロリ菌……………………………127	慢性肝炎……………………………154	
貧血症状……………………………146	慢性気管支炎…………………………10	
頻脈性不整脈………………………229	慢性骨髄性白血病…………………144	
ファーストインプレッション……185	慢性腎臓病……………………………43	
ファイティング・バッキング……204	慢性心不全……………………………2	
不安定狭心症…………………………99	慢性閉塞性肺疾患……………………10	
フォルクマン拘縮……………115, 118		

疾患・状況・看護場面別
フィジカルアセスメント ディシジョン

2015年 8月5日　　　初　版　第1刷発行

監　　修	佐藤　憲明 (さとう　のりあき)
発 行 人	影山　博之
編 集 人	向井　直人
発 行 所	株式会社 学研メディカル秀潤社 〒141-8414　東京都品川区西五反田2-11-8
発 売 元	株式会社 学研マーケティング 〒141-8415　東京都品川区西五反田2-11-8
Ｄ Ｔ Ｐ	株式会社サンビジネス
印 刷 所	共同印刷株式会社
製 本 所	株式会社若林製本工場

この本に関する各種お問い合わせ先
【電話の場合】
●編集内容については Tel 03-6431-1231（編集部直通）
●在庫，不良品（落丁，乱丁）については Tel 03-6431-1234（営業部直通）
【文書の場合】
●〒141-8418　東京都品川区西五反田2-11-8
　　　　　　　学研お客様センター
　　　　　　　『疾患・状況・看護場面別 フィジカルアセスメント ディシジョン』係

©N.Sato 2015.　Printed in Japan
●ショメイ：シッカン・ジョウキョウ・カンゴバメンベツ フィジカルアセスメント
　ディシジョン
本書の無断転載，複製，複写（コピー），翻訳を禁じます．
本書を代行業者等の第三者に依頼してスキャンやデジタル化することは，たとえ個人や家庭内の利用であっても，著作権法上，認められておりません．
本書に掲載する著作物の複製権・翻訳権・上映権・譲渡権・公衆送信権（送信可能化権を含む）は株式会社学研メディカル秀潤社が保有します．

JCOPY 〈（社）出版者著作権管理機構委託出版物〉
本書の無断複写は著作権法上での例外を除き禁じられています．複写される場合は，そのつど事前に，（社）出版者著作権管理機構（電話 03-3513-6969，FAX 03-3513-6979，e-mail：info@jcopy.or.jp）の許可を得てください．

　　本書に記載されている内容は，出版時の最新情報に基づくとともに，臨床例をもとに正確かつ普遍化すべく，著者，編者，監修者，編集委員ならびに出版社それぞれが最善の努力をしております．しかし，本書の記載内容によりトラブルや損害，不測の事故等が生じた場合，著者，編者，監修者，編集委員ならびに出版社は，その責を負いかねます．
　　また，本書に記載されている医薬品や機器等の使用にあたっては，常に最新の各々の添付文書や取り扱い説明書を参照のうえ，適応や使用方法等をご確認ください．
　　　　　　　　　　　　　　　　　　　　　　　　　　株式会社 学研メディカル秀潤社